食物と栄養学基礎シリーズ **11**

新公衆栄養学

吉田 勉 監修

栗原伸公・大瀬良知子 編著

学文社

監修のことば

　一連の教科書シリーズを「食物と栄養学基礎シリーズ」として出版するに当たり，神戸女子大学・栗原伸公教授にはシリーズ中の『公衆衛生学』『人体の構造・機能・疾病』の編者をお願いしたのであるが，有能な同教授による抜群の編集能力が遺憾なく示された著書2巻が完成しあるいは完成される予定である。その後，引き続いて企画が出発した『公衆栄養学』の編纂をもお願いしたところ，お忙しい時間を縫うようなご日常のなかにも拘わらず，幸いにも快くお引き受け願えた。栗原教授は神戸女子大学では学部長という要職を務めて居られる繁忙な日々のなかで時間を作って頂き，熟達あるいは新進と多彩な執筆者で構成され新鮮なうちにも内容を平易に記した教科書が，ここに出版されたことを感謝するものである。

　いうまでもなく，公衆栄養学とは"公衆"を対象とする学問であるから，個人を越えた公衆を対象とした栄養学を構築できることが必要である。たとえば，迫りくるであろう世界的食糧不足により惹起される栄養学的課題の原因や対策を考え，その解決策を練ることに役立ち得るというようなことが望まれるのである。この例示でも判るように広範な基本的知識が必要な公衆栄養学であるが，その学習研究に関連ある諸分野について，本書の執筆者としては，各領域の研究教育実践活動に関し熱意溢れる先生方に参加願えたと考えている。本書の学習によって，老若各層の読者が有用な知見を十分に獲得されるものと期待しているところである。

　本書の上梓に当たっては，編者の栗原教授を始めとして執筆頂いた各先生方には非常なご努力を頂いたことに御礼申し上げるとともに，諸事にわたり面倒をお掛けした学文社の田中千津子社長，編集担当者の陰の努力に感謝する次第である。

2013年3月

監修者記す

編者のことば

　本書『新公衆栄養学』は，「食物と栄養学基礎シリーズ」の第 11 巻として出版されていた『公衆栄養学』の後継として，内容を刷新して出版するものである。本シリーズは，吉田勉東京都立短期大学名誉教授監修のもと，この分野の幅広い学生や若手を中心とした職業人に向けて出版されているものであるが，高度な専門的な内容にも触れているのにもかかわらずわかりやすく丁寧な説明が尽くされており，一般の方々が教養を高めるためにも十二分に役立つものといえる。

　旧版の『公衆栄養学』では，今以上に若輩者だった当時の私を，吉田勉先生が編者として抜擢してくださり，大変温かく熱心なご指導のもと出版に漕ぎつけたものだが，私には今でも当時の様子が昨日のように思い出される。その折は，今回もお願いした十文字学園女子大学の長澤伸江教授（当時）やノートルダム清心女子大学の逸見眞理子教授（当時）といったこの領域のわが国の第一人者をはじめ，錚々たる先生方にご執筆いただき，学文社田中社長のお力と相俟って，素晴らしい書籍となった。

　しかし，それから早 8 年が経過し，さすがに内容が古くなっている箇所も多くみられるようになった。この間，同シリーズの他の書籍同様，何度か改訂版を出すことを考えたが，編者自身の時間的な制約を含めさまざまな理由から実施できないまま，いつの間にか長い期間が経過してしまった。読者の方々にはこの場をお借りしてお詫び申し上げたい。

　この 8 年間，世界情勢の変化はますます加速し，多くの国々が目覚ましい発展を遂げる一方で，成熟期を迎えた日本では大きな変化がみられず，残念ながら進歩もあまりみられていないといえる。しかし，公衆栄養の領域では，少子高齢化が加速するなか，さまざまな対策が講じられ，学問的にも，実地活動においても，着実な進歩や発展がみられている。さらに，2019 年末から世界を深刻な状況に陥らせた COVID-19 は，少子高齢化の加速に加え，人類の食を含めた生活全般，さらには，生活に対する考え方そのものに大きな変化をもたらしており，公衆栄養学の在り方についても大きな影響を与え始めている。

　こうした公衆栄養の現状を捉え，吉田勉先生のご指導のもと，満を持して新版を上梓することとした。この際全面的な見直しを行うために，新たに編者のひとりとして，新進気鋭の疫学・栄養学者であり，現場経験豊富な管理栄養士でもある大瀬良知子博士（東洋大学准教授）を迎え，氏を中心に旧版の良さを残しつつ，内容を"今"を捉えたものに一新した。

　本書が，栄養士・管理栄養士を志す学生の皆さんの教科書として役立つだけでなく，そうした皆さんが，栄養行政や公衆栄養学研究を志すきっかけとなることを願ってやまない。

末筆ながら，今回も多大なるご尽力によって，本書をこのように見事に纏め上げてくださった田中社長をはじめとする学文社の皆様に，厚く御礼を申し上げる。

2021 年 6 月吉日

編者を代表して

栗原　伸公

目　　次

1　公衆栄養の概念

2　健康・栄養問題の現状と課題

> 👉 コラム1　食品群別摂取量 ·············· 29

> 👉 コラム2　共食 ······················ 32

3 栄養政策

4 栄養疫学

　関連法規─栄養士法／健康増進法／食品衛生法／食育基本法／地域保健法／母子保健法
　日本人の食事摂取基準（2020 年版）

1 公衆栄養の概念

1.1 公衆栄養学の概念

1.1.1 公衆栄養の意義と目的

公衆栄養学とは，個人または集団の健康の維持・増進と疾病予防を目的に，人間栄養学を基盤として，人の健康と食をめぐる問題を地域社会の組織的活動により解決する実践科学である。栄養学は，**生活の質**[*1]（quality of life：QOL）を高めるという積極的な目的をもった学問として，人間と食物の相互作用を総合的に明らかにして人々の健康を保持し，増進することに寄与しなければならない。また，超高齢社会を迎え，生活習慣病や**フレイル（虚弱）**[*2]が深刻化するわが国においては，食品から摂取された栄養素が人間の体内でどのように利用され，健康の維持・増進，疾病の予防・治療にどのように影響するかという視点が強く求められている。公衆栄養学では，栄養学の応用・実践的側面として個人を対象とする疾病の治療より，住民参加や社会活動を含め**ヘルスプロモーション**[*3]（健康増進）を通じた疾病予防に主眼を置いている。公衆栄養の目的は，栄養・食生活や生活習慣の改善および社会環境の改善を通じて疾病の予防を図り，人々の健康を維持・増進し，生活の質の向上につなげることである。社会集団を対象とした健康・栄養政策の実践的な活動が**公衆栄養活動**である。

公衆栄養に携わる行政栄養士は，地域や職域のすべての人々の健康の維持・増進，生活の質の向上を目指して，望ましい栄養状態・食生活の実現に向けた支援と活動を実践する専門職である。科学的根拠に基づいた公衆栄養活動でマネジメントサイクル（**PDCA サイクル**[*4]）を循環させて実施するためには，地域住民の健康・栄養問題を取り巻くさまざまな情報を収集・分析し，それらを総合的に評価・判定する能力が求められる。さらに，さまざまなライフステージに応じた適切な健康・栄養施策や健康関連サービスを提供するプログラムの計画作成・実施・評価の過程を通じて総合的なマネジメントを習得し，保健・医療・福祉・介護システムの連携・協働のなかで，栄養・給食関連サービスのマネジメントを行う能力が必要となっている。

1.1.2 生態系と食料・栄養

生態系とは，ある特定の地域に住むすべての生物（有機物）と，それらの生物を取り巻く自然環境（大気，水，土壌などの無機物）が相互に関係しあって，生命（エネルギー）の循環をつくりだしているシステムのことである。

[*1] **生活の質**（quality of life：QOL）　一人ひとりの人生の内容の質。社会的にみた生活の質を総合的に表す尺度。人がどれだけ人間らしく自分らしい生活を送り，人生に幸福を見出しているかを尺度としてとらえる概念。

[*2] **フレイル（虚弱）**　高齢期に生理的予備能が低下することでストレスに対する脆弱性が亢進し，転倒，ADL 低下，要介護状態，死亡などの不幸な転帰に陥りやすい状態。可逆的。

[*3] **ヘルスプロモーション** 1.2.4 (1)参照。

[*4] **PDCA サイクル**　「計画(Plan)」…目標を設定し，実現プロセスを設計。「実行（Do）」…計画を実施し，パフォーマンスを測定。「評価（Check）」…結果を評価し，目標と比較するなどして分析。「改善（Action）」…プロセスの改善や見直し。Action から再度 Plan のプロセスに戻り，らせん状に改善を続けていくので，PDCA サイクルと名づけられている（p.116, 155参照）。

自然界では植物が光合成によりその体内に有機物（糖質・脂質・たんぱく質など）を合成して蓄え，その植物を動物が摂取し，それぞれの体成分を合成するという**食物連鎖**で，物質とエネルギーを次々と生産している。人間はこの植物と動物を食物として摂取し，それらに蓄えられているエネルギーを利用している。食物連鎖は生態系の主な構成者間のつながりであるといえる。たとえば，植物（生産者）は無機物から有機物を生産，その植物を食べる動物（消費者）は有機物を消費して活動し，動物の排泄物および死骸は微生物（分解者）が分解して無機物へと還元する（図1.1）。このように生態系では生産者・消費者・分解者による**物質循環***がみられ，植物・動物は互いに食物連鎖でつながり，自然生態系のバランスを保ちながら生存している。通常はこのバランスが保たれているが，気候変動，紛争，人為的影響により崩れることがある。特に，近年の気候変動性と極端な気象現象（気温や降水量の変化，熱波・洪水・サイクロン・干ばつなどの自然災害）は，生産・消費される食料の栄養の質や食事の多様性の低下，水の衛生面への影響，健康リスクや疾病パターンへの影響など深刻な影響を及ぼしている。気候変動や極端現象は，世界の一部地域における紛争や暴力とともに，近年の飢餓人口増加の重大な促進要因であり，深刻な食料危機の主要因のひとつである。

　人の社会生活と自然環境には密接な関係があり，生態系と食料問題を切り離すことはできない。これまでの社会経済システムは，大量生産・大量消費・大量廃棄により人為的に生態系を破壊し，人口や食料の生産，経済力に地域間格差が生じ食料供給のアンバランスを引き起こしていた。その結果，途上国では慢性的な食料不足による飢餓や低栄養，先進国では過剰摂取による生活習慣病の増加が問題となっていた。しかし，現在の世界全体をみると，飢餓や貧困による低栄養が未だに大きな課題である一方，過栄養や栄養の偏り

*物質循環　生態系において，生物体を構成するさまざまな物質が環境から生物にとり込まれ，食物連鎖を通じて生物間を移動し，再び環境に循環することをいう。

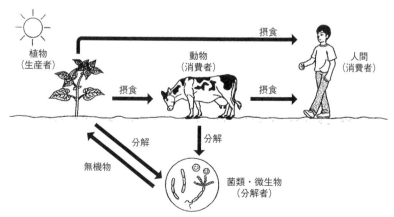

出所）藤沢良知ほか編：新公衆栄養学，12，第一出版（2013）

図1.1　生態系の物質循環

がみられる**栄養不良の二重負荷**[*1]（double burden of malnutrition），気候変動による食料生産の変化，農作物や食品価格の高騰，食品ロスなど，食料・栄養をめぐる課題は複雑となり，先進国，途上国を問わず国際社会が協力して取り組む喫緊の課題となっている。

1.1.3　保健・医療・福祉・介護システムと公衆栄養

近年の地域保健を取り巻く状況の変化を踏まえ，さらに多様化，高度化する住民ニーズに対応するためには，これまでの行政による取り組みだけでなく，保健・医療・福祉・介護システムにおける連携・協働が必要不可欠となっている。

「地域保健対策の推進に関する基本的な方針」（平成24年厚生労働省告示第464号）では，①**ソーシャル・キャピタル**[*2]を活用した自助及び共助の支援の推進，②地域の特性をいかした保健と福祉の健康なまちづくりの推進，③医療，介護，福祉等の関連施策との連携強化，④地域における健康危機管理体制の確保，⑤学校保健との連携，⑥国民の健康づくりおよびがん対策等の推進など，多様化，高度化する住民のニーズの変化に的確に対応するためには，地域における保健，医療，介護，福祉等とそれぞれの施策間での連携およびその体制の構築が重要であるとしている。市町村は，住民に身近な保健サービスを介護・福祉サービスと一体的に提供できる体制の整備に努め，都道府県および保健所は，広域的な観点から医療機関間の連携，医療サービスと介護・福祉サービス間の連携による**地域包括ケアシステム**[*3]の強化に努める必要がある。これらの連携体制を整えることで，地域住民は，疾病の主として一次予防である保健，二次予防としての医療，三次予防としての福祉サービスを生涯にわたって間断なく受けることができる。また，正しい生活習慣を確立するためには，生活習慣が形成される時期に学校保健と地域保健とが密接に連携することの意義は大きい。児童生徒の保護者や地域住民にとっての交流の場である学校は，地域のソーシャル・キャピタルが存在する場として活用が期待されている。

このような職域や地域社会の連携・**協働**[*4]を基本とした保健対策を推進するためには，地域保健，産業保健，学校保健，医療分野，福祉・介護分野など，それぞれの領域で行われているさまざまな施策が単独で行われるのではなく，各機関組織・団体などが人々のQOLの向上という共通の目的のために，地域全体の健康・栄養問題を包括的に共有し，それぞれの施策を相互に利用し取り組むことが必要となる（**表1.1**）。特に栄養・食に関する施策では，管理栄養士・栄養士が保健・医療・福祉・介護システムで展開されている利用可能な制度ならびにサービスを熟知・理解し，多機関・多職種の円滑な連携・協働のためのコーディネーターとしての役割を果たすことが求められている。

*1 栄養不良の二重負荷　低栄養と過栄養が個人内・世帯内・集団内で同時にみられたり，一生涯の中で低栄養と過栄養の時期がそれぞれ存在したりするなど，低栄養と過栄養が併存する状態のことであり，持続可能な社会の発展を阻害する地球規模の課題となっている（p.42参照）。

*2 ソーシャル・キャピタル　人々の協調行動を活発にすることによって，社会の効率性を高めることのできる，「信頼性」「規範」「ネットワーク」といった社会組織に特徴的な資本を意味し，従来の物的資本，人的資本などと並ぶ新しい概念である（アメリカの政治学者ロバート・パットナムの定義）。日本語では，社会資本ではなく，社会関係資本と訳される。

*3 地域包括ケアシステム　地域住民に対し関係者が連携，協力して，保健サービス（健康づくり），医療サービスおよび在宅ケア，リハビリテーション等の介護を含む福祉サービスを地域住民のニーズに応じて一体的，体系的に提供する仕組み。

*4 協働　異なる主体が何らかの目標を共有し，ともに力を合わせ活動すること。行政やNPOの現場で，パートナーシップのあり方を表現する概念として普及している。

表 1.1 地域における保健・医療・福祉・介護の連携とネットワーク

	地域単位	市町村単位	町内会単位
保 健	保健所，各種健康相談・健康教室，健診など	保健福祉センター，各種健康相談・教室，各種住民健診	公民館，近隣センター
医 療	各種医療機関，訪問看護ステーション	自治体病院，各種医院，薬局	各種医院，薬局・薬店
福 祉	保健福祉センター，社会福祉協議会，福祉事務所	老人福祉センター，老人福祉施設	民生委員
介 護	在宅介護支援センター，ヘルパー支援センター，デイケア，ショートステイ	ヘルパーステーション，介護保険施設，ケアマネージャー	ホームヘルパー
その他	ボランティア組織，各種健康関連企業，各種健康関連団体	ボランティア組織，商工会	自治会，町内会，商店，ボランティア，住民

出所）梶本雅俊ほか編：コンパクト公衆栄養学（第2版），6，朝倉書店（2012）

1.1.4　コミュニティと公衆栄養活動

　地域にはさまざまなコミュニティが存在する（表1.2）。コミュニティには，それぞれ共通の課題や目標があり，それらの課題解決・目標達成を目的とした公衆栄養活動が実施されている。ヘルスプロモーションの概念にあるように，個人が健康づくりに効果的かつ適切に取り組むには，コミュニティで支え合って啓発し合うことが重要となる。コミュニティの課題として組織的に取り組むことで，コミュニティの形成が図られ，コミュニティの**自己管理能力（エンパワメント）**[*1] を高めていくことにつながる。公衆栄養活動においては，コミュニティの**社会資源**[*2] としての役割は大きい。公衆栄養活動を成功させるためには，専門職能人（管理栄養士，医師など），行政機関，そしてコミュニティが連携しなければならない。特に，地域の保健事業計画（たとえば食育推進計画や健康増進地方計画など）作成の段階から地域住民の自主的・主体的な社会参加を促す働きかけをすることが重要で，とりわけ共通の課題・目標を有するコミュニティの社会参加，協力を得た**コミュニティ・オーガニゼーション**[*3]（地区組織活動）は大きな戦略となる（表1.3）。

表 1.2　コミュニティの類型

コミュニティの類型	例
一定の区域に居住する人々	都道府県，市町村，小・中学校区，保健所管内，医療圏など
同じライフステージにある人々	乳幼児，児童・生徒，成人，高齢者など
同じ健康問題を抱える人々	要介護状態の高齢者，低栄養の高齢者，メタボの熟年者，発達障害が疑われる乳幼児など
同じ疾患をもつ人々	糖尿病患者，高血圧患者，肥満者，がん患者など
価値体系を共有する人々	同じ文化や宗教，ボランティア組織，自主グループ，NPOなど
日常の生活基盤を共有する人々	町内会，商工会，組合，PTA，医師会など関係団体，営業所など

出所）井上浩一ほか編：公衆栄養学，9，第一出版（2020）

[*1] エンパワメント　p.14　1.2.5，p.46側注参照。

[*2] 社会資源　地域における，保健衛生（保健所・保健センターなど），医療（病院など），福祉（社会福祉・児童福祉事務所など），学校教育（教育委員会など），社会教育（図書館，生涯学習センターなど），自治会，消費者団体，専門家職能団体（栄養士会，医師会など），マスコミ，ボランティア（食生活改善推進員，民生委員など）の地域の人々が活用できる人材・施設・設備を指す。

[*3] コミュニティ・オーガニゼーション　地域社会における住民自らが，その地域が抱える問題の解決のために，組織化を図り活動を行うこと。住民参加が必要で，地域の保健福祉活動の連携を図るためのネットワークや健康づくり運動の推進において重要な役割を担う。

表1.3　コミュニティ・オーガニゼーションの組織

組　織	特徴／例
自主的組織 （自律組織）	・住民が自ら問題意識と目的をもって組織化を行い，互いに連帯意識をもって栄養改善のための諸問題を民主的に解決するため相互協力的に活動を行う。 ・通常は，行政からの働きかけがきっかけとなって発足し，のちに，自主的な集団を組織する場合が多い。
行政指導型組織 （モデル地区組織）	・各行政や自治体からの勧誘によって組織化を進める。 ・地域住民の自主性を尊重して，市町村ごとの栄養改善実践協議会や健康づくり推進協議会を発足させて，その育成に努める。
ボランティア組織	・（財）日本食生活協会による全国的な組織で，各都道府県に支部を置き，各保健福祉事務所（センター）や市町村ごとに，食生活改善推進員が食生活改善の指導を通じて自主的な地域保健活動を展開する。

出所）八倉巻和子ほか編：五訂公衆栄養学（第2版），建帛社（2017）

1.2　公衆栄養活動の基本と展開過程

1.2.1　公衆栄養活動の歴史

　行政は，住民の健康の保持・増進を図り，住民による健康なまちづくりを支援するため，栄養関連法規に基づいて健康・栄養施策を展開している。公衆栄養活動の歴史は，健康・栄養施策の歴史であるといえる。

(1)　戦前低栄養期—脚気対策から栄養行政の始まり

1)　脚気対策

　江戸時代，白米食が習慣化した富裕層の間で脚気が流行した。明治時代の**脚気**予防対策が我が国の公衆栄養活動の始まりとされている。1884（明治17）年，海軍軍医の**高木兼寛**は遠洋航海をする海軍の食事を白米食から麦飯の混合食に改め，脚気患者の発生を激減させた。陸軍軍医の森林太郎は栄養改善の必要性を説き，1909（明治42）年，臨時脚気病調査会を設立し総合的な研究が続けられた。1910（明治43）年には調査会のメンバーである鈴木梅太郎が，米糠から脚気予防有効物質であるオリザニン（ビタミンB_1）を発見し，脚気対策に大きく貢献した。

2)　栄養士養成と栄養行政の始まり

　アメリカ留学から帰国した佐伯 矩（さいきただす）は栄養学の重要性を説き，1914（大正3）年に私設栄養研究所を設立し，その後私立栄養学校を設立して栄養士養成を開始した。1920（大正9）年には，内務省栄養研究所（国立健康・栄養研究所）が設立され，佐伯が初代所長となった。1936（昭和11）年には，東北地方冷害対策として東北6県の衛生課に栄養士が配置された。1937年には保健所法（旧）が制定され，保健所の業務のなかに栄養改善事業が定められた。1938年に厚生省が発足し，それに伴い栄養行政は内務省から厚生省に移管された。

(2) 戦後復興期―食料不足から安定期へ

1945（昭和20）年には，連合国軍総司令部（GHQ）の指令により，緊急食糧対策を目的に東京都内において栄養調査が実施された。その後全国規模の国民栄養調査となり今日の国民健康・栄養調査に至っている。

同年，**栄養士規則**と私立栄養士養成所指定規則が制定され，栄養士の資格が免許制となった。1947（昭和22）年には，保健所法（新）が制定され，保健所に栄養士が配置された。同年，**栄養士法**が公布され，栄養士の定義，業務等が法制化され，栄養士とは「栄養指導に従事することを業とする者」と定義された。

1952（昭和27）年には，栄養行政の中核となる**栄養改善法**が制定され栄養改善活動が法的に規定された。保健所を中心に栄養教室が開催され，保健所から離れた地域では，栄養指導車（**キッチンカー**）による巡回栄養指導が実施された。1954（昭和29）年には，学校給食法が制定され，学校給食は教育の一環として国の補助により実施されるようになった。

(3) 経済成長期―成人病対策と健康増進施策

1) 管理栄養士制度発足

1962（昭和37）年，栄養士資質向上を目的として「管理栄養士制度」が創設され，集団給食施設における**管理栄養士**配置が努力規定とされた。1964（昭和39）年の東京オリンピック開催を契機に，国民の健康と体力の増強を図る対策が推進されることになった。1965（昭和40）年には，厚生省栄養課の業務に健康増進事業が取り上げられ，地域の拠点として**健康増進センター**が設置された。同年，**母子保健法**が制定された。1970（昭和45）年，厚生省は，健康人を対象として，国民の健康の保持・増進，成人病（のちの生活習慣病）予防のために標準となるエネルギー及び各栄養素の摂取量を示す「日本人の栄養所要量」を初めて策定し，その後5年ごとに改定している。

2) 第1次国民健康づくり対策

健康元年ともいわれた1978（昭和53）年に，第1次国民健康づくり対策が始まり，栄養改善施策から積極的健康づくり政策への転換が図られた。1982（昭和57）年には，老人保健法が制定され，保健サービスの主体が市町村であることが明確になった。1985（昭和60）年に厚生省は成人病の対策として「**健康づくりのための食生活指針**」を策定した。同年，専門職としての資質の向上を図るため，管理栄養士国家試験制度が開始され，都道府県知事が指定する集団給食施設に管理栄養士配置が必置義務となった。

3) 第2次国民健康づくり対策

1988（昭和63）年，人生80年時代を迎え，活動的な高齢者を目指す第2次国民健康づくり対策（**アクティブ80ヘルスプラン**）が実施された。運動習慣

の普及に重点をおき，健康づくりのための運動所要量が策定された。1990（平成2年）年には，厚生省の高齢者保健福祉推進十か年戦略（ゴールドプラン）が実施され，「対象特性別の食生活指針」が策定された。これらにより生活習慣の改善による疾病の**一次予防**・健康増進の考え方が発展した。1992（平成4）年，「老人保健事業第3次8か年計画」が策定され，栄養士は，健康教育，健康相談，健診後の栄養指導，寝たきり者への訪問栄養指導の推進を図ることとされた。アクティブ80ヘルスプランでは，積極的な健康増進に力点を置いた施策が展開され，**健康運動指導士***の育成が始まり，1993（平成5）年には「**健康づくりの運動指針**」，翌年には「健康づくりの休養指針」が策定された。1994（平成6）年，保健所法が改正されて地域保健法が制定され，保健所栄養士の業務が一部市町村に移行された。少子化対策として同年「今後の子育て支援のための施策の基本的方向について（**エンゼルプラン**）」が策定された。1996（平成8）年には，成人病に代わって**生活習慣病**の概念が導入され，生活習慣病に着目した疾病対策の基本的方向性が示された。

（4）　現在―地域保健の健康増進施策と公衆栄養活動の発展期

1）21世紀における国民健康づくり運動（健康日本21）

2000（平成12）年には，第3次国民健康づくり対策にあたる「21世紀における国民健康づくり運動（**健康日本21**）」が策定され，1次予防という観点を重視し，具体的な数値目標を設定した。同年，厚生省，農林水産省，文部省の3省連携で策定された新しい「食生活指針」には健康日本21と連動し具体的実践行動が盛り込まれている。2002（平成14）年，健康日本21の法的基盤として**健康増進法**が制定され（栄養改善法廃止），基本指針として壮年期死亡の減少，健康寿命の延伸，生活の質の向上などが示された。2010年，「健康日本21」の数値目標に対しての最終評価を行い，その評価を反映させ，第4次国民健康づくり対策にあたる「健康日本21（第二次）」が開始された。2013（平成25）年から2022（令和4）年までの10年間，健康寿命の延伸・健康格差の縮小の実現を目指して取り組む。

一方，母子保健では，2001（平成13）年に「**健やか親子21**」がスタートした。現状の課題を踏まえ2015（平成27）年からは「健やか親子21（第2次）」が，3つの基盤課題と2つの重点課題を設定し，すべての子どもが健やかに育つ社会の実現を目指して取り組んでいる。

高齢期保健では2000（平成12）年に「今後5か年間の高齢者保健福祉施策の方向（ゴールドプラン21）」などの国民運動計画を開始した。2004（平成16）年，厚生労働省により「日本人の食事摂取基準2005年版」が策定され，食事摂取基準の概念が導入された。食事摂取基準は5年ごとに改定を進めているが，「日本人の食事摂取基準2020年版」では，高齢社会のさらなる進展

***健康運動指導士**　個々人の心身の状態に応じ，安全で効果的な運動を実施するためのプログラムの作成および指導を行う者。公益財団法人健康・体力づくり事業財団が行っている健康運動指導士養成講習会また養成施設において一定の単位を修得後，認定試験に合格した者。アスレチッククラブ，病院，老人福祉施設，介護保険施設や介護予防事業等で活躍している。

や糖尿病有病者数の増加を踏まえ，生活習慣病の発症予防と重症化予防や高齢者の低栄養，フレイル予防なども視野に入れ，高齢者向けの内容の充実が図られた。

2）食育の推進

2004（平成16）年「栄養教諭制度」が創設され，翌年より**栄養教諭**が小・中学校へ配置され**食育**の中心的役割を担うこととなった。2005（平成17）年，内閣府により**食育基本法**が創設され，翌年，**食育推進基本計画**が策定された。同年，厚生労働省と農林水産省が連携して「**食事バランスガイド***」を作成・公表した。食生活指針を具体的な行動に結びつけるものとして，「何を」「どれだけ」食べればよいかについてわかりやすい情報提供を行い，個人の**行動変容**を促すことが狙いである。食育推進基本計画は実施期間5か年を経て，第2次食育推進基本計画が策定され，2011（平成23）～ 2015（平成27）年度，「周知から実践へ」のコンセプトのもと，生涯食育社会を目指した施策が展開された。2016（平成28）年度には，食育の担当官庁が内閣府から農林水産省に業務移管され，2016（平成28）～ 2020（令和2）年度まで「実践の輪を広げよう」をコンセプトに第3次食育推進基本計画が展開された。2021（令和3）～ 2025（令和7）年度には，「SDGsの実現に向けた食育の推進」をコンセプトに第4次食育推進基本計画が展開されている。心身の健康の増進と豊かな人間形成および持続可能な食・フードシステムの構築を目指している。

3）メタボリックシンドローム対策

2006（平成18）年，厚生労働省は「健康づくりのための運動基準2006～身体活動・運動・体力～」および「健康づくりのための運動指針2006～生活習慣病予防のために～（エクササイズガイド2006）」を策定し，**メタボリックシンドローム**の概念に基づく運動指導のツールとして活用することとした。同年には，「**高齢者の医療の確保に関する法律**」が制定され（老人保健法を改正），医療費適正化に向けた新たな生活習慣病予防対策として，医療保険者により予防的介入を行う特定健診・特定保健指導が2008（平成20）年から始まった。

2009（平成21）年，内閣府の外局として**消費者庁**を設置，食品表示に関する法令などは，消費者庁が一元的に所管することとなった。消費者庁は，2013（平成25）年，食品表示に関わる規定を一元化した食品表示法を公布，食品表示基準を制定した。2015（平成27）年より食品表示法が施行され，食品表示が一般消費者の利益の増進につながらなければならないと明記された。生活習慣病予防の観点からも，栄養成分表示などの食品表示の活用が期待されている。

1.2.2　少子・高齢社会における健康増進

(1)　少子社会における健康増進

　日本では 1989（平成元）年に**合計特殊出生率**[*1] が急落した「1.57 ショック」をきっかけに，少子化問題が深刻化した。2005（平成 17）年の 1.26 を底に上昇傾向にあるものの 2019（令和元）年は 1.36 である。人口の減少による国力の低下，高齢化に相まった若者の負担増などが懸念され，さまざまな少子化対策が打ち出されてきた。1994（平成 6 ）年「今後の子育て支援のための施策の基本的方向について（エンゼルプラン）」，2004（平成 16）年「子ども・子育て応援プラン」，2010（平成 20）年「子ども・子育てビジョン」などである。この間，子どもを増やすことを念頭に置いた少子化対策から，将来の生活不安，子育ての不安を解消する施策，子ども・子育て支援に視点が移された。2014（平成 24）年 8 月，内閣府・文部科学省・厚生労働省により「子ども・子育て関連 3 法」が策定された。子どもを生み育てることに喜びを感じられる社会を目指して，次代の社会を担う子ども一人ひとりの育ちを社会全体で応援するため，子育てにかかる経済的負担の軽減や安心して子育てができる環境整備のための施策など，総合的な**子ども・子育て支援**を推進している。

　わが国の若年女性の**やせ**（BMI 18.5 未満）の頻度は確実に進行し，やせた状態で妊娠することが児の体内発育に対して大きなリスクとなっている。DOHaD（Developmental Origins of Health and Disease：成人病胎児期起源説）では，健康と疾病の発症要因は胎児期，乳児期にあるとされ，**低出生体重児**[*2] は将来の生活習慣病発現のリスクが高いとされている。少子超高齢社会での対応は，出生人口をいかに増やすかという点ばかりでなく，いかに健康な次世代を育むかという視点が加わらなければならない。

　「21 世紀における国民健康づくり運動（健康日本 21（第二次））」（2013 〜 2022 年度）では，生涯を通じ健やかで心豊かに生活するためには，妊娠中や子どもの頃からの健康，つまり次世代の健康が重要であるとしている。特に若年女性の妊娠前・妊娠期の心身の健康づくりを行うとともに，より良い生活習慣を形成することで，成人期，高齢期等の生涯を通じた健康づくりを推進していくとし，次世代の健康を育むことに重点を置いている。

　低出生体重児の出生の予防，こどもの健全な食生活，運動・活発な身体活動の実践の強化など将来的な生活習慣病の予防のための取り組みの推進が重要となっている。

(2)　超高齢社会における健康増進

　急速な出生率の低下に伴って高齢化が進展している。2020（令和 2 ）年には**高齢化率**が 28.7 ％となり，今後の予測では，65 歳以上が 2025 年には 30.0 ％，

*1 **合計特殊出生率**　人口統計上の指標で，一人の女性が一生に産む子どもの平均数を示す。この指標によって，異なる時代，異なる集団間の出生による人口の自然増減を比較・評価することができる。

*2 **低出生体重児**（low birth weight infant）　出生体重2500g 未満で生まれた新生児のこと。日本では1980年5.2 ％，1990年6.3 ％，2000年8.6 ％，2007年9.7 ％と増加傾向にあったが，2012年9.6 ％，2019年9.4 ％と減少に転じている。

2065 年には高齢化率38.4％に達する。一方，人口は減少し，2050 年には１億人を下回ると予測されている。高齢化の進展により医療や介護に係る負担が一層増すと予想されている。こうした状況下で活力ある社会を実現するためには，生活習慣病やフレイルを予防し，また，社会生活を営むために必要な機能を維持・向上すること等によって，国民の健康づくりを推進することが重要となる。こうした取り組みによって健やかな高齢者が増えることは，地域の活性化を促し社会活動の貴重な担い手の増加にもつながる。

高齢者の保健対策としては，2004（平成 16）年介護保険制度に基づく介護サービス，翌年市区町村における介護予防事業実施の義務化など地域支援の充実を図り，健康づくりを支援して生活の質を高める活動が推進されてきた。2008（平成 20）年から「高齢者の医療の確保に関する法律」に基づく特定健診・特定保健指導がスタートした。2014（平成 26）年には，新たに「医療介護総合確保推進法」を策定し，医療・介護の複合的な改正を行った。持続可能な社会保障制度の確立をはかるとともに，**地域包括ケアシステム**[*1] を構築することにより，2025（令和 7）年には 3 人に 1 人が 65 歳以上，5 人に 1 人が 75 歳以上になると予測されている「大介護時代」を乗り切るためとされている。

健康日本 21（第 2 次）の目標として，「健康寿命の延伸」を掲げている。2016（平成 28）年の**健康寿命**[*2] の平均は男性が 72.14 年，女性が 74.79 年で，平均寿命との差は男性で 8.84 年，女性で 12.35 年である。2010（平成 22）年からの健康寿命の増加は男性 1.72 年，女性 1.17 年と，これは平均寿命の増加分より大きい。健康寿命のさらなる延伸には，健康増進・疾病予防が担う役割は極めて大きく，それに加えて疾病の早期発見，適切な治療管理による疾病の重症化予防，介護予防や介護サービスなど，さまざまな取り組みが必要となる。住民一人ひとりの健康レベルやリスク，さらには保健・医療・福祉・介護ニーズに応じて，これらの取り組みを総合的に提供できる地域包括ケアシステムの構築が必須となっている。

高齢者の健康について健康日本 21（第二次）では，介護保険サービス利用者の増加を抑制し，認知機能低下のハイリスク高齢者を早期に発見すること，身体活動・運動不足や体力低下を誘因とする**ロコモティブシンドローム**[*3]（運動器の障害）予防のための運動器の健康維持の普及啓発などを推進するとしている。高齢者の低栄養はフレイル（虚弱）・**サルコペニア**[*4]・ロコモティブシンドロームなどを引き起こす要因である。その対策としては，たんぱく質や脂質を十分に摂り，多様な食品を摂取するよう留意すること，また，ひとり暮らしなどで多様な食品摂取が困難な高齢者には，自治体，ボランティア・NPO 団体，民間事業者などによる食環境支援の充実が必要となる。2020（令

*1 **地域包括ケアシステム** p.3 側注*3 参照。

*2 **健康寿命** 日常的に介護を必要としないで，自立した生活ができる生存期間のこと。平均寿命から介護（自立した生活ができない）を引いた数が健康寿命になる。

*3 **ロコモティブシンドローム** 加齢にともない筋肉，骨，関節の部位に支障をきたし，日常生活が困難になり，悪化すると，要介護・寝たきりになる現象。

*4 **サルコペニア** ①筋肉量の減少に②筋力の低下や③身体能力の低下が併発した状態。高齢者の自立，生活の質の加齢低下に関連し，要介護状態に陥る要因のひとつ。

和2）年度より，75歳以上の後期高齢者を対象に「フレイル健診」の導入がスタートした。「後期高齢者の質問票」で運動能力や栄養状態などを把握し，フレイルの早期発見または指導や助言をもとに重症化予防を推進する。

　健康寿命の延伸を目指すなか，近年の社会経済的状況の変化にともない，地域，職業，経済力，世帯構成等による健康状態やその要因となる生活習慣の差が報告され，こうした健康格差[*1]が，今後深刻化することが危惧されている。あらゆる世代の健やかな暮らしを支える良好な社会環境を構築することにより，健康格差を縮小することも重要な課題である。

1.2.3　疾病予防のための公衆栄養活動

　慢性疾患の発症や悪化は，個人の意識と行動だけでなく，個人を取り巻く社会環境による影響が大きいため，これらの疾患について，単に保健分野だけでなく，地域，職域等における環境要因や経済的要因等の幅広い視点から，包括的に施策を展開し，健康リスクを社会で低減していくNCDs[*2]（Non Communicable Disease：非感染性疾患）対策が国際的な潮流となってきている。

　超高齢社会を迎え，生活習慣病が深刻化するわが国においては，がん，循環器疾患，糖尿病および死亡原因として急速に増加すると予想されるCOPD[*3]（Chromic Obstructive Pulmonary Disease：慢性閉塞性肺疾患）に対処するため，食生活の改善や運動習慣の定着等による一次予防に重点を置いた対策と共に，合併症の発症や重症化予防に重点を置いた対策を推進する必要性が高まっている。

　個人の生活習慣の改善および個人を取り巻く社会環境の改善を通じて，生活習慣病予防・重症化予防を図るためには，ヘルスプロモーションやエンパワメントの視点を踏まえた適切なアプローチが必要である。疾病予防のための公衆栄養活動は，ハイリスクアプローチ[*4]とポピュレーションアプローチ[*5]の2つのアプローチを適切に組み合わせていくことが重要である（図1.2）。

　ポピュレーションアプローチは健康日本21にみられる戦略である。健康増進法に基づく健康日本21では，疾病の一次予防を中心に，国民が改善する必要性が高い生活習慣や生活習慣病に関する分野で具体的な改善目標値を示した。一方，高齢者の医療の確保に関する法律に基づく特定健診・特定保健指導では，内臓脂肪型肥満に着目しリスクの重複がある対象者に対し，早期介入し，行動変容につながる保健指導を実施し，リスクファクターの低減を目指している。この戦略はハイリスクアプローチである。これら疾病予防のための公衆栄養活動に果たす管理栄養士・栄養士の役割は大きい。

*1 健康格差　人種や民族，社会経済的地位による健康と医療の質の格差である。

*2 NCDs　不健康な食事，運動不足，過度の飲酒，喫煙などにより生じる。それゆえそれら生活習慣の改善によって予防可能である症候群をいう。具体的には，心血管疾患，がん，糖尿病，慢性呼吸器疾患（COPD）が挙げられ，脳血管疾患，高血圧なども含まれる。日本では生活習慣病として位置づけられているが，WHOによりNCDとして提唱された。

*3 COPD（慢性閉塞性肺疾患）たばこ煙を主とする有害物質を長期に吸入曝露することで生じた肺の炎症性疾患。労作時の息切れ，慢性の咳，痰を特徴とする。慢性気管支炎，慢性肺気腫などが含まれる。

*4 ハイリスクアプローチ　特定の疾病等に罹った集団を対象に，できるだけそのリスクを軽減するように働きかけること。特定保健指導の実施などが代表例。

*5 ポピュレーションアプローチ　健康人，不健康人を問わず，不特定多数人に対して健康増進や疾病リスク低減の対策を進めることによって集団全体の危険因子を下げるように働きかけること。食事バランスガイドの普及などが代表例。

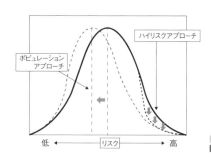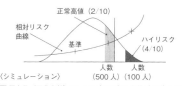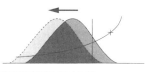

ハイリスクアプローチは特定の疾患等に罹った集団を特定し，そのリスクを軽減することであり，指導等を実施すれば，本人そのものが危機感をもっているため，その実施効率は高い。

ポピュレーションアプローチは健康人，不健康人を問わず，不特定多数人に対して健康の維持増進や疾病リスク低減等の対策を進めるもので，危機感が薄く，その実施効率は低い。しかしながら，その対象者数はハイリスク対象者数よりもかなり多く，最終的な改善実質人数ではポピュレーションアプローチが多い。

出所）水嶋春朔：地域診断のすすめ方―根拠に基づく生活習慣病対策と評価（第2版），76-78，医学書院（2006）一部用語改変

図1.2 ハイリスクアプローチとポピュレーションアプローチ

1.2.4 ヘルスプロモーションのための公衆栄養活動

(1) ヘルスプロモーションの定義と目的

1986年，カナダのオタワで開催されたヘルスプロモーションに関する国際会議の成果としてオタワ憲章が採択された。オタワ憲章では，「ヘルスプロモーションとは，人々が自らの健康をさらにうまくコントロールし，改善していけるようになるプロセスである。身体的，精神的，社会的に健全な状態に到達するには，個々人や集団が，望みを明確にし，それを実現し，ニーズを満たし，環境を変え，それにうまく対処していくことができなければならない」と定義している。まず個人や集団のニーズを確認することから始まるプロセスの重要性と，企画から決定まですべてのプロセスに個人や集団が参加することの必要性を説くとともに，健康を支える環境づくりを強調している。従来の健康づくりは目指す方向が健康であったが，現在の目指す方向はQOLの向上であり，健康はそのための資源であるというように保健サービスの方向転換がなされた。また，個々人がもっている価値観を尊重しながら，人々が求めるQOLを自ら獲得できるよう，社会的支援による施策の展開をうたっている。ヘルスプロモーション活動の具体化は，①個人技術の向上，②住民組織活動の強化，③健康的な公共政策づくり，④健康を支援する環境づくり，⑤保健サービスの方向転換の5つの活動が有機的に連携することによって可能とされる。ヘルスプロモーションは，人々の健康を志向する能力を高める健康教育的側面と，健康を支援する制度や環境を整備する政策的・環境的側面からなる。人々が健康になるには自分だけの努力では不十分であり，地域の人々と一緒に地域全体で取り組む必要がある。ヘルスプロモーションの概念図を**図1.3**に示す。

(2)　ヘルスプロモーションのモデル：プリシード・プロシードモデル

グリーン（Green, L. W.）らは，ヘルスプロモーションの概念を明確化し，保健施策を推進するための計画・評価モデルとしてプリシード・プロシードモデルを提唱している。プリシード・プロシードモデルは大きく分けてニーズアセスメント（診断）と計画に関わるプリシード（第1〜4段階）

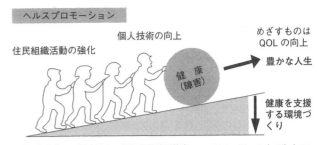

出所）藤内修二，岩室紳也：新版保健計画策定マニュアル　72，ライフサイエンス・センター（2001）を一部改変

図1.3　ヘルスプロモーションの概念図

と実施，評価に関わるプロシード（第5〜8段階）の部分からなっている（**図1.4**）。健康教育を「個人や集団，地域において健康に関わる行動を健康の準備要因（知識，態度，信念など）・強化要因（行動後の達成感や報酬，周囲の支援など）・実現要因（実践の技術，社会資源の利用可能性など）をおさえながら自発的に変えていくこと」と定義し，健康行動に影響を及ぼす3つの要因について教育的・環境的に診断し，そのうえで健康増進プログラムを計画・実施，さらに評価していく段階を包括する理論的枠組みとなっている。個人への直接的な働きかけ以外に，対象者を取り巻く社会・生活環境の働きかけが必要であることを強調している。個人のQOLから対策・事業までの各アセスメント要因（社会・行動・環境・運営など）を把握・診断・評価することにより，計画策定のための体系的なアセスメントが可能である。このため，プリシード・プロシードモデルは，健康教育を実現するためのヘルスプロモーションプログラムのマネジメントモデルとして各保健分野で幅広く活用され，アメリカの「Healthy People 2000」や日本の「健康日本21」は，プリシード・プロシードモデルを骨組みとして策定されている。

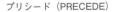
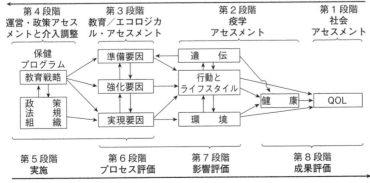

出所）Green, L. W., Kreuter, M. W.／神馬征峰訳：実践ヘルスプロモーション，医学書院（2005）

図1.4　プリシード・プロシードモデル

1.2.5　エンパワメントのための公衆栄養活動

＊WHO（World Health Organization：世界保健機関）「全ての人々が可能な最高の健康水準に到達すること」を目的として設立された国連の専門機関。

ヘルスプロモーションを推進するうえで重要な戦略となるのがエンパワメント（自己管理能力）である。エンパワメントとは，WHO*のオタワ憲章で「ヘルスプロモーションにおいて人々や組織，コミュニティが自分たちの生活へのコントロールを獲得するプロセス」と定義されている。エンパワメントのための公衆栄養活動は，住民自らが主体的に地域活動に参加し，意思決定に加わることにより，これまでの自分の食生活や生活習慣の問題点について自覚し，自分で改善目標を設定し，自分の身体状況等にあった健康的な食生活や生活習慣を実践し，家族や知人等と健康と栄養に関する情報を共有しながら生活行動を変容させる能力を身につけることを目指している。この時，専門家や行政機関は住民の活動をサポートする立場として位置付けられる。

1.2.6　住民参加

地域の健康づくり計画策定では，住民が地域における健康づくりの中核に位置付けられ，計画策定，実施，評価すべての場面において，住民が参加し，決定のプロセスに関与することで，自分たちの役割を自覚し行動することへの価値を見出す。専門家主導の健康づくりではなく，自らが主体的に参加することで地域での生活や環境，健康・栄養問題に関心をもち，地域のなかで相互に協力・連携・協働し合う関係が構築される。専門家や行政機関は，住民が主体的に気づき行動できるように支援し，住民自身のエンパワメント（自己管理能力）を高め，自主活動へと展開していくようにサポートする役割がある。2005（平成17）年に創設された食育基本法は，地域住民の主体的な参加と連携・協働の下，国民の健全な心身を培い，豊かな人間性を育む社会の実現を目指している。

超高齢社会における介護予防を始めとした健康政策では，地域づくりが重要な意味をもつ。地域の人々，特に高齢者が健康であるためには，外出して人と会い，コミュニケーションをとることが大事であり，そのためには仲間と一緒に継続できる環境を作る必要がある。同時に，仲間を集めて積極的に健康づくりに取り組んでくれる人材を育て，自主活動をサポートしていくことが必要である。自分たちの地域ならではの健康政策を根付かせていくためには，健康づくりを疾病構造や保健分野の視点だけでみるのではなく，地域の知的・人的資源を活かしながら地域づくりや人と人との絆づくりを重視して取り組むことが必要である。

1.2.7　ソーシャル・キャピタルの醸成と活用

ソーシャル・キャピタルは「人々の協調行動を活発にすることによって，社会の効率性を高めることのできる，『信頼』『規範』『ネットワーク』といった社会組織の特徴」と定義される（R. パットナムの定義）。この3つの要素

は相互に関連しており，「ネットワーク」の構築により，「信頼」や「互酬性の規範（お互い様）」の醸成につながるとされている。

　「健康日本21（第2次）」では，「健康を支え，守るための社会環境の整備」の目標として，「ソーシャル・キャピタルの向上」「多様な活動主体による自発的取組の推進」が掲げられている。健康づくりや介護予防の分野で醸成された地域のソーシャル・キャピタルは，子育て支援や健全育成の分野でも有効に機能し，地域防災活動において，円滑な避難行動や避難所の民主的な運営にもつながることが期待される。住民組織活動による声かけ・訪問や学習活動，健康づくりの実践により，地域におけるネットワークや絆が深まるだけでなく，周囲に対する「信頼」も醸成され「お互い様」の精神も定着していく。このように，住民組織活動によりソーシャル・キャピタルが醸成され，ソーシャル・キャピタルが醸成されることで，住民組織活動は活発になる。

　2012（平成24）年に地域保健対策の推進に関する基本的な指針が改定され，「地域保健対策の推進に当たっては，地域のソーシャル・キャピタルを活用し，住民による共助への支援を推進すること」となった。その中で，自助および共助の支援のために，ソーシャル・キャピタルの活用，調査，そしてその核となる人材の育成が地方自治体の業務として位置付けられた。さらに，ソーシャル・キャピタルの活用を通じて保健・医療・福祉・介護の政策を実現していくことを提唱し，ソーシャル・キャピタルの活用自体が保健事業であると明示された（図1.5）。

　地域におけるソーシャル・キャピタルの醸成が，生活習慣病予防や介護予防だけでなく，子育て支援や自殺対策，認知症対策等，直面する地域の課題の多くを解決することにつながる。業務分担制の保健事業において，それぞれの業務の中で関わりのある住民組織の情報を持ち寄り，それらの組織をつなぐことで，地域のソーシャル・キャピタルの醸成・活用ができ，それぞれの業務の効果を上げることも期待できる。地域の健康問題をソーシャル・キャピタルで解決する例として，学校保健委員会に保健所が参加することで，学校と地域の健康関連ボランティアとの連携が可能になることや，健康増進協議会での医師会と薬剤師会等のつながりが地域包括ケア推進に波及するような場合がある。

　ソーシャル・キャピタルは，人々の身体的・精神的健康に密接に関係するだけでなく，日常生活を満たす上での重要な役割を果たしている。2020年に発生したCOVID-19（Novel coronavirus：新型コロナウイルス感染症）のパンデミックは，人々の物理的な接触・社会的交流に対してかつてないほどの制限を引き起こしている。多くの人々が社会的に孤立し分断される中で，ソーシャル・キャピタルの減衰・崩壊によるコミュニティや集団の弱体化が懸

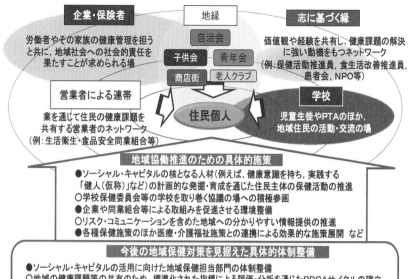

企業・保険者
労働者やその家族の健康管理を担うと共に，地域社会への社会的責任を果たすことが求められる場

地縁
自治会
子供会　青年会
商店街　老人クラブ

志に基づく縁
価値観や経験を共有し，健康課題の解決に強い動機をもつネットワーク（例：保健活動推進員，食生活改善推進員，患者会，NPO等）

営業者による連帯
業を通じて住民の健康課題を共有する営業者のネットワーク（例：生活衛生・食品安全同業組合等）

住民個人

学校
児童生徒やPTAのほか，地域住民の活動・交流の場

地域協働推進のための具体的施策
●ソーシャル・キャピタルの核となる人材（例えば，健康意識を持ち，実践する「健人（仮称）」など）の計画的な発掘・育成を通じた住民主体の保健活動の推進
○学校保健委員会等の学校を取り巻く協議の場への積極参画
●企業や同業組合等による取組みを促進させる環境整備
○リスク・コミュニケーションを含めた地域への分かりやすい情報提供の推進
●各種保健施策のほか医療・介護福祉施策との連携による効果的な施策展開　など

今後の地域保健対策を見据えた具体的体制整備
●ソーシャル・キャピタルの活用に向けた地域保健担当部門の体制整備
○地域の健康課題等の共有のため，標準化された指標による評価・分析を通じたPDCAサイクルの確立
●各種保健施策や医療・介護福祉施策との効果的連携のための自治体内における体制整備
○情報共有体制の強化や担当職員の資質向上のほか，平時からの自治体間連携の枠組み構築等による健康危機管理体制の強化
●国，都道府県・保健所，市町村による分野横断的・重層的な連携体制の構築　　　など

出所）厚生労働省：地域保健対策検討会報告書―今後の地域保健対策のあり方について，57
地域保健対策検討会，2012 年 3 月 27 日

図 1.5　　今後の地域保健対策のあり方

念される。身体的・物理的な接触の制約下でも，社会的なつながりの維持が必要である。たとえば，電話やメール，ソーシャルメディアなどのデジタルメディアを積極的に活用し，つながりを維持していくことが可能であり，近隣住民などとの偶然のやり取りは，コミュニティにおける緩やかなつながりを維持し，地域の帰属意識を保持してくれる可能性がある。

1.2.8　持続可能性（サステナビリティ）を踏まえた公衆栄養活動

(1)　持続可能な食（sustainable diets）と持続可能な開発目標（Sustainable Development Goals：SDGs）

　食料は人間の生命の維持に欠くことができないものであるだけでなく，健康で充実した生活の基礎として重要である。特に健康的な食料へのアクセスが不十分であることは，低栄養だけでなく，過体重や肥満の一因にもなる。幼少期に発育が阻害された子どもは，その後の人生で過体重となるリスクがより高いからである。今，世界が直面しているのが，こうした低栄養や肥満，微量栄養素の欠乏が重なって起きる**栄養不良の二重負荷***の問題で，不健康な食事は，世界的な生活習慣病のまん延をも招いている。国連食糧農業機関（FAO）は，2010 年 11 月に開催したシンポジウムで「持続可能な食（sustainable diets）」の定義について合意した。持続可能な食は「環境への影響が少なく，現在および将来の世代の食料と栄養の安全と健康的な生活に貢献する

＊栄養不良の二重負荷　p.3, 42参照。

16

食事で，アクセスしやすく，経済的に公正かつ手ごろな価格で，社会・文化的に受容でき，なおかつ生態系や生物多様性が保たれる」とされた。豊かで健康な社会に貢献する一方，多くの自然資源と人的資源に支えられて成立していることから，栄養，経済，社会，環境への取り組みも欠かせない。

2015 年 9 月，国連サミットにおいて採択された「持続可能な開発のための 2030 アジェンダ」には，2030 年までの達成を目指し取り組むべき「持続可能な開発目標（SDGs）」

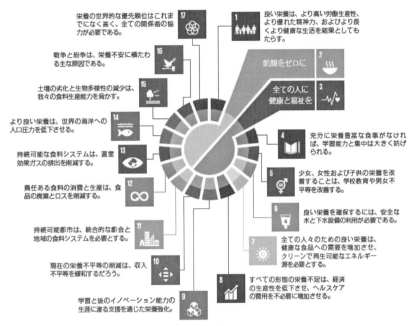

出所）世界保健機関（WHO）健康・発達のための栄養部（2018）

図 1.6　栄養と SDGs の 17 の目標との関わり

が掲げられ，17 の目標と 169 のターゲットが盛り込まれた。そして，地球上の誰一人として取り残さない（leave no one behind）ことを誓っている。SDGs は，先進国・途上国すべての国，すべての人々が，人と地球のために世界を変えていくことを目指す世界共通の目標である。SDGs では，目標 2 として「飢餓を終わらせ，食料安全保障及び栄養の改善を実現し，持続可能な農業を促進する」を掲げており，さらに目標 3 の「あらゆる年齢のすべての人々の健康的な生活を確保し，福祉を促進する」ではターゲットのひとつとして，食生活の状況や習慣が強く影響する非感染性疾患の予防と治療への取組みを求めている。目標 12 の「持続可能な生産消費形態を確保する」では，食品ロスの削減が盛り込まれた。SDGs において，食に関する諸問題は，保健，医療，福祉の領域のみならず，教育，労働，ジェンダー，農業，さらには環境まで多様な形で栄養が関与し，ほぼすべての領域を下支えすることが期待されている（**図 1.6**）。

(2)　持続可能性（サステナビリティ）を踏まえた公衆栄養活動

持続可能性（サステナビリティ）とは，よい自然環境をずっともちつづけることであり，広く，環境，社会，経済の 3 つの視点からこの世の中を持続

可能にしていくという考え方である。SDGs が採択された背景には 1970 年代からずっと続いている地球資源の枯渇や環境問題への危機意識がある。自然環境への負荷を少なくするため，わが国では，1993（平成 5）年に「環境基本法」を制定した。環境基本計画では，大量生産・大量消費・大量廃棄する社会から持続可能な社会への転換を図るため，①リサイクル経済社会システムの実現，②生態系の維持，自然と人間の共生，③環境保全行動の自主的積極的参加，④地球環境保全における国際協調という 4 つの長期目標を掲げている。また，2000（平成 12）年には食品ロス削減・食品リサイクルの促進を目指す「食品循環資源の再利用等の促進に関する法律（食品リサイクル法）」を制定し，食品廃棄物の発生抑制と減量化や，飼料や肥料の原材料として再利用を図る取組み，食品ロスの削減に向けた普及啓発等を推進している。わが国の**食料自給率**[*1]（熱量ベース）は約 37％（2018 年）と先進国の中で最も低く，多くの農作物や食料を輸入に依存している。にもかかわらず，2017（平成 29）年の**食品ロス**[*2] は 612 万トンと報告されている。食料・農業・農村基本法による 2016（平成 28）年の改訂「食生活指針」では，食品ロスが与える環境への負荷の観点から，「食料資源を大切に，無駄や廃棄の少ない食生活を」という項目が掲げられた。食品ロス削減を推進することを目的とする「食品ロスの削減の推進に関する法律」が 2019（令和元）年 10 月から施行されている。栄養を保持するための食料の供給・流通等が持続可能であり，今後とも安定的な食料供給を続けていくには，国内の農業生産を維持・向上させ，食料自給率を上げていくとともに，食品を製造・流通・消費する段階で，食品・食材を無駄なく有効に使い消費していくことが重要である。環境との共生，循環性を大切にする持続可能性（サステナビリティ）を踏まえた公衆栄養活動が重要な課題となっている。

*1 **食料自給率** 国内で消費される食料のうち，国内産でまかなわれている割合を表す指標。熱量ベース自給率＝国内供給熱量÷国内総供給熱量×100で求める。

*2 **食料ロス** p.36参照。

【演習問題】

問 1 公衆栄養に関する記述である。誤っているのはどれか。1 つ選べ。

（2018 年国家試験）

(1) フードセキュリティの達成を目指す。

(2) 地域住民のエンパワメントを重視する。

(3) 地域の特性を考慮した健康なまちづくりを推進する。

(4) 健康格差の解消に向けた取組を行う。

(5) 生活習慣病の治療を第一の目的とする。

解答 (5)

問 2 地域の公衆栄養活動についての記述である。誤っているのはどれか。1 つ選べ。

（2017 年国家試験）

(1) 主な目的は，疾病の治療である。

(2) 主な対象者は，地域住民である。

（3）主な活動の拠点は，保健所や保健センターである。

（4）様々な団体と連携して取り組む。

（5）食の循環を意識した活動を行う。

　　解答　（1）

問3　公衆栄養活動に関する記述である。<u>誤っている</u>のはどれか。1つ選べ。

（2016年国家試験）

（1）QOLの向上を目指した疾病予防と健康増進を使命とする。

（2）地球生態系における多様な生物との共生を考える。

（3）保健・医療・福祉・介護システムの連携の中で進められる。

（4）生活習慣病の重症化予防対策が含まれる。

（5）活動の主体は，保健分野を専門とする行政機関に限られる。

　　解答　（5）

問4　公衆栄養活動に関する記述である。<u>誤っている</u>のはどれか。1つ選べ。

（2020年国家試験）

（1）生活習慣病の重症化予防を担う。

（2）医療機関で栄養管理がなされている患者は対象としない。

（3）ヘルスプロモーションの考え方を重視する。

（4）ポピュレーションアプローチを重視する。

（5）住民参加による活動を推進する。

　　解答　（2）

問5　地域における公衆栄養活動の進め方に関する記述である。<u>誤っている</u>のはどれか。1つ選べ。

（2019年国家試験）

（1）PDCAサイクルに基づいた活動を推進する。

（2）住民のニーズを把握するため，自治会を活用する。

（3）活動を効果的に推進するため，関係機関と連携する。

（4）住民の参加は，事業評価段階から行う。

（5）行政栄養士は，コーディネータとして活動する。

　　解答　（4）

【参考文献】

一般社団法人Jミルク：「持続可能な食」における牛乳・乳製品，2019年3月
　https://www.j-milk.jp/report/study/h4ogb4000000128x-att/h4ogb400000012ba.pdf
　（2020/12/4）

上田伸男・長澤伸江ほか：公衆栄養学実習（第3版），化学同人（2020）

厚生科学審議会地域保健健康増進栄養部会，次期国民健康づくり運動プラン策定専門委
　員会：健康日本21（第2次）の推進に関する参考資料（2012年7月）
　https://www.mhlw.go.jp/bunya/kenkou/dl/kenkounippon21_02.pdf （2020/12/4）

厚生労働省：誰一人取り残さない　日本の栄養政策　～持続可能な社会の実現のために～
　https://www.mhlw.go.jp/content/000587162.pdf （2020/12/4）

厚生労働省地域保健対策におけるソーシャル・キャピタルの活用のあり方に関する研究
　班：住民組織活動を通じたソーシャル・キャピタル醸成・活用にかかる手引き（2015
　年3月）
　https://www.mhlw.go.jp/file/06-Seisakujouhou-10900000-Kenkoukyoku/0000092157.pdf
　（2020/12/4）

国際農林業協働協会（JAICAF）：世界の食料安全保障と栄養の現状 2018 年版（2018 年
　9 月）
　https://www.jaicaf.or.jp/fileadmin/user_upload/publications/FY2018/SOFI2018-J.pdf
　（2020/12/4）
世界食料農業白書 2013 年報告
　http://www.fao.org/3/a-i3300o.pdf（2020/12/4）
内閣府・文部科学省・厚生労働省：子ども・子育て関連 3 法について（2012 年 9 月）
　https://www8.cao.go.jp/shoushi/shinseido/law/kodomo3houan/pdf/s-about.pdf
　（2020/12/4）
日本理学療法学社会的制約班，野口泰司，伊藤信人，白土大成：COVID-19 社会的制約
　班からの提言〜第 1 報〜 ソーシャル・キャピタル：21-26（2020 年 5 月）
　http://www.japanpt.or.jp/branch/prevention/obj/files/COVID-19/3)socially/04_
　socially.pdf（2020/12/4）
農林水産省食料産業局：食品ロス及びリサイクルをめぐる情勢
　https://www.maff.go.jp/j/shokusan/recycle/syoku_loss/attach/pdf/161227_4-166.pdf
　（2021/3/19）
福岡秀興：DOHAD：Developmental Origins of Health and Disease，周産期医学，37（5），
　589-594（2007）
八倉巻和子，井上浩一編：公衆栄養学（五訂版），建帛社（2017）

2 健康・栄養問題の現状と課題

2.1 社会環境と健康・栄養問題

2.1.1 人口問題

　わが国の人口は，今から 100 年前の大正初めには約 5,000 万人であったが，太平洋戦争の時期を除き，大正，昭和を通じて人口は増え続けた（**図 2.1**）。平成に入り人口増加の割合は低下し，2007（平成 19）年から 2010 年までは 1 億 2,800 万人を超えていたが，2008 年をピークに今後は人口が徐々に減少している[*1]。

　これは主に 1965（昭和 40）年頃から始まった少子化によるものであり，その結果年少人口に続いて，1998（平成 10）年頃からは生産年齢人口も減り始めた。平均寿命が伸びた結果，老年人口が増え，現在少子高齢化が加速している。老年人口割合は 2007（平成 19）年ついに 21％を超え，わが国は世界で初めて**超高齢社会**[*2]に突入した。2019（令和元）年 10 月現在，老年人口

1 2015（平成27）年の総人口（10月1日現在）は，1億2,709万人（男性6,184万人，女性6,525万人），そのうち日本人人口は1億2,428万人（外国人人口は175万人）である。

*2 **超高齢社会**　老年人口割合が 7％を超えると高齢化社会，14％を超えると高齢社会，21％を超えると超高齢社会という。

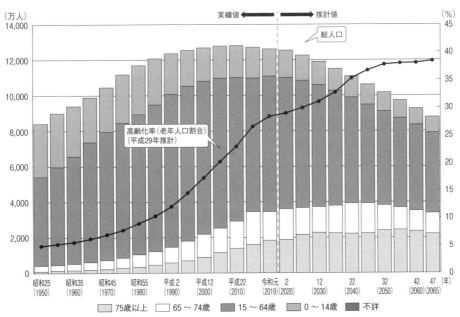

図 2.1 総人口の推移

資料：棒グラフと実線の高齢化率については，2015 年までは総務省「国税調査」，2019 年は総務省「人口推計」（令和元年 10 月 1 日確定値），2020 年以降は国立社会保障・人口問題研究所「日本の将来推計人口（平成 29 年推計）」の出生中位・死亡中位仮定による推計結果。
* 老年人口割合＝老年人口／生産年齢人口× 100
　年少人口：0 ～ 14 歳，生産年齢人口：15 ～ 64 歳，老年人口：65 歳以上，の人口
　老年人口指数＝老年人口／生産年齢人口× 100
出所）内閣府：令和 2 年版　高齢社会白書

割合は 28.8％ となっている。

2.1.2　人口構成の変遷

　年齢別人口を棒グラフであらわし，男女を左右に配したものを人口ピラミッドという。わが国の現在の人口ピラミッドを**図 2.2**に示す。2 度のベビーブームの出っ張りを除けば，少子化に伴い，現在は，つぼ型をしているといえる。

　過去の人口ピラミッドでは，1930 年代は多産多死であり，文字通りピラミッドの形をしていた。1950（昭和 25）年には特に男性の若い世代で戦争の傷跡がはっきりと認められるとともに，戦争が終わって間もなく出生した 1〜5 歳の世代が極端に増えており，のちに第 1 次ベビーブーム世代と呼ばれた。1970 年代はこの世代が 20 歳を超え，人口はなお増えていたが，1990 年

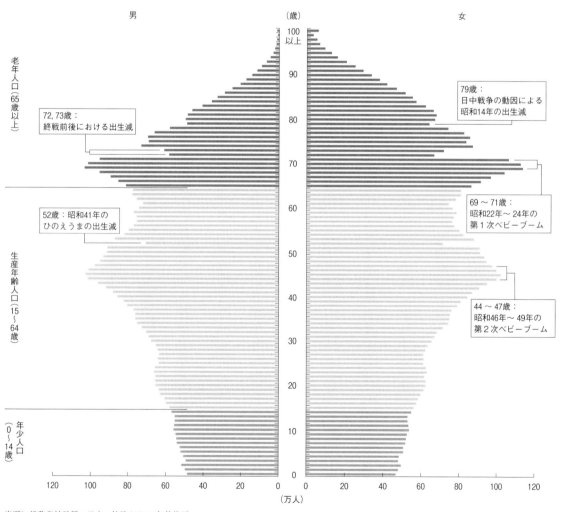

出所）総務省統計局：日本の統計 2020 に加筆修正

図 2.2　わが国の人口ピラミッド（2018 年 10 月 1 日現在）

になると少子化が顕著にみられるようになった。

2.1.3　少子化

　少子化の兆しはすでに 60 年前から認められる。**純再生産率**[*1] は昭和 30 年代にほぼ 1 となり，1 を下回るときもあった。昭和 40 年代に**第 2 次ベビーブーム**[*2] により若干回復したものの，ベビーブームが去ると，純再生産率は 1 を下回り，以後低下の一途をたどった。出生数も減少し，少子化が加速した。2005（平成 17）年には，合計特殊出生率は 1.26，純再生産率は 0.61 まで下がった。その後これらの値は若干回復したものの依然非常に低い状態が続いている（**図 2.3**）。

　少子化の原因のひとつに，さまざまな社会情勢と相俟って晩婚化・未婚化がある。男女とも初婚年齢の高齢化が進んでいるが，特に女性において 20 代前半で結婚する人が 40 年前に比べ半分以下となり，30 歳以降での初婚が増えている。また未婚化率も上昇し，50 歳時未婚率は，1960 年男性 1.3％，女性 1.9％で，1990 年でも各々 5.6％，4.3％であったものが，2015 年には各々 23.4％，14.1％にまで上昇した。これに伴い，1970 年代以降 20 歳代前半女性の出生率が大きく低下した。また，80 年代以降は 20 代後半の出生率も大きく低下した（**図 2.4**）。

2.1.4　長寿社会

　少子化の一方で平均寿命が延伸し，長寿社会が訪れている。これは，わが国だけではなく，世界全体でみられていることだが，わが国ではそれがもっとも顕著にみられている（**図 2.5**）。

　高齢になると，悪性新生物をはじめさまざまな疾病の発症リスクが高くなる。また，廃用性症候群など高齢者特有の問題も生じ，認知症，ロコモティブシンドロームなどと相俟って，QOL の低下につながる。さらに，これらの原因でも結果でもある低栄養や免疫力低下も大きな問題である。長寿社会では，これらの諸問題への十分な対応が必要となる。

　国の対応として，高齢者医療確保法に基

*1 純再生産率　合計特殊出生率とは，女性が生涯に子ども（男児と女児）を何人産むかを表すもので，具体的には 15 歳から 49 歳の女性の出生率を合計したものである。これが 2.1 ～ 2.2 のとき将来人口は一定になるとされている。純再生産率は，女性が生涯に女児を何人産むかを表すもので，これが 1 をやや超えたときに将来人口は一定になる。1 の場合人口が減るのは，子どもを生むまでに死亡する場合があるからで，これを加味したものが純再生産率である。すなわち，純再生産率が 1 の時，人口は一定になり，それより大きいと増加，それより小さいと人口は減少する。

*2 第 2 次ベビーブーム　第 1 次ベビーブームで生まれた人たちの子どもの世代である。

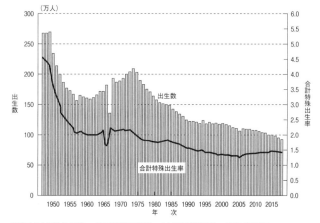

出所）国立社会保障・人口問題研究所：人口統計資料集　2020 年度版

図 2.3　出生数および合計特殊出生率の変化：1947 ～ 2018 年

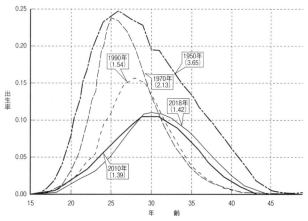

出所）図 2.3 に同じ

図 2.4　女性の年齢別出生率の変化：1950 ～ 2018 年

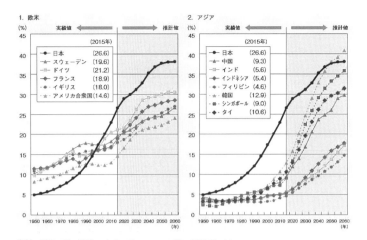

1. 欧米

实绩值 ← → 推計值

(2015年)
- 日本 (26.6)
- スウェーデン (19.6)
- ドイツ (21.2)
- フランス (18.9)
- イギリス (18.0)
- アメリカ合衆国 (14.6)

2. アジア

实绩值 ← → 推計值

(2015年)
- 日本 (26.6)
- 中国 (9.3)
- インド (5.6)
- インドネシア (5.4)
- フィリピン (4.6)
- 韓国 (12.9)
- シンガポール (9.0)
- タイ (10.6)

資料：UN, World Population Prospects；The 2019 Revision
ただし日本は，2015年までは総務省「国税調査」
2020年以降は国立社会保障・人口問題研究所「日本の将来推計人口（平成29年推計）」の出生中位・死亡中位仮定による推計結果による。
出所）図2.1に同じ

図2.5 世界の高齢化率（老年人口割合）の推移

づく特定健康診断・特定保健指導や，介護保険法に基づく介護保険制度がある。介護保険制度は発足してから20年以上が経過したが，サービスの対象者である要支援・要介護に認定された人は2018（平成30）年度末に650万人を突破し，発足当初（256万人）の2.5倍となり，今後さらに増加が予想されている。

2.1.5　食料問題

わが国は現在1億2,700万人に及ぶ人口を擁するが，それら国民の命を支える食料の実に6割を海外に頼っている。1965（昭和40）年には73％あったカロリーベースの自給率は下がり続け，ここ10年は40％弱で推移している（**図2.28**）。米だけは，95％以上自給しているが，野菜や魚介類を除き，その他すべてが2～3割以下の自給率である。畜産物は半分を超えているものの，多くは輸入飼料に頼って

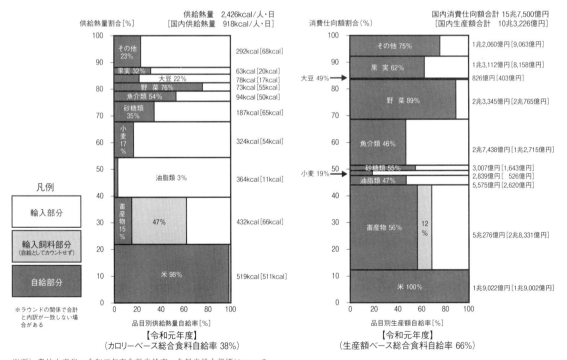

出所）農林水産省：令和元年度食料自給率・食料自給力指標について

図2.6　カロリーベースと生産額ベースの食料自給率（令和元年度）

24

いる（**図 2.6**）。

このことは，万一戦争や災害など何らかの理由で輸入がストップしてしまった場合，国民の食料状況がかなり厳しいものとなることを意味しており，いわば食料安全保障ともいえる対策が必須であるが，未だ有効な手立ては取られていない。

食料については，量の確保と同時に安全性の確保も重要である。輸入食品については，危険な食物等を輸入しないように，厳格な安全基準を設け，検疫所において監視している。また，新たな技術に伴って危険性が生じることが懸念された食品として，**遺伝子組換え食品**[*1] がある。食品安全委員会で審査し，安全が確認されたもの[*2] のみが市場にでるよう，厚生労働省により監視されている。一方で，**ゲノム編集技術応用食品**[*3] については，日本では外来の DNA や RNA をゲノム中に含まない品種に関しては遺伝子組換え食品には該当しないとして，届け出や表示の義務を課さないこととなった。

2.2 健康状態の変化

2.2.1 死因別死亡

1945（昭和 20）年頃は結核で死亡する人が最も多かったが，その後脳血管疾患が最大の死因となった。しかし脳血管疾患による死亡は減少し，1980年頃から悪性新生物が最も多くなった。2019 年現在，悪性新生物，虚血性心疾患，老衰，そして脳血管疾患の順となっている（**表 2.1**）。

2.2.2 平均寿命，健康寿命

生まれたての児が何年生きられるかの期待値を，その前年の各世代の生存

[*1] **遺伝子組換え食品** 生物の細胞から有用な性質を発現する遺伝子を取り出し，植物などの細胞の遺伝子に組み込み，新しい性質をもたせることを遺伝子組換えといい，その技術を用いて，栽培，生産したものを遺伝子組換え食品（作物）という。従来から，品種改良が行われてきたが，遺伝子組換えでは，有用な性質を比較的短時間で効率よく導入でき，他の種からも遺伝子が導入できる一方，思いもかけない毒性を示したり，アレルギーのもとになる可能性があるので，市場に出す前に厳格なチェックが行われている。

[*2] 遺伝子組換え食品は以下の 8作物（大豆，じゃがいも，なたね，とうもろこし，わた，てんさい〔砂糖大根〕，アルファルファ，パパイヤ），添加物（遺伝子組換え微生物で生産）は以下の 7 種類（キモシン，α-アミラーゼ，リパーゼ，プルラナーゼ，リボフラビン，グルコアミラーゼ，α-グルコシルトランスフェラーゼ）が許可されている。

[*3] **ゲノム編集技術応用食品** ゲノム編集技術は，特定の機能を付与することを目的とし，染色体上の特定の塩基配列を認識する酵素を用いてその塩基配列上の特定の部位を改変する技術であり，その技術を応用して得られた食品をゲノム編集技術応用食品という。ただし，最終的に外来の遺伝子またはその一部を含む場合は，組換えDNA 技術に規定する技術を応用して得られた食品（遺伝子組換え食品）として区別される。なお，ゲノム編集技術を応用して得られた食品とは，ゲノム編集技術によって得られた生物の全部または一部やそれを含む物に加え，ゲノム編集技術によって得られた微生物を利用して製造された物やそれを含む物をいう（p.147参照）。

表 2.1 死因順位（第 10 位まで）別死亡者数・死亡率（人口 10 万対）

死 因	死因順位	令和元年（2019）死亡数（人）	死亡率	死亡総数に占める割合(%)	死因順位	平成 30 年（2018）死亡数（人）	死亡率	死亡総数に占める割合(%)
			総			数		
全 死 因		1 381 093	1 116.2	100.0		1 362 470	1 096.8	100.0
悪性新生物＜腫瘍＞	（1）	376 425	304.2	27.3	（1）	373 584	300.7	27.4
心 疾 患	（2）	207 714	167.9	15.0	（2）	208 221	167.6	15.3
老 衰	（3）	121 863	98.5	8.8	（3）	109 605	88.2	8.0
脳 血 管 疾 患	（4）	106 552	86.1	7.7	（4）	108 186	87.1	7.9
肺 炎	（5）	95 518	77.2	6.9	（5）	94 661	76.2	6.9
誤 嚥 性 肺 炎	（6）	40 385	32.6	2.9	（7）	38 460	31.0	2.8
不 慮 の 事 故	（7）	39 184	31.7	2.8	（6）	41 238	33.2	3.0
腎 不 全	（8）	26 644	21.5	1.9	（8）	26 081	21.0	1.9
血 管 性 等 の 認 知 症	（9）	21 394	17.3	1.5	（9）	20 521	16.5	1.5
アルツハイマー病	（10）	20 730	16.8	1.5	（12）	19 095	15.4	1.4

出所）厚生労働省：令和元年人口動態統計（2019）

表2.2　各国の健康寿命と平均寿命

		健康寿命[2]			平均寿命		
		男女平均	男性	女性	男女平均	男性	女性
上位5カ国[1]	日本	75	73	77	84	81	87
	シンガポール	74	72	76	83	80	86
	イスラエル	73	72	74	83	81	84
	韓国	73	71	75	82	79	86
その他主要国	スイス	73	72	74	83	81	85
	カナダ	72	71	73	82	80	84
	フランス	73	71	74	82	79	85
	スウェーデン	72	71	73	82	81	84
	ドイツ	71	70	73	81	79	83
	イギリス	71	70	73	81	79	83
	アメリカ	69	68	70	79	77	82
	ロシア	63	59	68	71	65	76
	中国	69	68	70	76	75	78
	インド	60	59	60	68	67	70

注1）健康寿命の男女平均値上位5ヵ国を示した。
　2）WHOの算出方法に基づく数値であるため，厚生労働省の発表するわが国の健康寿命とは一致しない。
出所）栗原伸公編：公衆衛生学，学文社（2019）

＊障害調整生命年（disability-adjusted life year：DALY） 病気や事故，犯罪などにより死亡が早まることによって失われたと想定される寿命と，健康でない状態，つまり障害によって失われた「健康」寿命換算の年数とを合わせて求めた指標である。

率を集計して求めたものを平均寿命という。この時用いられるものが生命表である。x歳の人があと何年生きられるかの期待値を同様に算出したものをx歳の平均余命という。すなわち，0歳の平均余命は平均寿命となる。1955年以降，わが国の平均寿命や各年代の平均余命はほぼ単調に増加している。

一方，寿命のうち，日常的に介護を必要としないで，自立した生活ができる生存期間を健康寿命という。健康寿命は平均寿命から日常生活動作（ADL）が制限された期間を制限の度合いに応じた割合で差し引くことによって求められる。近年，WHOより**障害調整生命年**（DALY）＊の概念が示された。これを用いると，理想的平均寿命からこのDALYを引くことで健康寿命が求められる。**表2.2**に主な国の男女別健康寿命と平均寿命を示した。どちらの指標においてもわが国は世界有数の長寿国といえる。その理由のひとつに世界トップクラスの乳児死亡率の低さ（2019年出生千あたり1.8）がある。

2.2.3　生活習慣病の有病率

高血圧の有病率は，年齢とともに増加する。2019（令和元）年の国民健康・栄養調査では，20歳以上の男女で収縮期血圧が140mmHg以上の者の割合はそれぞれ29.9％，24.9％であり，最近10年間では男女とも有意に低下している。また，20歳以上の収縮期血圧の平均値も男女とも有意に低下している。

同調査によると，糖尿病が強く疑われる者の割合は男性19.7％，女性10.8％であり，最近10年間ではともに増加しているが，年齢調整を行うと男女ともほぼ横ばいである。2016（平成28）年の国民健康・栄養調査によれば「糖尿病が強く疑われる者」は男女合わせて約1,000万人，「糖尿病の可能性が否定できない者」も約1,000万人と推定された（**表2.3**）。

表2.3　糖尿病が疑われる人の数

	1997年	2002年	2007年	2012年	2016年
「糖尿病が強く疑われる人」	約690万人	約740万人	約890万人	約950万人	約1,000万人
「糖尿病の可能性を否定できない人」	約680万人	約880万人	約1,320万人	約1,100万人	約1,000万人

出所）厚生労働省：平成9，14年糖尿病実態調査および平成19年，24年，28年国民健康・栄養調査

脂質異常症については，総コレステロール値が 240mg /dl 以上の者は，男性 12.9％，女性 22.4％で，この 10 年間では，男性は横ばい，女性は有意に増加している。血清 nonHDL コレステロールは，男女とも横ばいである。

メタボリックシンドローム（内臓脂肪症候群）については 2018（平成 30）年の国民健康・栄養調査において，40 ～ 74 歳でメタボリックシンドロームに該当する者は男性 32.3％，女性 12.6％，その予備群は男性 15.3％，女性 8.7％であり，合計すると，男性の場合その年代の実に約半数となるが，女性の場合でも約 5 人に 1 人となる。

以上のように，生活習慣病の有病率は，近年対策の効果によるものか一部低下の兆しがみられるものもあるが，多くの場合，依然高止まりしており，国から個人にいたるさまざまなレベルにおいて，予防のための施策や行動がますます重要となっている。

2.3　食事の変化

2.3.1　エネルギー・栄養素摂取量

（1）　栄養素等摂取量の年次推移

1946（昭和 21）年から 1970（昭和 45）年まで摂取量が大きく増加した栄養素は，動物性脂質，脂質，動物性たんぱく質である。1970（昭和 45）年以降，炭水化物と鉄の減少がみられる（**図 2.7**）。

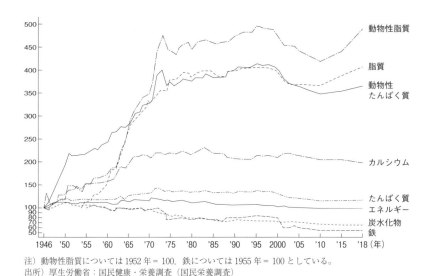

注）動物性脂質については 1952 年＝ 100，鉄については 1955 年＝ 100 としている。
出所）厚生労働省：国民健康・栄養調査（国民栄養調査）
図 2.7　栄養素等摂取量の推移（1946 年＝ 100）

（2）　エネルギー摂取量およびエネルギーの栄養素別摂取構成比

エネルギー摂取量は，1975（昭和 50）年まで漸増の傾向にあり，それ以降は漸減傾向にある。エネルギーの栄養素別摂取構成比をみると，昭和 30 年

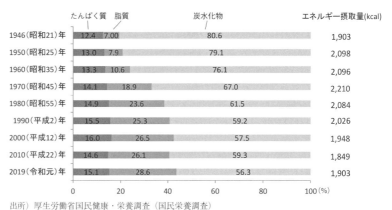

	たんぱく質	脂質	炭水化物	エネルギー摂取量(kcal)
1946(昭和21)年	12.4	7.00	80.6	1,903
1950(昭和25)年	13.0	7.9	79.1	2,098
1960(昭和35)年	13.3	10.6	76.1	2,096
1970(昭和45)年	14.1	18.9	67.0	2,210
1980(昭和55)年	14.9	23.6	61.5	2,084
1990(平成2)年	15.5	25.3	59.2	2,026
2000(平成12)年	16.0	26.5	57.5	1,948
2010(平成22)年	14.6	26.1	59.3	1,849
2019(令和元)年	15.1	28.6	56.3	1,903

出所）厚生労働省国民健康・栄養調査（国民栄養調査）

図 2.8　エネルギーの栄養素別摂取構成比と摂取量の年次推移

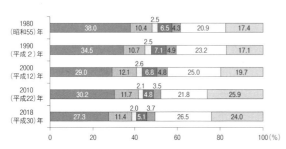

出所）厚生労働省：国民健康・栄養調査（国民栄養調査）

図 2.9　食品群別のエネルギー摂取比率の年次推移

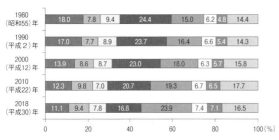

出所）厚生労働省：国民健康・栄養調査（国民栄養調査）

図 2.10　食品群別のたんぱく質摂取比率の年次推移

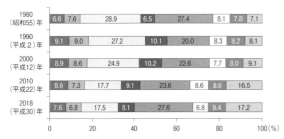

出所）厚生労働省：国民健康・栄養調査（国民栄養調査）

図 2.11　食品群別の脂質摂取比率の年次推移

代以降，急激に脂質エネルギー比率が増加し，炭水化物エネルギー比率が減少した。近年，脂質エネルギー比率は 20％台後半で推移している（**図 2.8**）。

食品群別のエネルギー摂取比率は，米類の摂取比率が低くなり，動物性食品の摂取比率が高くなっている（**図 2.9**）。

（3）　たんぱく質摂取量

たんぱく質摂取量は，1975（昭和 50）年頃まで漸増し，その後増減を繰り返しながら，近年では漸減傾向にある。動物性たんぱく質摂取量は，1995（平成 7）年まで増加し，その後は減少傾向を示している。食品群別のたんぱく質摂取比率は，肉類の摂取比率が高くなっている（**図 2.10**）。

（4）　脂質摂取量

脂質摂取量は，1975（昭和 50）年頃まで大幅に増加し，1995（平成 7）年には 59.9g となり，その後減少傾向にある。動物性脂質（魚介類を除く）の摂取量については，1955（昭和 30）年は 2.8g であったが，1975（昭和 50）年頃まで増加し，その後はわずかに減少している。食品群別の脂質摂取比率は，油脂類の摂取比率が低くなっている（**図 2.11**）。

(5)　カルシウム摂取量

1946（昭和21）年は253mgであったが，それ以降1970（昭和45）年までは急激に増加し532mgとなったが，その後増加は鈍化し，1995（平成7）年は585mgとなり，それ以降は減少傾向にある。

(6)　食塩摂取量

食塩摂取量は，ナトリウム（食塩換算量）として1970年代から調査されている。年々，減少傾向にあり，2018（平成30）年には総数9.7g，男性10.5g，女性9.0gまで減少した（**図2.12**）。

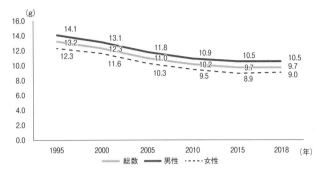

出所）厚生労働省国民健康・栄養調査（国民栄養調査）
図2.12　食塩摂取量の年次推移

「食事摂取基準（2020年版）」では，男性7.5g，女性6.5gが成人の目標量として設定されているが，現在も摂取量が多い状況にある。

2.3.2　食品群別摂取量

表2.4に食品群別摂取量の年次推移を示した。昭和30年代前半までは，米を中心とした穀類，豆類，動物性食品の摂取量が増加している。昭和30年代後半からは，肉類，魚介類，乳類の摂取量が大幅に増加し，米を中心とした穀類の摂取量が減少した。

2001（平成13）年以降，食品群分類が変更され，一部の食品群については摂取量が比較できない。

2.3.3　料理・食事パターン

わが国の料理・食事パターンは，社会・経済の発展に伴い，総摂取エネルギーがほぼ変化していないにもかかわらず，米を中心に魚介類，野菜類を組み合わせた伝統的な和食型から，小麦，肉類，油脂類，調味嗜好品の増加などによる欧米型へと変化した。

また，近年では，外食・**中食***産業の台頭により，嗜好や利便性が優先された食事を摂取するようになってきた。

このような料理・食事パターンは，不足していた肉類や油脂類の摂取を増加させ，日本人の栄養状態を改善した。しかし，米類の摂取が減少したことにより，穀類エネルギー比率の低下と脂質エネルギー比率の増加をもたらし，

***中食（なかしょく）**　家庭内で調理して家庭内で食べる「内食」と，家庭外で調理されたものを家庭内で食べる「外食」の間の食事形態。持ち帰り弁当や惣菜など。

コラム1　食品群別摂取量

1人1日当たりの食品群別摂取量は，2001（平成13）年以降は集計方法が異なり，厳密な比較は難しい。2001年以前は原食品の重量を基に集計していたが，2001年以降は調理後の重量を基本として栄養価を算出し，重量もその調理後の量をそのまま集計することとしているため，穀類の摂取量などは大きく異なった値になっている。

表 2.4 食品群別摂取量の推移（全国1人1日あたり）

		1946年(昭和21)	1950年(昭和25)	1955年(昭和30)	1960年(昭和35)	1965年(昭和40)	1970年(昭和45)	1975年(昭和50)	1980年(昭和55)	1985年(昭和60)	1990年(平成2)	1995年(平成7)	2000年(平成12)	2005年(平成17)	2010年(平成22)	2018年(平成30)
穀類	総量	398.4	476.8	479.6	452.6	418.5	374.1	340.0	319.1	308.9	285.2	264.0	256.8	452.0	439.7	415.1
	米・加工品	241.1	338.7	346.6	358.4	349.8	306.1	248.3	225.8	216.1	197.9	167.9	160.4	343.9	332.0	308.8
	小麦・加工品	157.3	68.7	68.3	65.1	60.4	64.8	90.2	91.8	91.3	84.8	93.7	94.3	99.3	100.1	97.3
	その他の穀類・加工品		69.4	64.7	29.2	8.3	3.3	1.5	1.5	1.5	2.6	2.5	2.1	8.8	7.6	9.2
いも類		277.9	127.2	80.8	64.4	41.9	37.8	60.9	63.4	63.2	65.3	68.9	64.7	59.1	53.3	51.0
砂糖類・甘味料類		0.5	7.2	15.8	12.3	17.9	19.7	14.6	12.0	11.2	10.6	9.9	9.3	8.2	7.9	7.7
豆 類		37.2	53.7	67.3	71.2	69.6	71.2	70.0	65.4	66.6	68.5	70.0	70.2	59.3	55.3	62.9
種実類		0.3	0.9	0.4	0.5	0.5	1.9	1.5	1.3	1.4	1.4	2.1	1.9	1.9	2.1	2.4
野菜類	緑黄色野菜	153.8	75.6	61.3	39.0	49.0	50.2	48.2	51.0	73.9	77.2	94.0	95.9	94.4	87.9	82.9
	その他の野菜類	154.7	121.9	130.6	125.6	170.4	162.8	161.3	169.4	163.9	154.0	176.0	175.4	162.1	160.1	164.5
果実類		21.9	41.5	44.3	79.6	58.8	81.0	193.5	155.2	140.6	124.8	133.0	117.0	125.7	101.7	96.7
藻類		4.2	3.0	4.3	4.7	6.1	6.9	4.9	5.1	5.6	6.1	5.3	5.5	14.3	11.0	8.5
動物性食品	魚介類	45.3	61.0	77.2	76.9	76.3	87.4	94.0	92.5	90.0	95.3	96.9	92.0	84.0	72.5	65.1
	肉　類	5.7	8.4	12.0	18.7	29.5	42.5	64.2	67.9	71.7	71.2	82.3	78.2	80.2	82.5	104.5
	卵　類	1.3	5.6	11.5	18.9	35.2	41.2	41.5	37.7	40.3	42.3	42.1	39.7	34.2	34.8	41.1
	乳　類	3.1	6.8	14.2	32.9	57.4	78.8	103.6	115.2	116.7	130.1	144.5	127.6	125.1	117.3	128.8
油脂類		1.7	2.6	4.4	6.1	10.2	15.6	15.8	16.9	17.7	17.6	17.3	16.4	10.4	10.1	11.0
調味嗜好品	酒類						44.3	42.7	49.8	52.5	61.1	87.1	89.0	92.4	92.1	101.3
	調味料						52.5	28.2	28.0	26.4	36.2	38.2	37.0	92.6	86.7	60.3

注1）2001（平成13）年より分類が変更された。
特に「ジャム」は「砂糖類」から「果実類」に、「味噌」は、「豆類」から「調味料・香辛料類」は「油脂類」から「調味料・香辛料類」に分類された。「調味料・香辛料類」の「総量」には「ペー
ター」、「動物性油脂」が含まれるため、内訳合計とは一致しない。また、平成13年より調理を加味した数量となり、「米・加工品」の米は「めし・かゆ」など、「その他の穀類・加工品」の「干しそば」は「ゆでそば」など、「藻類」の「乾燥わかめ」は「水戻しわかめ」
など、嗜好飲料類の「茶葉」は「浸出液」などで算出している。
「その他のいも・加工品」には、「でんぷん・加工品」が含まれ、「その他の野菜」には、「野菜ジュース」「漬けもの」が含まれる。

出所）厚生労働省：国民栄養調査、国民健康・栄養調査

肥満やメタボリックシンドローム，生活習慣病の一因となっている。

　食事の欧米化を見直し，日本型の食事パターンである主食＋主菜＋副菜を基本に食事のバランスをとることが，2000（平成12）年に公表された**食生活指針**で提唱されている。さらに，食生活指針を具体的な行動に結びつけるために，2005（平成17）年に「**食事バランスガイド**」が示された。

> **＊欠食**　食事をしなかった場合，錠剤などによる栄養素の補給，栄養ドリンクのみの場合，また菓子・果物・乳製品・嗜好飲料などの食品のみを食べた場合をいう。

2.4　食生活の変化

　わが国の食生活状況は大きく変化してきた。国民健康・栄養調査結果による食生活の変化を以下に示す。

2.4.1　食行動

　食行動とは，食生活に関わるすべての行動である。食品をどのように入手し，どのような料理を作り，どのように食べるかなどがすべて含まれる。食行動は，それぞれの時代，地域の経済状態や物資の流通，健康や食に関する情報，食に対する価値観などにより影響を受ける。

　性・年齢階級別の朝食**欠食＊**率は，男性13.9％，女性8.6％である。特に20歳代で最も高く男性29.9％，女性18.9％となっており，若年層の朝食欠食が課題である（図2.13）。

　外食を利用している者の割合は，男性41.6％，女性26.7％であり，男性の方が高い。年齢階級別では，20歳代が最も利用しており，20歳代以上では男女とも若い世代ほど外食利用割合が高い（図2.14）。持ち帰りの弁当・惣菜を利用している者の割合は，男性47.2％，女性44.3％である（図2.15）。

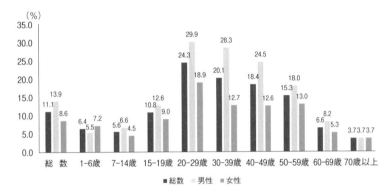

出所）平成30年国民健康・栄養調査

図2.13　朝食欠食率（性別・年齢階級別）

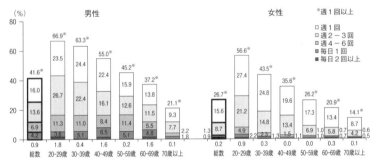

出所）厚生労働省：令和元年国民健康・栄養調査

図2.14　外食を利用している頻度（20歳以上，性・年齢階級別）

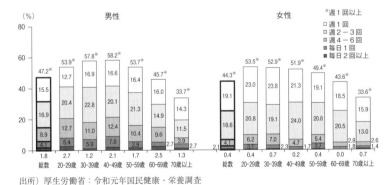

出所）厚生労働省：令和元年国民健康・栄養調査

図2.15　持ち帰りの弁当・惣菜を利用している頻度（20歳以上，性・年齢階級別）

---- コラム2　共食 ----

　わが国において，現在，共食が重要視されており，第3次食育推進基本計画において「朝食又は夕食を家族と一緒に食べる『共食』の回数を増やす」や健康日本21（第二次）においては「共食の増加（食事を1人で食べる子どもの割合の減少）」が項目として挙げられている。しかし，共食の質（内容）についてはまだ議論が十分だとはいえず，たとえば，①コミュニケーションをとることが重要なのか，②誰かと一緒に食事を食べることが重要なのか，①と②の両方が組み合わさっていることが重要なのかなど，共食を主体としたこれらに関する知見は数多くはみられない。また，われわれは，2020年から現在まで約1年余り，新型コロナウイルス感染拡大予防に努めるため，誰かとコミュニケーションを取りながら食べるということを最小限にすることが要求されており，これは20世紀半ば以降生きている人類においては経験したことがない稀有な状況である。この現状がわれわれにどのような影響を及ぼしているのか，もしくは影響はないのか，しっかりと検証することが，共食の重要性に関するエビデンスを高めることに繋がるだろう。今後，共食についての研究が発展することが望まれる。

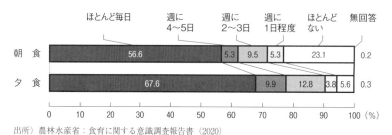

出所）農林水産省：食育に関する意識調査報告書（2020）

図2.16　家族と一緒に食べる頻度

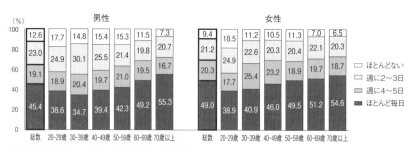

出所）厚生労働省：平成30年国民健康・栄養調査

図2.17　主食・主菜・副菜を組み合わせた食事の頻度（20歳以上，性・年齢階級別）

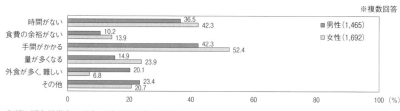

出所）厚生労働省：平成30年国民健康・栄養調査

図2.18　主食・主菜・副菜を組み合わせて食べることができない理由（20歳以上，性・年齢階級別）*

＊**図2.18**　主食・主菜・副菜を組み合わせた食事を1日2回以上食べる頻度が「週に4〜5日」「週に2〜3日」「ほとんどない」と回答した者のうち，主食・主菜・副菜の3つを組み合わせることがバランスのよい食事になることを知っている者が回答。

　食事を家族と一緒に食べる頻度について，朝食は，ほとんど毎日家族と食べる者が56.6%，ほとんど一緒に食べない者が23.1%である。夕食は，ほとんど毎日家族と食べる者が67.6%である（図2.16）。各家庭において共食機会を増やすことが課題となっている。

　食事バランスについては，主食・主菜・副菜を組み合わせた食事の頻度は，男女ともに若い世代ほど主食・主菜・副菜を組み合わせた食事をしている者の割合が低い傾向にある（図2.17）。主食・主菜・副菜を組み合わせて食べることができない理由として，手間がかかる，時間がない等という回答が挙げられている（図2.18）。

2.4.2　食知識，食態度，食スキル

　望ましい食行動を実践するためには，正しい**食知識**，望ましい食事をしようという食態度，望ましい食事を実践するための食スキルが必要である。

　栄養・食事に関する関心については，厚生労働省の国民健康・栄養調査および農林水産省の食育に関する意識調査等により公表されている。生活習慣病の予防や改善のために適正体重の維持や減塩などに気をつけた食生活を実践している者の割合を性・年齢階級別にみると，男女ともに 70 歳以上において，いつも気をつけて実践している者の割合が多い。20 代は，全く気をつけて実践していない者の割合が多く課題である（**図 2.19**）。

　若い世代の食生活の状況は課題が多いことが明らかであり，食スキルを高められるよう，それぞれに適した食生活支援をしていくことが求められている。望ましい栄養素（食物）摂取をするために，日頃から適正な食行動や食知識，食態度，食スキルの習得が必要である。

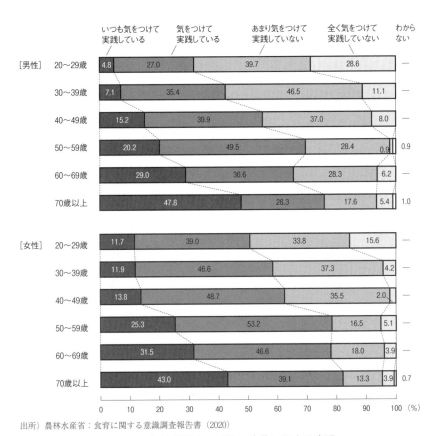

出所）農林水産省：食育に関する意識調査報告書（2020）

図 2.19　生活習慣病の予防や改善に関する実践

2.5　食環境の変化

　国連世界食糧計画（国連 **WFP***）は，世界的な食料危機に直面している人

＊**WFP**　World Food Programme

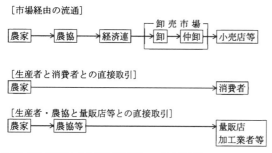

［市場経由の流通］

農家 → 農協 → 経済連 → ┌ 卸 売 市 場 ┐ → 小売店等
                    └ 卸 → 仲卸 ┘

［生産者と消費者との直接取引］
農家 ─────────────────────→ 消費者

［生産者・農協と量販店等との直接取引］
農家 → 農協等 ─────────────────→ 量販店
                                加工業者等

出所）農林水産省：食品流通の現状について（2001 年）

図 2.20　多元的な流通システム

口は 2018 年に 1 億 3 千万人であったが，2020 年の COVID-19 により 2 億 7 千万人と倍増したと報告している。世界の食環境が大きく変わってきている現在，日本の生産流通に関するさまざまな経済政策は，今後の大きな課題である。

2.5.1　食品生産・流通

現在，わが国における食品の流通システムを図2.20 に示す。野菜など，農家から卸売市場を経由して消費者へ届けられる多段階の流通が一般的であったが，近年，農家から直接消費者へ届けられる流通や，直接量販店や食品加工業者等に届けられる流通になるなど，品質面等で多様化する消費者ニーズに応えるための直接取引が多くなってきた。

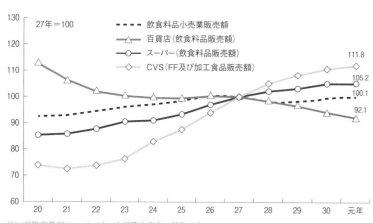

注）百貨店及びスーパーは，大規模小売店の数値である。
出所）経済産業省：商業動態統計より

図 2.21　百貨店，スーパー，CVS の食料品販売額指数の推移

（1）　食品流通の変化

食の流通は，年々増大している国民の飲食費の支出にも表れている。加工食品の増加，食の外部化，サービス化の進行に伴って，食品産業（食品製造業，食品流通，外食産業）のウエイトが高まっている。

図 2.21 は，食料品販売額指数の推移である。コンビニエンスストア（CVS）はあらゆる年齢層において需要が高まり，年々消費者の支持を広げているが，百貨店の食料品販売額は減少傾向にある。

（2）　外食率・外部化率の変化

食品流通の変化は，少子高齢化の進展や女性の社会進出，単身世帯数や高齢者単身世帯数の増加など，消費者の年齢層や世帯数の変化が消費者ニーズに大きな影響を及ぼしている。食品の提供者（農業，製造・加工業，流通業，外食産業）はこのニーズに着目し，外食や調理食品，弁当，惣菜などのいわゆる中食を利用する人向けに「食の外部化・サービス化」を年々進展させてきた（**図2.22**）。さらにこの傾向は，

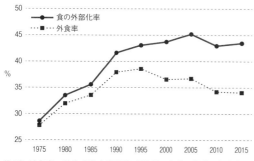

注1）外食率＝外食産業市場規模／（家計の食料・飲料・煙草支出
　　　－煙草販売額＋外食産業市場規模）
　2）食の外部化率＝（外食産業市場規模＋料理品小売業）／（家計
　　　の食料・飲料・煙草支出－煙草販売額＋外食産業市場規模）
出所）外食産業総合調査研究センター推計

図 2.22　外食率，食の外部化率の推移

2020年の新型コロナによる長期の自粛生活によっても，外食が減少するなどの変化をもたらすと考えられる。

2.5.2　食情報の提供

国民の健康情報の入手先を**図2.23**に示す。2009年と2014年の「健康に関する世論調査」では，5年間の間にインターネットが74.6％と上昇しているが，その他の項目については大きな変化はなかった。また2020年のコロナ禍の外出

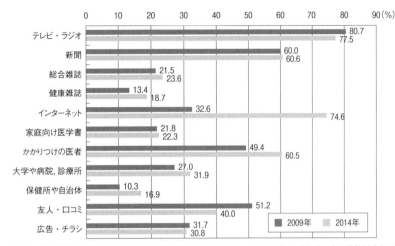

資料：2009年はNHK放送文化研究所「健康に関する世論調査」，2014年は厚生労働省政策統括官付政策評価官室委託「健康意識に関する調査」
（注）「いつも接している／ときどき接している」の合計である。
出所）厚生労働省：健康に関する世論調査
図2.23　主な情報源に対する接触度の変化（2009年と2014年の比較表）

制限から，さらにインターネットの需要性が増しており，自宅生活を想定した食のテーマも非常に多くなった。しかし，食の情報については，食品や栄養が健康や病気に与える影響を過大に評価するフードファシズムの危険があることから，情報源として中立で信頼のおける機関，たとえば厚生労働省など国の行政機関や国立研究開発法人医薬基盤・健康・栄養研究所，国立健康・栄養研究所，独立行政法人国民生活センターなどの情報を活用するのが望ましい。具体的には，栄養基準に関しては日本人の食事摂取基準，疾病に関しては医療関係学会のガイドライン等，また健康については国や地域の行政機関の情報を積極的に活用する。

2.5.3　フードバランスシート（食料需給表）

食料需給表とは，わが国で供給される食料の生産から最終消費に至るまでの総量を明らかにして国民1人当たりの供給純食料および栄養量を示したものであり，食料自給率算出の基礎としても活用されている。農林水産省は，**FAO（国連食糧農業機関）***の計算方法を準拠して，4月から3月までの1年間のデータを集計して作成している。国産生産量のデータは農林水産省「作物統計」等を用い，輸出入量のデータは財務省「貿易統計」等を用いて作成されている。

（1）　食料需給表を用いたさまざまなデータの算出

食料需給表に記載されている項目は，国内生産量をはじめ，輸出入，在庫の増減，国内消費仕向量（内訳：飼料用，種子用，加工用，純旅客用，減耗量，粗食料，歩留り，純食料），国民1人1日当たりの供給数量（内訳：一年当たりの数量，1日当たりの栄養量），純食料100g中の栄養成分量であり，食料需給

***FAO**　FAOのフードバランスシートは世界各国のデータを網羅しており，国際比較に有用な統計資料である。

*1 **国内消費仕向量**　国内市場に出回った食料のすべての量を表したものである。しかし、食用以外の飼料や種子などに仕向けられた食料が含まれるため、国民の粗食料の計算には、これらを差し引いて算出する。

*2 **粗食料**　1年間に国内で消費に回された食料のうち、食用向けの量を表している。

*3 **純食料**　粗食料に歩留まりを乗じたものであり、野菜のしん や魚の頭部、内臓などの通常食しない部分を除いた、人間の消費に直接利用可能な食料の形態の数量を表している。

*4 **歩留り**　粗食料に対する可食部の数量を表したものである。

*5 **1人1日当たり供給数量**　純食料と10月1日現在の総人口から算出した国民1人当たりの平均供給数量であり、1人・1年当たり数量（キログラム）と1人・1日当たり数量（グラム）で示している。

*6 **10月1日現在の総人口**　10月1日は、4月～3月までの1年の中日として設定されている。

表は、消費のすべての数量を示した一覧表である。

　食料需給表は、これらの数値から食品分類別に各品目に対して1人1日当たりの供給数量が算出され、さらに日本食品標準成分表に沿って供給栄養量が算出される。ただし、ここで示される栄養量は消費者等に到達した食料の算出であって、国民によって実際に摂取された栄養量ではないことに留意する必要がある。各項目の計算方法の一部を示す。

国内消費仕向量[*1] ＝国内生産量＋輸入量－輸出量±在庫

粗食料総数(kg)[*2] ＝国内消費仕向量－（飼料用＋種子用＋加工用＋純旅客用＋消耗量）

純食料(kg)[*3] ＝粗食料総数(kg)×歩留り(%)[*4]

1人1日当たり供給数量(kg)[*5] ＝純食料(kg)／10月1日現在の総人口(人)[*6]

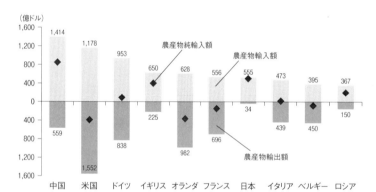

資料：USDA「Global Agricultural Trade System」
注1）農産物純輸入額＝農産物輸入額（CIFベース）－農産物輸出額（FOBベース）
　2）中国には、台湾、香港、マカオを含む。
出所）農林水産省：我が国の農産物輸入等の動向

図2.24　農産物輸入額上位10ヵ国の農産物輸入額・輸出額・純輸入額（2014年）

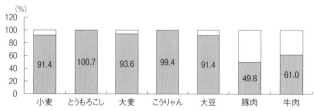

資料：農林水産省「食料需給表」
注：供給量は、国内生産量＋輸入量－輸出量－在庫の増加量である。
出所）農林水産省：主要品目別の我が国の供給量に占める輸入量の割合

図2.25　主要品目別の我が国の供給量に占める輸入量の割合（2014年度）

(2) 輸出入額の比較

　わが国の農作物の輸出額と輸入額の比較からみた現状では、輸入食品額が非常に多くなっており、国民の食を支えている現状が示されている（**図2.24**）。

(3) 主要品目の輸入割合

　日本における農産物の輸入構造は、米国をはじめとした少数の特定の国や地域への依存度が高い。中でも飼料穀物や油糧種子ではその傾向が強い（**図2.25**）。

(4) 食品ロス

　食環境の問題として食べられる食品が大量に廃棄されている現状がある。これを食品ロスといい、直接廃棄（手付かず食品）・過剰除去（野菜の皮を過剰に剥くなど）・食べ残しの重量割合を示したもので、事業系食品ロスと家庭系食品ロスに分類される（**図2.26**）。食品

産業では，食品廃棄物等の発生自体を減らす取り組みとして，2012（平成 24）年食品リサイクル法に基づく「発生抑制の目標値」が制定された。また農林水産省，消費者庁，環境省とともに「食品ロスの削減の推進に関する法律」（2019（令和元）年 5 月）が制定され，国や地方公共団体の責務や消費者の役割が明らかにされた。食品ロス

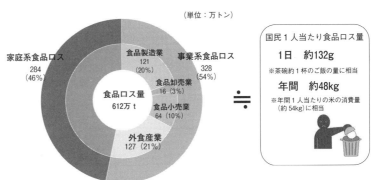

（単位：万トン）

資料：総務省人口推計（平成 29 年 10 月 1 日）平成 29 年度食料需給表（確定値）
出所）農林水産省：食品ロスとは

図 2.26　日本の食品ロス割合

を減らすためには，家庭系食品ロスはもちろんであるが，事業系食品ロスでは，消費者は賞味期限の順番に購入する，食品の中身に問題がない場合は多少の傷や汚れなどがあっても購入する，食べられる分だけ購入する，等の小さな行動も重要になる。

2.5.4　食料自給率

　食料自給率とは，国内の食料全体の供給に対する国内生産の割合で，食料自給率には品目別自給率と総合食料自給率の 2 種類がある。品目別自給率は「小麦の自給率」など特定の品目の自給率を示し重量で算出される。一方，総合食料自給率は食料全体の総合的な自給率を示す指標でカロリーや生産額の単位で算出される。

(1)　わが国の食料自給率の現状

　わが国の**食料自給率**[*1]はカロリーベース，生産ベース共に低い水準にある（図 2.27）。カロリーベース総合食料自給率は，国民に供給される熱量に対する国内生産の割合を示す指標となる。2019（令和元）年度は，1 人 1 日当たり国産供給熱量（918kcal）/ 1 人 1 日当たり供給熱量（2,426kcal）= 38％であり，62％は輸入に頼っていることとなる。また生産ベース総合食料自給率は，経済的価値に着目して，国民に供給される食料の生産額（食料の国内消費仕向額）に対する国内生産の割合を示す指標であり，2019 年度は，食料の国内生産額（10.3 兆円）/ 食料の国内消費仕向額（15.8 兆円）= 65％となる。

[*1] **食料自給率**　〈計算式〉
食料自給率＝国内生産量／国内消費仕向量（国内生産量＋輸入量－輸出量－在庫の増加量[*2]）

[*2] または＋在庫の減少量

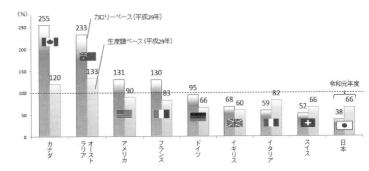

資料：農林水産省「食料自給率」，FAQ "Food Balance Sheets" 等を基に農林水産省で試算。（アルコール類等は含まない）
注 1：数値は暦年（日本のみ年度）。スイス（カロリーベース）及びイギリス（生産額ベース）については，各政府の公表値を掲載。
　　2：畜産物及び加工品については，輸入飼料及び輸入原料を考慮して計算。
出所）農林水産省：世界の食料自給率

図 2.27　わが国と諸外国の食料自給率

表 2.5　品目別自給率 (2019 年度)

単位（%）

米	97	果実	38	牛乳・乳製品	59
小麦	16	牛肉	35	魚介類(食用)	56
いも類	73	豚肉	49	海藻類	65
豆類	7	鶏肉	64	砂糖類	34
野菜	79	鶏卵	96	油脂類	13
				きのこ類	88

飼料用を含む穀物全体の自給率	28	主食用穀物自給率	61

出所）農林水産省「食料自給率の推移」より作成

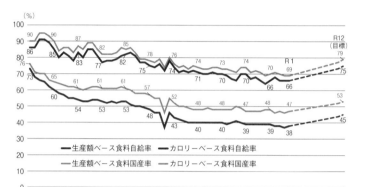

出所）農林水産省：「我が国の食料自給率の推移」

図 2.28　日本の食料自給率

重量ベースの食料自給率を品目別に示す（**表 2.5**）。

また，日本における生産ベースおよびカロリーベースの食料自給率の長期推移を示す（**図 2.28**）。カロリーベースの自給率は長期的に低下傾向にあるが，2000 年からは横ばいを示している。

(2)　わが国の食料自給率の目標

わが国ではカロリーベース総合食料自給率と生産額ベース総合食料自給率について令和 12 年までの目標を掲げている（**表 2.6**）。以前は食料自給率の割合は飼料自給率が含まれていたが，令和 2 年に飼料を含まない食料国産率が設定された。これにより，飼料自給率と食料国産率についても併せて目標を設定し，双方の向上を図っている。

またカロリーベースの食料自給率を向上させるために国民が可能な消費例を図 2.29 に示す。

以上の日本の食料自給率は，カロリーベースの計算に対しては，世界的に低さが強調されて危機感をもちやすい。しかしカロリーの低い野菜などが日本の強みになっていることも視野に入れつつ，政府，企業，消費者がそれぞ

表 2.6　食料自給率の目標

	平成 30 年度（基準年度）	令和 12 年度（目標年度）
供給熱量ベースの総合食料自給率	37%	45%
生産額ベースの総合食料自給率	66%	75%

飼料自給率	25%	34%
供給熱量ベースの食料国産率	46%	53%
生産額ベースの食料国産率	69%	79%

出所）農林水産省：食料自給率の目標

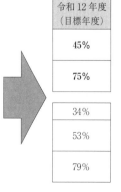

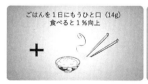
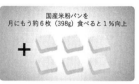
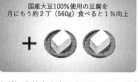
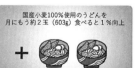

出所）農林水産省：カロリーベース食料自給率の向上

図 2.29　カロリーベース食料自給率の向上

表 2.7　世界の所得国別の死因トップ10（2019）

	全世界	高所得国	高中所得国	低中所得国	低所得国
1位	虚血性心疾患	虚血性心疾患	虚血性心疾患	虚血性心疾患	新生児の状態
2位	脳卒中	アルツハイマーその他認知症	脳卒中	脳卒中	下気道感染症
3位	慢性閉塞性肺疾患	脳卒中	慢性閉塞性肺疾患	新生児の状態	虚血性心疾患
4位	下気道感染症	気管，気管支，肺がん	気管，気管支，肺がん	慢性閉塞性肺疾患	脳卒中
5位	新生児の状態	慢性閉塞性肺疾患	下気道感染症	下気道感染症	下痢性疾患
6位	気管，気管支，肺がん	下気道感染症	糖尿病	下痢性疾患	マラリア
7位	アルツハイマーその他認知症	大腸，直腸がん	高血圧性心疾患	結核	道路交通傷害
8位	下痢性疾患	腎臓病	アルツハイマーその他認知症肝臓がん	肝硬変	結核
9位	糖尿病	高血圧性心疾患	胃がん	糖尿病	HIV／エイズ
10位	腎臓病	糖尿病	道路交通傷害	道路交通傷害	肝硬変

出所）World Health Organization: Global Health Estimates: The top 10 causes of death 2019（2020）

れの立場で，できることを考えて取り組むことが食料自給率向上の第一歩となる。

2.6　諸外国の健康・栄養問題の現状と課題

2.6.1　世界の死亡原因

世界の死因の上位は，死亡総数の順に心血管（虚血性心疾患，脳卒中），呼吸器（慢性閉塞性肺疾患，下気道感染症），および**新生児の状態**[*1]の大きく3つに分けることができる（**表 2.7**）。World Health Organization（WHO）の報告によると，世界最大の死因は虚血性心疾患で，2019年に世界全体で死亡した5,540万人のうちの16%を占める。2000年以降，死亡者数の最大の増加はこの疾患によるものであり，2019年には200万人以上増加して890万人となった。また，全死亡数のうち，半分以上（55%）は**非感染性疾患**[*2]（Non Communicable Diseases：NCDs）を含む死因トップ10によって亡くなっていた。所得別では，高所得国では認知症と下気道感染症以外の死因がNCDsによるものであり，高所得国の主要な死亡原因となっている。低所得国においてもNCDsはみられるが，感染症に起因する死亡が多い傾向となっている。

2.6.2　先進諸国の健康・栄養問題

NCDsが重要な健康課題となっている。NCDsのリスク因子（喫煙，不健康な食生活，運動不足，過度の飲酒）とその背景にある社会的要因によるものと考えられており，先進諸国における食生活上の問題には，「野菜・果物の摂取不足」，「塩分の過剰摂取」，「糖類，脂肪の過剰摂取」などがある。WHOはナトリウムの摂取量を1日あたり2,000mg未満（食塩相当量では5g未満）としているが，特にアジアでは2倍以上のナトリウムを摂取している。

*1 **新生児の状態**　新生児仮死と出産時の外傷，新生児の敗血症と感染症，早産の合併症をまとめたもの。

*2 **非感染性疾患**　p.11側注*2参照。

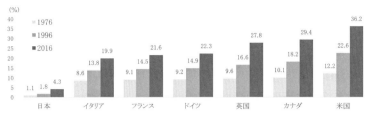

(%)

出所）World Health Organization：Global Health Observatory data repository, Prevalence of obesity among adults, BMI ≥ 30, age-standardized（2017）Estimates by country, https://apps.who.int/gho/data/node.main.A900A?lang=en

図 2.30　主要先進国における成人（18 歳以上）の肥満者（BMI ≧ 30）割合の推移（年齢調整）

表 2.8　2-19 歳の子どもおよび青年における年齢別の肥満の有病率：米国，1976-1980 年，2001-2002 年および 2015-2016 年

調査期間	年　　齢			
	2〜5歳	6〜11歳	12〜19歳	全体
1976 － 1980 年	5	6.5	5	5.5
2001 － 2002 年	10.6	16.2	16.7	15.4
2015 － 2016 年	13.9	18.4	20.6	18.5

2000 CDC Growth Charts の性別 BMI-for-age から BMI ≧ 95% tile を肥満と定義した。
出所）NCHS, National Health Examination Surveys（2018）より筆者作成
Cheryl, D., et al., Prevalence of Overweight, Obesiry, and Severe Obesiry Among Children and Adolescents Aged 2-19 Years: United States, 1963-1965 Through 2015-2016. National Center for Health Statistics.

また，NCDs の危険因子として，18 歳以上の肥満者（BMI ≧ 30）の推移を，主要先進国 G7 について示す（**図 2.30**）。日本を除いて，肥満者の割合が急増しており，イギリス，カナダにおいては 25 ％，米国においては 35 ％を超え，約 3 〜 4 人に 1 人が肥満という状況にある。特に肥満者の割合が高いアメリカでは，子どもにおいても肥満児の割合が増えており，成人だけの問題でないことがわかる（**表 2.8**）。

2.6.3　開発途上国の健康・栄養問題

世界 196 か国のうち，約 150 もの国々が開発途上国といわれており，世界の全人口約 74 憶人のうち，8 割以上が開発途上国に暮らしているといわれている。開発途上国に明確な定義は示されていないが，世界銀行によって，国民総所得が「高所得国」以外に分類される国々や，国連によって国民総所得，人的資源指数，経済脆弱性指数により分類される「後発開発途上国」が目安となっている。開発途上国における健康・栄養問題は，主に感染症や栄養不足によるものである。FAO の報告によると，2018 年現在世界の 8 億 2,000 万人が十分な食料を得られず，1 日に必要なエネルギー量を摂取できていない。そのうち 98％は開発途上国の人々であると推計されている。慢性的な栄養不足は，たんぱく質・エネルギー栄養障害（Protein Energy Malnutrition：PEM），鉄，ビタミン A，ヨウ素，亜鉛などの微量栄養素欠乏症等の栄養不良を引き起こす。とくに，妊娠・出産・授乳期の女性と乳幼児への影響は大きく，対策が急務となっている。WHO は，5 歳未満の死因のうち，半数以上が栄養不良に直接・間接的に関連していることを報告している。小児の低体重のリスクや不適切な母乳哺育，ビタミン A 欠乏，亜鉛欠乏等の栄養に関連した要因は，低所得国において，疾病や障害による生存と健康の損失による影響を考慮した**障害調整生存年数**（disability adjusted life year：DALY）*に大きな影響を及ぼしている。

＊**障害調整生存年数**　p.26参照。

(1)　たんぱく質・エネルギー栄養障害 (Protein Energy Malnutrition：PEM)

　たんぱく質・エネルギー栄養障害には，クワシオルコルやマラスムスがある。**マラスムス**は，エネルギーとたんぱく質の両方が不足した状態で発症する。極度の体重減少（標準体重の60％以下），皮下脂肪消失，筋萎縮，発育障害などを引き起こし，老人様顔貌を呈する。**クワシオルコル**は，たんぱく質摂取の不足によって発症する。浮腫，毛髪変化，皮膚疾患，成長遅滞，知能障害，肝臓肥大などがみられる。

(2)　微量栄養素欠乏症

　心身の健全な成長・発達や健康の維持には，エネルギーやたんぱく質だけでなく，ビタミンやミネラルの摂取にも注意を支払う必要がある。これらは1日の必要量がわずかであることから微量栄養素と呼ばれており，とくに妊娠中や授乳中，幼児期や成長期に不足すると，その影響は深刻になる。ヨウ素欠乏症，ビタミンA欠乏症，鉄欠乏性貧血について示す。

1）ヨウ素（ヨード）欠乏症

　ヨウ素欠乏症の妊婦と子どもへの影響は深刻である。妊婦への影響では，早産や死産，胎児の発育障害のリスクが高くなることが懸念されている。小児では認知発達障害の主な要因のひとつとなる。ヨウ素欠乏は，甲状腺腫（首のつけ根の甲状腺の腫れ），甲状腺機能低下症の原因となるが，重症化するとクレチン症となり，知能の発達が遅れる恐れがある。

2）ビタミンA欠乏症

　ビタミンA欠乏症（vitamin A deficiency）は世界的な健康課題となっており，とくにアフリカや東南アジアの開発途上国の乳幼児や妊婦への影響がより深刻である。WHOによると，世界の約2億5,000万人の就学前児童がビタミンA欠乏症であり，欠乏地域では多くの妊婦がビタミンA欠乏症にかかっている。また，ビタミンA欠乏症によって毎年25万～50万人の乳幼児が失明し，この半数が失明後1年以内に死亡していることが報告されている。開発途上国の乳幼児にとって，ビタミンA欠乏は失明の最大原因となっており，さらには免疫能低下による感染症の罹患率や死亡率が増大するなど重大な栄養障害のひとつである。

3）鉄欠乏性貧血

　鉄欠乏は世界でもっとも一般的な栄養障害であり，開発途上国に限らず，先進国でも高い頻度でみられる。WHOは，世界の全人口のうち約20億人が鉄欠乏性貧血（iron-deficiency anemia）であると推定している。また，開発途上国の妊婦の約半数と就学前児童の約40％が貧血であると報告されており，とくにアフリカ，南アジア，南米で多い。鉄欠乏によって仕事や学習の能力が低下し，乳幼児の場合は知能発達の遅れ，妊産婦の場合は分娩時出

血による死亡や敗血症，低出生体重児の出産，周産期の感染症などによる死亡のリスクが増加することが懸念される。鉄欠乏性貧血が解決すれば，妊産婦死亡の20%が改善するといわれている。

2.6.4　地域間格差

(1)　飢餓と栄養不足

現在，世界では全人口を養うために十分な食料が生産されていると考えられており，国連ミレニアム開発目標（MDGs）[*1] では，世界の食料をすべて平等に分配すれば，すべての人々が1日に2,760kcalを消費できると試算されている。しかしながら，実際は開発途上国で食料不足，飢餓と栄養不足が問題となっており，多くの先進国では食料余剰，過剰摂取と肥満が多くみられるという地域間格差がみられる。これにより，開発途上国では栄養不足による免疫力の低下と衛生的な問題などの理由から，感染症による死亡が多くみられる。

(2)　各指標における地域間格差

国の健康水準を示す指標に**5歳未満児死亡率**[*2]，**新生児死亡率**[*3]や**妊産婦死亡率**[*4] がある。2000年以降，手の届く値段で質の高い保健サービスへのアクセスが向上したことで，子どもの死亡数はおよそ半減し，妊産婦の死亡数は3分の1以上減少した。世界の5歳未満児死亡率は1990年に1,000人あたり93人であったものが，2018年には39人まで低下し，年々改善されているものの，開発途上国では先進国と比較して桁違いに高い値となっている（**表2.9**）。世界の5歳未満児死亡の半数はサハラ以南のアフリカ地域で，さらに30%が南アジア地域で起きているという報告もある（**図2.31**）。

*1 ミレニアム開発目標（MDGs） p.84参照。

*2 5歳未満児死亡率　出生から5歳に達する日までに死亡する確率。出生数1,000人あたりであらわされる。

*3 新生児死亡率　生後28日以内に死亡する確率。出生数1,000人あたりであらわされる。

*4 妊産婦死亡率　出生10万人あたりの女性の死亡数で，当該時期に妊娠関連の原因により死亡した事例が対象。

*5 栄養不良の二重負荷　栄養不良とは，エネルギー必要量を満たすのに十分な食料を入手できない期間が少なくとも1年間続く状態をいう（p.3参照）。

表2.9　世界の地域別における5歳未満児死亡率の推移

地域別	5歳未満児死亡率（出生数1,000人当たりの死亡数）		
	1990年	2000年	2018年
世界	93	76	39
ヨーロッパ・中央アジア	31	21	9
北アメリカ	11	8	6
南アジア	130	153	78
サハラ以南のアフリカ	180	153	78

出所）ユニセフ：世界子供白書2019　子供の死亡率に関する指標（2019）より筆者作成

(3)　栄養不良の二重負荷[*5]

一方で，開発途上国でも経済発展による食事内容およびライフスタイルの変化によって，「栄養転換（nutrition transition）」という，不足から過剰への変化がみられる国が増えている。また，先進国においては主に低所得者

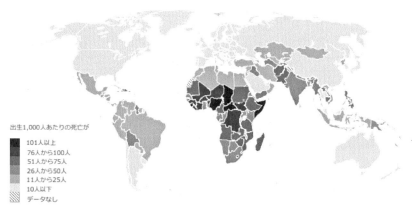

出生1,000人あたりの死亡が
- 101人以上
- 76人から100人
- 51人から75人
- 26人から50人
- 11人から25人
- 10人以下
- データなし

出所）UNICEF：Child Mortarity Rate Report 2020（2020）

図2.31　国ごとの5歳未満児死亡率（出生1,000人あたり）（2019）

層で栄養素欠乏症がみられ，開発途上国，先進国の同じ地域内で，低栄養と過栄養という相反する栄養問題が同時に存在する。世界では，9人に1人が飢えに苦しみ，3人に1人が過体重または肥満の状態にあるとされ，低栄養と過体重・肥満・その他食生活に関連したNCDsが併存している。これを「栄養不良の二重負担（double burden of malnutrition）」といい，国レベルでの課題となっている。

（4）　COVID-19

COVID-19の流行によって，2020年12月までに世界で少なくとも6,500万人以上の感染者が確認され，死者は150万人を超えた。この世界的流行により，経済活動や日常生活が制限され，私たちのライフスタイルは大きく変化した。家族が収入源を失い，世界経済が不況となり，より多くの世帯が金銭的貧困に陥った。英国フード・ファンデーションの研究では，英国で300万人以上の人が外出制限を受けて食料難に陥ったとし，セーブ・ザ・チルドレンとユニセフが共同で実施した分析によると，教育，医療，住居，栄養，衛生，水を利用できない多面的な貧困の中で暮らす子どもたちが約1億5,000万人増加したとされている。国連世界食糧計画（WFP）*は，命を脅かす栄養不良に苦しむ子どもたちの数は，20%増加する可能性があると推定した。ユニセフの2020年11月の予測によると，COVID-19の影響による世界的な社会経済危機により，開発途上国の1億4,200万人の子どもが貧困に陥り，貧困家庭で育つ子どもの総数は，緩和策がない場合は7億2,500万人に達する可能性があるとしている。そして，これらの約3分の2は，サハラ以南のアフリカと南アジアに暮らす子どもたちである。COVID-19の流行により，発展途上国や，社会的保護を受けられない家族を含む貧困家庭は特に重大な影響を受け，国，あるいは地域間における格差のさらなる広がりが懸念されている。

＊**WFP**　World Food Programme
p.82参照。

【演習問題】

問1　わが国の健康指標に関する記述である。正しいのはどれか。

（2007年国家試験改編）

（1）2015（平成27）年人口静態統計による老年人口（65歳以上）の割合は30%を超えている。

（2）2019（令和元）年人口動態統計による乳児死亡率は出生1000対10である。

（3）2019（令和元）年簡易生命表による女性の平均寿命（0歳の平均余命）は80歳である。

（4）2019（令和元）年人口動態統計による悪性新生物，心疾患，脳血管疾患の3大死因の割合は，全死因の約40%である。

（5）2017（平成29）年国民健康・栄養調査によるメタボリックシンドローム

が強く疑われる者及び予備群と考えられる者の合計は，20歳以上男性で約2人に1人である。

解答　（5）

問2　最近の国民健康・栄養調査結果における朝食の欠食率に関する記述である。正しいのはどれか。1つ選べ。　　　　　　　　（2018年国家試験改編）

(1) 男女を比較すると，女性が男性より高い。

(2) 20歳以上では，女性が男性より高い。

(3) 男性では，20～29歳が60歳以上より高い。

(4) 女性では，30～39歳が20～29歳より高い。

(5) 男女とも50歳代がもっとも低い。

解答　（3）

問3　わが国の食料自給率に関する記述である。最も適当なのはどれか。1つ選べ。　　　　　　　　　　　　　　　　　　　（2020年国家試験）

(1) フードバランスシート（食料需給表）の結果を用いて算出されている。

(2) 食品安全委員会によって算出・公表されている。

(3) 品目別自給率は，食料の価格を用いて算出されている。

(4) 最近10年間のカロリーベースの総合食料自給率は，50％以上である。

(5) 生産額ベースの総合食料自給率は，先進国の中では高水準にある。

解答　（1）

問4　世界の健康・栄養問題に関する記述である。正しいのはどれか。1つ選べ。　　　　　　　　　　　　　　　　　　（2018年国家試験改編）

(1) 先進国・開発途上国ともに栄養障害の二重負担（double burden of malnutrition）の問題がある。

(2) ヨウ素欠乏症は，増加している。

(3) 5歳未満児死亡率は，増加している。

(4) 年齢別身長を指標とした5歳未満児の発育阻害は，増加している。

(5) 成人の肥満（BMI 30kg/m^2 以上）の割合は，減少している。

解答　（1）

問5　開発途上国における健康・栄養問題の現状に関する記述である。誤っているのはどれか。1つ選べ。　　　　　　　　（2019年国家試験）

(1) 欠乏症が多く認められる栄養素に，ヨウ素がある。

(2) 栄養不足人口は，増加傾向である。

(3) 栄養不足人口が最も多いのは，アジア・太平洋地域である。

(4) 5歳未満児の死亡率は，減少傾向である。

(5) NCDは，増加傾向である。

解答　（2）

問6　公衆栄養活動に関する記述である。誤っているのはどれか。1つ選べ。　　　　　　　　　　　　　　　　　　　（2020年国家試験）

(1) 生活習慣病の重症化予防を担う。

(2) 医療機関で栄養管理がなされている患者は対象としない。

(3) ヘルスプロモーションの考え方を重視する。

(4) ポピュレーションアプローチを重視する。

(5) 住民参加による活動を推進する。

解答　(2)

問 7　地域における公衆栄養活動の進め方に関する記述である。<u>誤っているのは</u>
　　どれか。1 つ選べ。　　　　　　　　　　　　　　　（2019 年国家試験）

　(1)　PDCA サイクルに基づいた活動を推進する。

　(2)　住民のニーズを把握するため，自治会を活用する。

　(3)　活動を効果的に推進するため，関係機関と連携する。

　(4)　住民の参加は，事業評価段階から行う。

　(5)　行政栄養士は，コーディネータとして活動する。

解答　(4)

【参考文献】

NCHS：National Health Examination Surveys（2018）

FAO：Maintaining a healthy diet during the COVID-19 pandemic, FAO（2020）

欧州栄養士協会連盟：Role of Dietitians in the fight against COVID-19
　　http://www.efad.org/media/1985/role-of-dietitians-in-the-fight-against-covid19-efad-
　　briefing-paper-may-2020.pdf（2021/6/21）

加島浩子，森脇弘子，沖増哲ほか：ウェルネス公衆栄養学，69-92，医歯薬出版（2020）

厚生労働省：国民健康・栄養調査　各年版

厚生労働省：平成 30 年国民健康・栄養調査報告，
　　https://www.mhlw.go.jp/content/000681200.pdf（2021/6/22）

厚生労働省：令和元年国民健康・栄養調査報告，
　　https://www.mhlw.go.jp/stf/newpage_14156.html（2021/6/22）

国立社会保障・人口問題研究所：人口統計資料集　2020 年度版

JICA：どうなってるの？世界と日本，JICA（2020）

総務省統計局：日本の統計 2020

WHO：Global Health Estimates: The top 10 causes of death（2020）
　　https://www.who.int/news-room/fact-sheets/detail/the-top-10-causes-of-death
　　（2021/6/21）

WHO：Sodium intake for adults and children, Geneva, WHO（2012）

WHO：Global Nutrition Report 2017-2020, WHO（2017-2020）

WHO：Global Health Observatory data repository, Prevalence of obesity among adults,
　　BMI ≥ 30, age-standardized（2017）Estimates by country
　　https://apps.who.int/gho/data/node.main.A900A?lang=en（2021/6/21）

内閣府：令和 2 年版　高齢社会白書

中原澄男，梶本雅俊編：公衆栄養マニュアル，南山堂（2008）

農林水産省：令和元年度食料自給率・食料自給力指標について

UNICEF：COVID-19 and children, https://data.unicef.org/covid-19-and-children/
　　（2021/6/21）

ユニセフ：世界子供白書 2019　子どもの死亡率に関する指標（2019）

3　栄養政策

3.1　わが国の公衆栄養活動

3.1.1　公衆栄養活動の役割

　公衆栄養活動は，人々の健康の維持・増進と疾病の予防のために，社会の中で健康や栄養・食事，生活に関わる課題に対して改善に向けての活動を行うものである。この活動では，地域の実態・特性を調査・分析し，健康・栄養に関する課題の改善を目指した具体的な目標が設定される。その目標を実現するために公衆栄養計画を策定し（plan），住民参加のもと実行する（do）。そして，その効果を評価したうえで（check），さらなる改善点を見出し，次の公衆栄養計画の策定や実行に生かしていく（act）。このような PDCA（plan-do-check-act）サイクルによって，公衆栄養活動は行われる。

　公衆栄養活動では，人々の QOL（quality of life：生活の質）の改善と健康寿命の延伸を目標として，ヘルスプロモーションが推進されることが多い。その際，専門家が一方的に主導して推進するのではなく，地域住民が自らそれを担うように導いていく**エンパワメント***が推奨されている。

<aside>
***エンパワメント**　地域住民に権限を委譲して，行政と地域住民が協力しながら地域保健政策を実施する手法またはその概念。
</aside>

3.1.2　公衆栄養活動と組織・人材育成

　公衆栄養活動を実施するには，国際的あるいは国レベルで健康・栄養・食の問題を大きく把握して条約や法律・指針等に基づいて，その問題に対し国民が個人レベルで対策できるように，都道府県・市町村が施策をもって支援する必要がある。活動の範囲は，保健・医療・福祉・介護・教育・農林漁業・食品産業・健康産業等幅広い範囲にわたっているため，これらに関わる省庁において目標や方針を明確にすべく，法律や指針，ガイドラインの整備が行われている。

　2015 年 9 月，国連サミットにて 2030 年までの国際目標として「持続可能な開発目標（SDGs）」が採択された。「目標 2　飢餓をゼロに」「目標 3　すべての人に健康と福祉を」をなど，17 項目の目標の達成に向けて世界中でさまざまな取り組みが実施されている（図 1.6，図 3.14 を参照）。

（1）　主な公衆栄養行政の組織と施策

　公衆栄養行政は，以下に示す行政機関のもと，地方行政機関，保健所，市町村保健センターで行われている。

　1）内閣府　食育基本法に基づき，食育推進計画を策定し食育政策の推進などを行う。主な取り組みとして，①家庭や学校・保育所等における食育，

②地域における食生活の改善の取り組み，③生産者と消費者との交流促進，
④食文化の継承のための活動支援，などがある。また，毎年6月を食育月間
として定め，食育推進全国大会を実施するなど食育の普及促進を行う他，食
育白書を通じて地域におけるさまざまな取り組みを紹介している。

　2）消費者庁　内閣府の外局で，消費者目線をもった消費者行政の司令塔
として，関連法の執行および地方消費者行政の支援を行う。消費者被害の防
止が大きな役割のひとつである他，商品の適正な表示についても所管する。
　食に関しては，食品安全基本法，食品衛生法，健康増進法に基づき，食の
安全・安心確保に関する政策・研究を推進する。国民の消費生活において基
本的な需要が満たされ，その健全な生活環境を確保するために，消費者の権
利でもある安全・安心な商品の選択が可能となるように必要な情報および教
育の機会を提供する。また，消費者の意見を消費者政策に反映する。さらに，
万一消費者に被害が生じた場合，適切かつ迅速に救済されるように監視して，
消費者の権利を守る。このほか，食品の広告・表示についても，食品衛生法，
JAS法，景品表示法，健康増進法などに遵って一元的に所管する。

　3）厚生労働省　健康増進法，地域保健法，母子保健法，高齢者医療確保法
等に基づき，健康日本21，地域保健対策，健やか親子21，特定健康診査・
特定保健指導等の健康・栄養に関する政策全般を行っている。公衆栄養行政
は，厚生労働省（国）→都道府県の衛生主管（保健福祉）部→保健所，また
は→市町村の衛生主管（保健福祉）課→保健センターの流れで行われる。

　4）文部科学省　食と健康に関しては，食育基本法に基づく食育政策の推進
と，学校給食法に基づく学校給食の実施等，学校における食育施策を行う。
その流れは，文部科学省（国）→都道府県教育委員会→市町村教育委員会→
学校である。

　5）農林水産省　食料・農業・農村基本法に基づき，食料の安定確保，資源
の有効活用，食育成策の推進を行う。食料の安定供給の確保のための地産地
消や，食生活指針や食事バランスガイドの策定を行う。農林水産省（国）→
都道府県農政主管部→市町村農政主管部の流れであり，加えて各地域のJA
（農業協同組合）との連携も行われる。

(2)　公衆栄養行政における人材育成

　公衆栄養行政活動を円滑に進めるためには専門職の人材育成ももちろん重
要であるが，それとともに，ボランティア組織などをはじめ，地域のエンパ
ワメントにつながる地域住民の中での人材育成も欠かせない。

1）保健所における人材育成（都道府県，保健所設置市および特別区）

　健康づくりおよび栄養・食生活の改善の取り組みの実施に向けて指導的人
材を育成するため，保健・医療・福祉・介護領域で活動する管理栄養士・栄

養士に定期的に研修や情報提供を行う。食生活改善推進員や健康づくり支援者等のボランティア組織に対しては，ボランティアリーダーの育成研修を行う。

2) 市町村における人材育成

市町村では，生活習慣の改善のための健康教育・健康相談・介護予防支援など，ライフステージに応じた活動を実施するために，地域の管理栄養士・栄養士に対して必要な情報提供を行う。また，食生活改善推進員や健康づくり支援者等の人材育成，自主グループの組織化，ホームヘルパー等に対する研修などを行う。

3) その他の人材育成

食料の安全確保や農村の持続的発展，農・漁村の住民の食生活改善をはかるために，都道府県は生活改良普及員を任命し，研修を行う。また，国民生活センターでは，消費者，企業の消費者窓口担当者，自治体の消費者行政担当者，消費生活専門相談員などに，消費者問題に関する知識や消費生活相談，消費者啓発に関する研修を行う。

3.2 公衆栄養関連法規

3.2.1 地域保健法（1947（昭和22）年9月5日法律第101号，1994（平成6）年保健所法から改称）

地域保健対策の推進に関する基本指針や，保健所の設置など地域保健対策の推進に関する基本事項を定め，母子保健法をはじめとする地域保健対策の法律による対策が地域において総合的に推進されることによって，地域住民の健康の保持・増進につなげることを目的としている。

この法律では，市町村では地域保健対策が円滑に実施できるように施設整備，人材の確保を行い，都道府県では施設整備，人材育成及び技術的にも扶助するよう努力し，また，国は地域保健に関する情報収集・整理・活用と調査研究，人材の養成を行い，市町村，都道府県に対する技術供与と財政援助を行うことを定めている。

(1) 基本方針

地域住民の健康保持・増進を目指し，国及び地方公共団体が施策を策定し，地域における公衆衛生の向上及び増進を図る。厚生労働大臣は，①地域保健対策の推進の基本的方向，②保健所及び市町村保健センターの整備及び運営に関する基本的事項，③地域保健対策に係る人材の確保及び資質の向上と**人材確保支援計画***の策定に関する基本的事項，④地域保健に関する調査及び研究に関する基本的事項，⑤社会福祉等の関連施策との連携に関する基本的事項，⑥その他地域保健対策の推進に関する重要事項を定めることとなっている。

＊人材確保支援計画 地域保健法第21条（都道府県は，地域保健対策を実施するための人材を育成し確保すること）に基づいて作成される。

(2)　保健所

　保健所は，都道府県，地方自治法で定められている指定都市・中核市，地域保健法施行令で定める市，および特別区（東京23区）が設置している。保健所の管轄区域は，保健医療と社会福祉の連携を図るために，医療法に規定されている区域及び介護保険法で規定している区域を考慮して，都道府県が設定することとなっている（第5条）。

　地域保健法第6条では，**表3.1**に示した内容に関する企画，調整，指導及びこれらに必要な事業を行うことが定められている。また，第7条に地域住民の健康の保持及び増進を図るため必要があるときに行う事業が定められている。

表3.1　保健所で行う事業として地域保健法第6，7条で定められているもの

【第6条】
1．地域保健に関する思想の普及及び向上に関する事項
2．人口動態統計その他地域保健に係る統計に関する事項
3．栄養の改善及び食品衛生に関する事項
4．住宅，水道，下水道，廃棄物の処理，清掃その他の環境の衛生に関する事項
5．医事及び薬事に関する事項
6．保健師に関する事項
7．公共医療事業の向上及び増進に関する事項
8．母性及び乳幼児並びに老人の保健に関する事項
9．歯科保健に関する事項
10．精神保健に関する事項
11．治療方法が確立していない疾病その他の特殊の疾病により長期に療養を必要とする者の保健に関する事項
12．エイズ，結核，性病，伝染病その他の疾病の予防に関する事項
13．衛生上の試験及び検査に関する事項
14．その他地域住民の健康の保持及び増進に関する事項
【第7条】
1．所管区域に係る地域保健に関する情報を収集し，管理し，及び活用すること。
2．所管区域に係る地域保健に関する調査及び研究を行うこと。
3．歯科疾患その他厚生労働大臣の指定する疾病の治療を行うこと。
4．試験及び検査を行い，並びに医師，歯科医師，薬剤師その他の者に試験及び検査に関する施設を利用させること。

(3)　市町村保健センター

　市町村は市町村保健センターを設置し，住民に対する健康相談，保健指導，健康診断，その他の地域保健に必要な事業を行うことができ，国は設置費用の一部を補助することが定められている。

3.2.2　健康増進法*（2002（平成14）年8月2日法律第103号）

＊健康増進法　栄養改善法を廃止して制定された。

　わが国における高齢化の進展や疾病構造の変化に伴い，国民の健康増進の重要性が増し，健康づくりや疾病予防を積極的に推進するための環境整備が要請されていた。そうしたなか，2000（平成12）年3月31日，厚生省事務次官通知等により，国民健康づくり運動として「健康日本21」が開始された。2001年11月には政府・与党社会保障改革協議会において「医療制度改革大綱」が策定され，その中で「健康寿命の延伸・生活の質の向上を実現するた

め，健康づくりや疾病予防を積極的に推進し，そのために早急に法的基盤を含めた環境整備を進める」との指摘がなされた。

これを受けて政府は，「健康日本21」を中核とする国民の健康づくり・疾病予防をさらに積極的に推進するために，医療制度改革の一環として2002（平成14）年健康増進法を策定した。

この法律では，「国民が健康な生活習慣への関心と理解を深めることにより，生涯にわたって健康の増進に努めなければならない」と定めている。また，「国及び地方公共団体は，健康に関する教育・広報活動によって健康の増進に関する正しい知識を普及するために情報の収集，整理，分析，提供，研究の推進を図り，人材の養成や資質の向上を図り，**健康増進事業実施者***その他の関係者に対し，必要な技術的援助を与えることに努めなければならない」と定めている。

さらに，健康増進事業実施者は，健康教育，健康相談その他国民の健康の増進のために必要な事業を積極的に推進するよう努めなければならないこと，国，都道府県，市町村，健康増進事業実施者，医療機関その他の関係者は，国民の健康の増進の総合的な推進を図るため，相互に連携を図りながら協力するよう努めなければならないことを定めている。

(1) 基本方針の策定（第7条～第9条）

厚生労働大臣は，①国民の健康の増進の推進に関する基本的な方向，②国民の健康の増進の目標に関する事項，③市町村健康増進計画の策定に関する基本的な事項，④国民健康・栄養調査とその他の健康増進に関する調査及び研究に関する基本的な事項，⑤健康増進事業実施者間における連携及び協力に関する基本的事項，⑥食生活，運動，休養，飲酒，喫煙，歯の健康の保持，生活習慣に関する事項などについて基本方針を策定する。その基本方針に基づき，都道府県が住民の健康増進計画を策定し，市町村がさらにそれに基づいて住民の健康増進の推進に関する施策を定めるように努めるものとされている。また，厚生労働大臣は，健康診査の実施や結果の通知，健康手帳の交付などに関して，健康増進事業実施者に対する健康診査の実施等に関する指針（健康診査等指針）を定める。

(2) 国民健康・栄養調査（第10条～第16条）

厚生労働大臣は，国民の健康の増進の総合的な推進を図るための基礎資料として，国民の身体の状況，栄養摂取量及び生活習慣の状況を明らかにするため，国民健康・栄養調査を行う。都道府県知事（保健所設置市は市長，特別区は区長）がこの調査の事務を行い，調査の対象者は，厚生労働大臣が調査区を決め，都道府県知事が調査世帯を決める。選ばれた世帯は調査に協力しなければならない。調査員に関しても都道府県知事が選出し，費用について

＊健康増進事業実施者 健康増進事業実施者として，第6条に，各健康保険の保険者（全国健康保険協会，健康保険組合，国家・地方公務員の共済組合，日本私立学校振興・共済事業団，市町村など），学校保健安全法，母子保健法，労働安全衛生法，介護保険法の各規定により健康増進事業を行う事業者や市町村などが定められている。

は国が負担する。国民健康・栄養調査等の成果の分析の結果を踏まえ，食事による栄養摂取量の基準（食事摂取基準）を定める。

(3)　保健指導（第17条〜第19条）

市町村では，医師，歯科医師，薬剤師，保健師，助産師，看護師，准看護師，管理栄養士，栄養士，歯科衛生士その他の職員による栄養の改善，生活習慣の改善に関する相談の実施を行い，栄養指導と保健指導を行う。また，都道府県及び保健所を設置する市や特別区は，個人に対する専門的な栄養指導や給食施設に対する栄養管理上の指導・助言を行う。そのため**栄養指導員**[*1]が配置される。併せて，都道府県は市町村間の連絡調整を行う。

(4)　特定給食施設（第20条〜第24条）

特定給食施設とは，特定かつ多数の者に対して継続的に食事を供給する施設のうち，栄養管理が必要なものとして厚生労働省令で定めるものをいうが，健康増進法では，この特定給食施設に対して，届出や栄養管理について定め，都道府県知事がこの栄養管理の実施に関して必要な指導と助言を行うことを定めている。

(5)　受動喫煙の防止（第25条〜第42条）

多数の人が利用する施設の管理者は，施設を利用する人に受動喫煙を防止する措置を講じるように努める。また，そうした施設の種類ごとに定められた喫煙禁止場所では何人も喫煙してはならない。そのような場所で喫煙している者は，都道府県知事から退出を命じられることがあるが，それに従わなかった場合には**過料**[*2]に処せられる。その他，受動喫煙防止に関して施設の管理者に課された義務に違反した場合も過料に処せられる。

(6)　特別用途表示（第43条〜第67条）

食品の販売について，乳児用，幼児用，妊産婦用，病者用など，特別な用途に使用する食品に関しては，商品名，原材料の配合割合，製造方法，成分分析表などを明らかにして内閣総理大臣に許可を得なければならないことや，栄養表示基準の記載と厳守，誇大表示の禁止について定めている。

3.2.3　食育基本法（2005（平成17）年6月17日法律第63号）

食育基本法は，近年の食生活を取り巻く環境の変化から，国民が生涯にわたって健全な心身を培い，豊かな人間性をはぐくむための食育を推進するための基本理念を定めて国や地方公共団体の責務を明らかにするとともに，施策の基本事項を定めて，施策を推進するものである。具体的には，①国民の心身の健康の増進と豊かな人間形成，②食に関する感謝の念と理解，③食育推進運動の展開，④子どもの食育における保護者，教育関係者等の役割，⑤食に関する体験活動と食育推進活動の実践，⑥伝統的な食文化，環境と調和した生産等への配意及び農山漁村の活性化と食料自給率の向上への貢献，⑦

[*1] **栄養指導員**　本文中に示された業務を行うために，医師または管理栄養士の資格を有する都道府県（及び保健所を設置する市と特別区）職員のなかから栄養指導員が命ぜられる（健康増進法第19条）。

[*2] **過料**　罰金刑ではないが，金銭を支払わなければならない罰。

食品の安全性の確保等における食育の役割，⑧国，地方公共団体の責務として，食育の推進に関する施策の策定，実施，⑨教育関係者及び農林漁業者，食品関連事業者の責務として，食育活動の推進と協力，そして⑩国民の責務として，生涯にわたり健全な食生活の実現に自ら努め，食育の推進に寄与することを定めている。

　また，食育活動を円滑に展開するため，食育推進基本計画（国：義務，都道府県・市町村：努力義務）の作成（第9～13条），食育推進会議（国：義務，都道府県・市町村：努力義務）の設置（第26～33条）が規定されている。

3.2.4　母子保健法（1965（昭和40）年法律第141号）

　母子保健法は，母性並びに乳児及び幼児の健康の保持及び増進を図ること目的に母子保健に関する原理を明らかにし，母性並びに乳児及び幼児に対する保健指導，健康診査，医療その他の措置において保健の向上に寄与するための法律である。第4条では，母性が自ら，妊娠，出産又は育児についての正しい理解を深め，その健康の保持及び増進に努めなければならないとし，第5条では国及び地方公共団体は，母性並びに乳児及び幼児の健康の保持及び増進に努めなければならないとしている。また，**第6条**[*1]では，「妊産婦」「乳児」「幼児」「保護者」「新生児」「未熟児」の定義を行っている。さらに，妊娠の届出，母子健康手帳，養育医療，母子健康包括支援センターの規定がある。

3.2.5　高齢者の医療の確保に関する法律（高齢者医療確保法）（1982（昭和57）年8月17日法律第80号，2008（平成20）年老人保健法から改称）

　高齢者の医療の確保に関する法律（高齢者医療確保法）は，国民の高齢期における適切な医療の確保を図り，医療費の適正化を推進するための計画の作成及び保険者による健康診査等（**特定健康診査・特定保健指導**[*2]）の実施に関する措置や，高齢者の医療について，国民の共同連帯の理念等に基づき，前期高齢者に係る保険者間の費用負担の調整，後期高齢者に対する適切な医療の給付（**後期高齢者医療制度**[*3]）等を行うために必要な制度を設け，国民保健の向上及び高齢者の福祉の増進を図ることを目的としている。

3.3　管理栄養士・栄養士制度と職業倫理

3.3.1　管理栄養士・栄養士の沿革

　わが国における栄養士養成は，わが国の栄養学の創始者とされる佐伯矩によって1924（大正13）年に栄養学校が設立され，栄養指導者の養成が開始されたことに始まる（**表3.2**）。1926（大正16）年に第1回卒業生が世に送り出された。当時は栄養技手という名称を用いていた。その後，1945（昭和20）年，栄養士規則，私立栄養士養成所指定規則が公布され，栄養士の資格

表3.2　管理栄養士・栄養士の沿革

年代	事　項
1924	佐伯矩が栄養学校（現佐伯栄養専門学校）を設立。1926年に13名の栄養士が誕生。
1945	栄養士規則および私立栄養士養成所指定規則が制定され，栄養士資格が地方長官の免許制[1]となった。これにより，栄養士の身分・業務が初めて法的に規定された。
1947	栄養士法公布 栄養士の定義，業務などが法制化された。 ［栄養士資格取得は養成機関1年以上または栄養士試験合格（実務経験1年以上）］ 栄養士免許は都道府県知事が交付することとなった。
1949	第1回栄養士国家試験実施
1950	栄養士法一部改正により修業年限2年以上となった。 ［栄養士試験受験資格として見習経験2年以上］
1962	栄養士法の一部改正により，管理栄養士資格[2]が創設された。 管理栄養士とは「栄養士業務の複雑または困難なものを行う適格性を有する者として登録された栄養士」とされた。
1985	栄養士法の一部改正により，栄養士試験廃止。以後は厚生大臣の指定した養成施設を卒業した者のみに栄養士免許が与えられることとなった。管理栄養士免許は管理栄養士国家試験合格者のみに与えられることとなった。
1987	第1回管理栄養士国家試験実施
2000	栄養士法の一部改正により管理栄養士の定義が現在のものとなった。 栄養士養成施設卒業生の実務経験が延長された。
2019	栄養士，管理栄養士免許各種申請に係る免許証について，旧姓併記を可能とするなどの栄養士法改正が行われた（令和3年施行）。

注1）厚生大臣指定養成施設卒業者（修業年限1年以上），または実務経験1年以上ののち厚生大臣の行う栄養士試験の合格者。
　2）厚生大臣の行う試験合格者，または大臣が指定する管理栄養士養成施設修了者。

が地方長官の免許制として公的に定められた。1947（昭和22）年，栄養士規則の廃止後，栄養士法に引き継がれ，現在に至るまで数度の改正が行われてきた。1962（昭和37）年の改正では，栄養士の上位資格である管理栄養士制度が創設された。しかしながら，当時の管理栄養士の定義は栄養士との区別が明確ではなく，複雑または困難な栄養指導に従事する者とされ，管理栄養士養成施設を卒業した者が，無試験で管理栄養士の登録を行うことができた。1985（昭和60）年の改正で管理栄養士の登録は，管理栄養士国家試験に合格した者に与えられるとし，栄養士試験は廃止された。1990年代となり，人々の健康や生活習慣病に対する意識の高まりの中，管理栄養士の職務がもの（食）を中心としたものから，人との関わり，健康との関わりを中心としたものへと変容し始めた。そして，2000（平成12）年の栄養士法の改正によって，管理栄養士の定義が現在のものとなり，業務の明確化，管理栄養士の資格の登録制から免許制への変更，管理栄養士国家試験の受験資格の見直しなどが行われた。その後，食育基本法の施行，栄養教諭制度の創設，特定保健指導の開始などに伴い，管理栄養士の活動の幅，国民の期待がさらに大きくなっている。

3.3.2　栄養士法

1947（昭和22）年に制定された。栄養士，管理栄養士の身分や免許，管理栄養士国家試験，養成施設の指定等について規定した法律である。前項で述べたように，これまで数度にわたり改正され，現在に至っている。主な内容を以下に示す。

（1）　栄養士・管理栄養士の定義（第1条）

ａ．栄養士の定義

栄養士とは，都道府県知事の免許を受けて，栄養士の名称を用いて栄養の指導に従事することを業とする者をいう。

ｂ．管理栄養士の定義

管理栄養士とは，厚生労働大臣の免許を受けて，管理栄養士の名称を用いて，傷病者に対する療養のため必要な栄養の指導，個人の身体の状況，栄養状態等に応じた高度の専門的知識及び技術を要する健康の保持増進のための栄養の指導並びに特定多数人に対して継続的に食事を供給する施設における利用者の身体の状況，栄養状態，利用の状況等に応じた特別の配慮を必要とする給食管理及びこれらの施設に対する栄養改善上必要な指導等を行うことを業とする者をいう。

（2）　栄養士・管理栄養士の免許（第2～5条）

ａ．栄養士の免許・交付

厚生労働大臣の指定した栄養士の養成施設において2年以上栄養士として必要な知識及び技能を修得し，都道府県知事の免許を受ける。

ｂ．管理栄養士の免許交付

管理栄養士の免許は，管理栄養士国家試験に合格した者に対して，厚生労働大臣が与えるものとすること。実務経験年数については**図3.1**のとおりである。

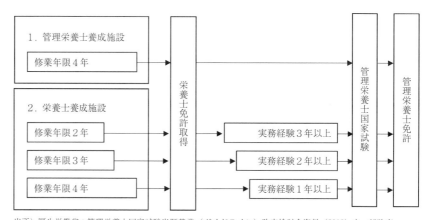

出所）厚生労働省：管理栄養士国家試験出題基準（ガイドライン）改定検討会資料（2018）を一部改変

図3.1　栄養士免許取得および管理栄養士国家試験制度の概要

(3) 管理栄養士・栄養士の名称（第6条）

a. 栄養士の名称

栄養士でなければ，栄養士又はこれに類似する名称を用いて第1条第1項に規定する業務を行ってはならない。

b. 管理栄養士

管理栄養士でなければ，管理栄養士又はこれに類似する名称を用いて第1条第2項に規定する業務を行ってはならない。

(4) 主治医の指導（第5条の5）

管理栄養士は，傷病者に対する療養のため必要な栄養の指導を行うに当たっては，主治の医師の指導を受けなければならない。

(5) 管理栄養士・栄養士の職業倫理

管理栄養士・栄養士は，食と栄養の専門職である。科学と専門的応用技術に基づく「栄養の指導」によって，人々の健康を守り，向上させることを使命として，保健，医療，福祉および教育など，さまざまな分野で活躍している。これらの活動には社会的な責任が伴う。職業倫理とは，専門職に求められる社会生活で守るべき特定の道理であり，個人や組織がその役割と責任を果たすため，行動の規範となるものである。公益社団法人日本栄養士会では，1982（昭和57）年に，栄養士憲章を制定し，栄養士の規範を示すとともに，2002（平成14）年に，管理栄養士・栄養士倫理綱領を制定している（2014年改訂）。その全文を**表3.3**に示す。管理栄養士・栄養士においても栄養の指導を通して人々の健康づくりと幸福に貢献する専門職として，職業倫理を念頭におき，法と倫理を遵守（コンプライアンス）し，科学的根拠に基づいた技術を生活に利用することが求められる。

(6) 管理栄養士・栄養士の社会的役割

近年，急速な少子高齢化，ライフスタイルの多様化に伴う食生活の変化に

表3.3　管理栄養士・栄養士倫理綱領

本倫理綱領は，すべての人びとの「自己実現をめざし，健やかによりよく生きる」とのニーズに応え，管理栄養士・栄養士が，「栄養の指導」を実践する専門職としての使命と責務を自覚し，その職能の発揮に努めることを社会に対して明示するものである。

1. 管理栄養士・栄養士は，保健，医療，福祉及び教育等の分野において，専門職として，この職業の尊厳と責任を自覚し，科学的根拠に裏づけられかつ高度な技術をもって行う「栄養の指導」を実践し，公衆衛生の向上に尽くす。
2. 管理栄養士・栄養士は，人びとの人権・人格を尊重し，良心と愛情をもって接するとともに，「栄養の指導」についてよく説明し，信頼を得るように努める。また，互いに尊敬し，同僚及び他の関係者とともに協働してすべての人びとのニーズに応える。
3. 管理栄養士・栄養士は，その免許によって「栄養の指導」を実践する権限を与えられた者であり，法規範の遵守及び法秩序の形成に努め，常に自らを律し，職能の発揮に努める。また，生涯にわたり高い知識と技術の水準を維持・向上するよう積極的に研鑽し，人格を高める。

出所）日本栄養士会：管理栄養士・栄養士倫理綱領，制定2002年4月27日，改訂2014年6月23日

2019 年に発生した新型コロナウイルスである COVID-19 感染症の流行により，世界は未曾有の危機に直面した。感染症対策として免疫力を高めることは重要であるが，免疫力は栄養バランスのよい食事や適度な睡眠，運動が重要となる。COVID-19 の流行を受け，WHO は免疫システムの機能を維持するためには，適切な栄養摂取を含む，適切な食事と生活習慣への対策が必要であることを強調した。しかしながら，感染防止対策による日常生活の制限や，休校，在宅勤務への変更等による身体活動量の減少，入手できる食材が限られるなど，さまざまな変化による国民の健康への影響が懸念されている。このような状況の中，管理栄養士・栄養士はヘルスプロモーションに関する専門家として栄養・食事面からの助言や情報発信を行い，健康的なライフスタイルを提案することが望まれる。さらに，感染症のリスクを低減させる食品，栄養素など科学的根拠のない情報が錯綜し，蔓延している状況においては，食品・栄養素に関する情報を収集・精査し，正しい情報を人々に提供することも栄養・食のプロフェッショナルである管理栄養士・栄養士にこそ果たすことのできる役割である。

よって，生活習慣病の割合や要介護状態となる者の割合が増加するなど，さまざまな健康課題が生じている。その中で，健康寿命を延伸することが重要となっている。このような疾病予防や介護状態となることを予防するには，食生活の改善が必要不可欠であり，管理栄養士・栄養士の役割は大きい。さらに，次世代を担う若者への健康支援や食育推進においても重要な役割を担っている。さらには災害支援事業においても，食料の備蓄，輸送，配食等に当たっては，管理栄養士の活用を図るべきとされており，さまざまな場で活躍することが望まれている。

3.4　国民健康・栄養調査

3.4.1　調査の目的・沿革

（1）　調査の目的

国民健康・栄養調査は，**健康増進法**（平成 14 年法律第 103 号）第 10 条に基づき，国民の身体の状況，栄養摂取量および生活習慣の状況を明らかにし，国民の健康増進の総合的な推進を図るための基礎資料を得ることを目的として実施されている。

この調査は，「**21 世紀における国民健康運動**（健康日本 21）」や各地方自治体などの健康増進施策，日本人の食事摂取基準，食生活指針および食事バランスガイドの策定など，健康・栄養に関わる施策や評価において重要な役割を果たしている。

（2）　調査の沿革

国民健康・栄養調査の沿革を**表 3.4** に示した。

第 2 次世界大戦後の 1945（昭和 20）年 12 月，連合国軍最高司令官（GHQ）による「一般住民の栄養調査を実施すべき旨」の指令により，各国から食料援助を受けるために必要な基礎資料を得ることを目的に始められた。

初回の調査は，東京都区内で実施された。1946（昭和21）年には市部・郡部および山村・漁村地帯29都道府県に，1948（昭和23）年からは46都道府県（1972（昭和47）年の沖縄復帰の翌年からは現在と同じ47都道府県）に拡大され，無作為抽出による全国調査となった。

1952（昭和27）年に栄養改善法が制定され，それ以降の調査は，法律に基づき，国民栄養調査として栄養改善施策の基礎資料を得る目的で実施された。

1964（昭和39）年以降，調査方法が何度か見直され，1972（昭和47）年以降，栄養摂取状況調査は3日間の調査となった。

1995（平成7）年からは，よりきめ細かな栄養改善行政に資するため，世帯単位の調査に加えて個人別の栄養摂取状況調査に改善された。なお，調査期間は11月の1日間となった。

2003（平成15）年に「健康増進法」の制定にともない，同法

表3.4　国民健康・栄養調査の沿革

年	事　項
1945	GHQ の指令により，東京都区内約 6,000 世帯，約 30,000 人の都民を対象に，第 1 回目の栄養調査を実施
1946	調査地区を市部，郡部および山村・漁村地帯 29 都道府県に拡大 世帯単位で年 4 回連続する 3 日間の調査となる（～ 1963 年）
1948	対象地区を 46 都道府県に拡大 無作為抽出法で世帯の選定を実施
1952	栄養改善法に基づく調査となる
1964	年 1 回実施（～現在） 5 月の連続 5 日間の栄養摂取状況調査となる
1972	年 1 回，11 月の連続 3 日間の栄養摂取状況調査となる（～ 1994 年） 食生活状況調査の導入 皮下脂肪厚測定，尿検査，血液検査（血色素）開始
1986	問診項目（運動習慣，飲酒習慣，喫煙習慣，降圧薬の服用）の導入
1989	歩数計による 1 日の運動量，血液検査の拡充（血清脂質，血糖など）
1995	年 1 回，11 月の平日 1 日の調査となる 比例案分法による個人別栄養摂取状況調査の導入（世帯調査からの移行） →性・年齢別に栄養素摂取量などのデータを得ることが可能となる
2000	五訂食品成分表への対応（調理コード等の導入など）
2003	健康増進法に基づく国民健康・栄養調査となる
2012	国勢調査の調査区に基づき，23,750 世帯，約 61,000 人を対象とした大規模調査の実施 重点項目として生活習慣に関する地域格差を把握
2013	重点項目としてさまざまな基準の策定に関わる実態を把握
2014	重点項目として世帯の所得と生活習慣の関連を把握
2015	重点項目として社会環境の整備状況を把握
2016	重点項目として糖尿病有病者等の推計人数および体格や生活習慣に関する地域格差を把握
2017	重点項目として高齢者の健康・生活習慣の状況を把握
2018	重点項目として所得等社会経済状況と生活習慣等に関する状況を把握
2019	重点項目として社会環境の整備を把握

出所）吉池信男編：公衆栄養学，第一出版（2018），厚生労働省：国民健康・栄養調査より作成

に基づく国民健康・栄養調査として実施されている。この調査は，「健康日本21」の評価，健康づくり対策，生活習慣病予防対策などに活用されている。

2012 年および 2016 年は，都道府県の地域間格差の有無を検討するために大規模調査が実施された。

3.4.2　調査の内容・方法

(1)　調査の内容

①調査体制と流れ　調査の実施体制は，厚生労働省，都道府県・保健所設置市・特別区，保健所で役割が分かれている（**図3.2**）。

厚生労働省は，調査を企画・立案し，予算措置，調査地区の決定を行う。都道府県・保健所設置市・特別区は，保健所担当者への説明，調査員の任命

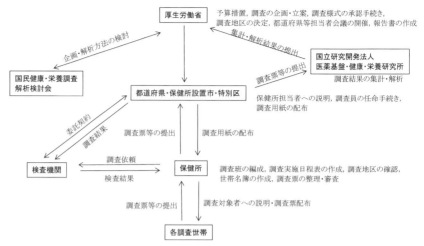

出所）吉池信男ほか：公衆栄養学 改訂第7版, 南江堂（2020）

図 3.2　国民健康・栄養調査の調査体制

手続き，調査用紙の配布を行う。保健所は実際の調査を行う。保健所が収集した調査票は，都道府県・保健所設置市・特別区において整理・審査される。国立研究開発法人医薬基盤・健康・栄養研究所が調査票の集計，結果表の作成を行い，厚生労働省が調査結果を最終的に解析し，報告書を作成して公表する。

　②**調査対象**　2019（令和元）年の調査においては，令和元年**国民生活基礎調査***において設定された単位区内から無作為に抽出した300単位区内の世帯および当該世帯の1歳以上の世帯員である。

　健康増進法第11条に基づき，厚生労働大臣が調査地区を定め，都道府県知事が調査世帯を指定し，さらに，指定された調査世帯に属する者は「国民健康・栄養調査の実施に協力しなければならない」とされている。

　③**調査項目**　調査は，身体状況調査，栄養摂取状況調査および生活習慣調査からなり，調査項目は，**表3.5**のとおりである。

*国民生活基礎調査　保健，医療，福祉，年金，所得等国民生活の基礎的な事項を調査し，厚生労働行政の企画および運営に必要な基礎資料を得るとともに，各種調査の調査客体を抽出するための親標本を設定することを目的としている調査。

表 3.5　国民健康・栄養調査項目

身体状況調査	身長，体重（満1歳以上） 腹囲（満20歳以上） 血圧（満20歳以上） 血液検査（満20歳以上） 問診：服薬状況，糖尿病の有無，運動習慣（満20歳以上）
栄養摂取状況調査 （満1歳以上）	世帯状況：氏名，性別，生年月日，妊産婦（週数）・授乳婦別，仕事の種類 身体状況調査項目：1日の運動量〈歩行数〉（満20歳以上） 食事状況：外食・調理済み食・給食・家庭食・その他の区分 食物摂取状況：料理名，食品名，使用量，廃棄量，世帯ごとの案分比率
生活習慣調査 （満20歳以上）	食生活，身体活動・運動，休養（睡眠），飲酒，喫煙，歯の健康など

出所）厚生労働省：国民健康・栄養調査

④**調査時期**　身体状況調査：11月中の1日

　　　　　　　栄養摂取状況調査：11月中の日曜日と祝日を除いた1日

　　　　　　　生活習慣調査：栄養摂取状況調査と同日に行う

⑤**調査員**　調査員は，医師，管理栄養士及び保健師，その他の者で構成され，毎年，都道府県知事が任命する（健康増進法施行規則第3条）。

　栄養摂取状況調査は，主として管理栄養士・栄養士が，身体状況調査は医師，保健師，臨床検査技師などが担当する。

（2）調査方法

表3.5 に調査項目を示す。

①**身体状況調査**　調査対象者の集合に便利な場所に調査会場を設け，身体計測，血圧測定など，**表3.5** に示した項目が調査される。

　血圧や血液検査などの調査結果の解釈に必要な服薬状況や運動習慣も調査される。

②**栄養摂取状況調査**　管理栄養士などの調査員が栄養摂取状況調査票を各世帯に配布し，記入方法を十分に説明した上で，調査対象者が記入する。調査は，世帯状況・食事状況と食物摂取状況の記入に分かれている。

　食物摂取状況の記入内容は，料理名，食品名，使用量（重量または目安量），廃棄量，世帯員名および**案分比率***である。使用量は，世帯単位で摂取した重量を記入する秤量法が用いられている（**図3.3**）。エネルギー及び栄養素摂取量は，国民健康・栄養調査独自の食品成分表により算出される。食品を調理加熱した場合には，加熱調理による栄養素量の変化が考慮される。

③**生活習慣調査**　自記式質問紙調査であり，生活習慣として把握される内容は，食生活，身体運動・運動，休養（睡眠），飲酒，喫煙，歯の健康などである。毎年調査される基本項目に加え，調査実施年における重点項目も把

*案分比率　各世帯員と残食分について，各料理をどのような配分に分け合ったのかを表す。料理の単位が明確なものもあるが，大皿や鍋から取り分けるような料理はおおまかな目安にとどまるものもある。

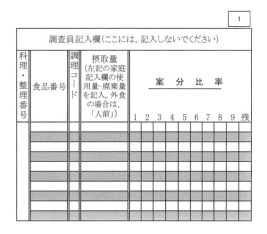

出所）厚生労働省　国民健康・栄養調査

図3.3　食物状況調査

握される（**表3.5**）。

3.5　実施に関する指針，ツール

3.5.1　食生活指針

　健康維持や長寿のための要点をまとめ，解説することはこれまで数多く行われてきた。なかでも江戸時代の「養生訓」（貝原益軒）は有名である。近年では，健康で豊かな食生活の実現を目的に，国民一人ひとりが健全な食生活の実践を図ることのできるよう「食生活指針」がとりまとめられている。この指針を具体的な行動に結び付けるものとして1日に，「何を」，「どれだけ」食べたらよいかを示したものが後述の「食事バランスガイド」である。

(1)　これまでの食生活指針

1)　健康づくりのための食生活指針

　厚生省（現厚生労働省）は，高齢化に伴う成人病（生活習慣病）の増加，エネルギーの過剰摂取，栄養バランスの偏り等の問題が生じてきたことから，国民の食生活改善を促すため，1985（昭和60）年に「健康づくりのための食生活指針」を策定した（**表3.6**）。これは，健康に及ぼす影響度，改善の緊急性，将来に備えての過剰摂取予防の必要性等を考慮し，日本人の食生活において特に留意すべき5項目を設定し，各項目につき2つの目標を挙げ，食生活改善のめやすをわかりやすく示したものである。

2)　健康づくりのための食生活指針（対象特性別）

　その後，1990（平成2）年には「健康づくりのための食生活指針（対象特性別）」を策定し，「成人病予防」「成長期」「女性（母性を含む）」「高齢者」の4区分の対象について，それぞれ特性に応じた栄養上の特徴，食生活上の問題点を踏まえた具体的な目標を掲げた。

表3.6　健康づくりのための食生活指針

1．多様な食品で栄養バランスを 　　1日30食品を目標に 　　主食，主菜，副菜をそろえて 2．日常の生活活動に見合ったエネルギーを 　　食べすぎに気をつけて，肥満を予防 　　よくからだを動かし，食事内容にゆとりを 3．脂肪は量と質を考えて 　　脂肪はとりすぎないように 　　動物性の脂肪より植物性の油を多めに 4．食塩をとりすぎないように 　　食塩は1日10g以下を目標に 　　調理の工夫で，むりなく減塩 5．こころのふれあう楽しい食生活を 　　食卓を家族ふれあいの場に 　　家庭の味，手づくりのこころを大切に

出所）厚生労働省ホームページ
https://www.mhlw.go.jp/web/t_doc?dataId=00ta4659
&dataType=1&pageNo=1（2020年12月2日閲覧）

(2)　食生活指針（2000年策定，2016年一部改定）

1)　食生活指針策定の背景

　近年，がん，心臓病，糖尿病などの生活習慣病が健康問題として大きな課題となっている。これらの疾病は，食事，運動などの生活習慣と密接に関係していることから，発症そのものを予防する「一次予防」の推進とともに，合併症の発症や症状の進展を防ぐ「重症化予防」が重要となっている。さらに，食生活のあり方は，食料自給率にも大きな影響を与え，食べ残しや食品の廃棄は，地球的規模での資源の有効活用や環境問題にも関係している。こうした食生活をめぐる諸問題を踏まえ，国民の健康の増進，生活の質（QOL）

の向上および食料の安定供給の確保を図るため，国民一人ひとりが健全な食生活の実践を図ることのできる目標として，2000（平成12）年，文部省（現文部科学省）・厚生省（現厚生労働省）・農林水産省連携のもと，「食生活指針」が策定された（**表3.7**）。2016（平成28）年には，健康日本21（第二次）や第3次食育推進基本計画の策定，「和食：日本人の伝統的な食文化」のユネスコ無形文化遺産への登録を踏まえて一部改正が行われ，肥満予防とともに高齢

表3.7　食生活指針（2016年一部改定）

1．食事を楽しみましょう。
・毎日の食事で，健康寿命をのばしましょう。 ・おいしい食事を，味わいながらゆっくりよく噛んで食べましょう。 ・家族の団らんや人との交流を大切に，また，食事づくりに参加しましょう。
2．1日の食事のリズムから，健やかな生活リズムを。
・朝食で，いきいきした1日を始めましょう。 ・夜食や間食はとりすぎないようにしましょう。 ・飲酒はほどほどにしましょう。
3．適度な運動とバランスの良い食事で，適正体重の維持を。
・普段から体重を量り，食事量に気をつけましょう。 ・普段から意識して身体を動かすようにしましょう。 ・無理な減量はやめましょう。 ・特に若年女性のやせ，高齢者の低栄養にも気をつけましょう。
4．主食，主菜，副菜を基本に，食事のバランスを。
・多様な食品を組み合わせましょう。 ・調理方法が偏らないようにしましょう。 ・手作りと外食や加工食品・調理食品を上手に組み合わせましょう。 ・調理食品を上手に組み合わせましょう。
5．ごはんなどの穀類をしっかりと。
・穀類を毎食とって，糖質からのエネルギー摂取を適正に保ちましょう。 ・日本の気候・風土に適している米などの穀類を利用しましょう。
6．野菜・果物，牛乳・乳製品，豆類，魚なども組み合わせて。
・たっぷり野菜と毎日の果物で，ビタミン，ミネラル，食物繊維をとりましょう。 ・牛乳・乳製品，緑黄色野菜，豆類，小魚などで，カルシウムを十分にとりましょう。
7．食塩は控えめに，脂肪は質と量を考えて。
・食塩の多い食品や料理を控えめにしましょう。食塩摂取量の目標値は，男性で1日8g未満，女性で7g未満とされています。・動物，植物，魚由来の脂肪をバランスよくとりましょう。 ・栄養成分表示を見て，食品や外食を選ぶ習慣を身につけましょう。
8．日本の食文化や地域の産物を活かし，郷土の味の継承を。
・「和食」をはじめとした日本の食文化を大切にして，日々の食生活に活かしましょう。 ・地域の産物や旬の素材を使うとともに，行事食を取り入れながら，自然の恵みや四季の変化を楽しみましょう。・食材に関する知識や調理技術を身につけましょう。 ・地域や家庭で受け継がれてきた料理や作法を伝えていきましょう。
9．食料資源を大切に，無駄や廃棄の少ない食生活を。
・まだ食べられるのに廃棄されている食品ロスを減らしましょう。 ・調理や保存を上手にして，食べ残しのない適量を心がけましょう。 ・賞味期限や消費期限を考えて利用しましょう。
10．「食」に関する理解を深め，食生活を見直してみましょう。
・子供のころから，食生活を大切にしましょう。・家庭や学校，地域で，食品の安全性を含めた「食」に関する知識や理解を深め，望ましい習慣を身につけましょう。 ・家族や仲間と，食生活を考えたり，話し合ったりしてみましょう。 ・自分たちの健康目標をつくり，よりよい食生活を目指しましょう。

出所）文部科学省，厚生労働省，農林水産省（2000年，2016年6月一部改定）

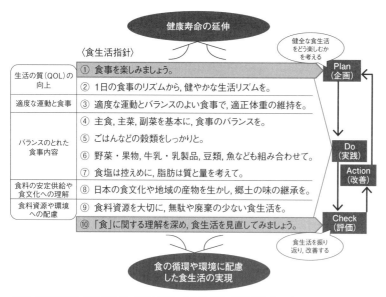

出所）文部科学省, 厚生労働省, 農林水産省：食生活指針の解説要領（2016）

図 3.4　食生活指針全体の構成

者の低栄養予防が重要な健康課題となっている現状を考慮した内容となった。

2）食生活指針の特徴

食生活指針の大きな特徴は, 食料生産・流通から食卓, 健康へと幅広く食生活全体を視野に入れ, 作成されていることである。内容は, QOL の向上を重視し, バランスのとれた食事内容を中心に, 食料の安定供給や食文化, 環境にまで配慮したものになっている。10 の大項目と実践のための小項目から構成されており, 大項目の 1, 2 番目は QOL の向上に食生活が大きな役割を果たすことが強調されている。3 番目では, 食事と身体活動（運動）との関連を示すとともに, 適正体重の維持について言及している。4〜7 番目はバランスのとれた食事内容について示している。8 番目は食料の安定供給や食文化への理解, 9 番目は食料資源や環境への配慮について示されている。なお, 項目の 1 番目と 10 番目について「……ましょう」と表現されているのは, まずは健全な食生活をどう楽しむかを考え, 2〜9 番目の内容を実践する中で, 食生活を振り返り, 改善するという PDCA サイクルの活用により, 実践を積み重ねていくことをねらいとしているためである（図 3.4）。

(3)　妊産婦のための食生活指針

また, 近年, 若い女性における食事の偏りや食生活に関する必要な知識の不足, 低体重（やせ）の者の割合が増加していることや, 妊娠期においても必要な栄養素摂取量が確保できていない等の健康上の問題点を踏まえ, 2006（平成 18）年「妊産婦のための食生活指針」が作成された（表 3.8）。指針の骨格となる健康づくりのために望ましい食事については, 「日本人の食事摂取基準」および「食事バランスガイド」を基本としている。

3.5.2　食事バランスガイド

(1)　食事バランスガイド策定の背景

食生活指針は, 多様な視点からの望ましい食生活について, 広く国民にメッセージを伝えたものであるが, 策定後の国民の認知度は低かった。また, 食生活指針をより実効性のあるものにするためには, 毎日の生活の中で一人

ひとりが自らの食生活とつなげ，自分の課題を見出し，具体的な行動に結び付けることができるような情報やツールを提供することが不可欠であったが，対応は十分ではなかった。こうしたことから，2005（平成17）年，厚生労働省と農林水産省は合同で，「食生活指針」を具体的な行動に結びつける媒体として「食事バランスガイド」を作成した（**図 3.5**）。

（2）　食事バランスガイドの概要

食事バランスガイドとは，1日に「何を」「どれだけ」食べたらよいか，望ましい食事のとり方やおおよその量をわかりやすくイラストで示したものである。イラストの形

表 3.8　妊産婦のための食生活指針

1．妊娠前から，健康なからだづくりを
妊娠前にやせすぎ，肥満はありませんか。健康な子供を生み育てるためには，妊娠前からバランスのよい食事と適正な体重を目指しましょう。
2．「主食」を中心に，エネルギーをしっかりと
妊娠期・授乳期は，食事のバランスや活動量に気を配り，食事量を調節しましょう。また，体重の変化も確認しましょう。
3．不足しがちなビタミン・ミネラルを，「副菜」でたっぷりと
緑黄色野菜を積極的に食べて葉酸などを摂取しましょう。特に妊娠を計画していたり，妊娠初期の人には神経管閉鎖障害発症リスク低減のために，葉酸の栄養機能食品を利用することも勧められます。
4．からだづくりの基礎となる「主菜」は適量を
肉，魚，卵，大豆料理をバランスよくとりましょう。赤身の肉や魚などを上手に取り入れて，貧血を防ぎましょう。ただし，妊娠初期にはビタミン A の過剰摂取に気をつけて。
5．牛乳・乳製品などの多様な食品を組み合わせて，カルシウムを十分に
妊娠期・授乳期には，必要とされる量のカルシウムが摂取できるように，偏りのない食習慣を確立しましょう。
6．妊娠中の体重増加は，お母さんと赤ちゃんにとって望ましい量に
体重の増え方は順調ですか。望ましい体重増加量は，妊娠前の体型によっても異なります。
7．母乳育児も，バランスのよい食生活のなかで
母乳育児はお母さんにも赤ちゃんにも最良の方法です。バランスのよい食生活で，母乳育児を継続しましょう。
8．たばことお酒の害から赤ちゃんを守りましょう
妊娠・授乳中の喫煙，受動喫煙，飲酒は，胎児や乳児の発育，母乳分泌に影響を与えます。禁煙，禁酒に努め，周囲にも協力を求めましょう。
9．お母さんと赤ちゃんの健やかな毎日は，からだと心にゆとりのある生活から生まれます
赤ちゃんや家族との暮らしを楽しんだり，毎日の食事を楽しむことは，からだと心の健康につながります。

出所）厚生労働省：「健やか親子 21」推進検討会報告書（2006）

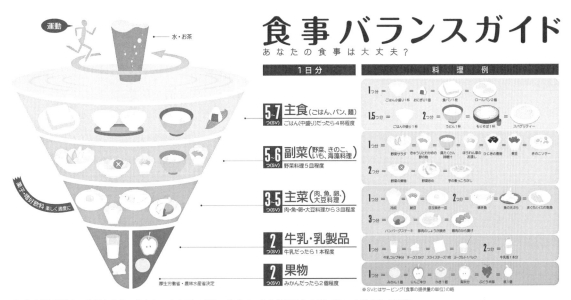

出所）厚生労働省，農林水産省：望ましい食生活の実現に向けて—食生活指針と食事バランスガイド（2010）

図 3.5　食事バランスガイド

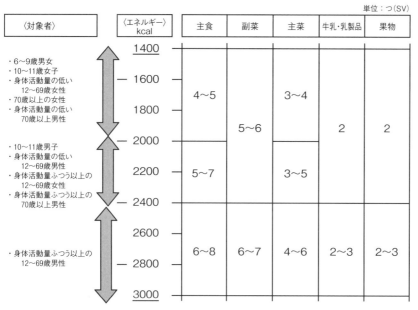

単位：つ(SV)

・1日分の食事量は，活動（エネルギー）量に応じて，各料理区分における摂取の目安（つ（SV））を参考にする。
・2200 ± 200kcalの場合，副菜（5～6つ（SV）），主菜（3～5つ（SV）），牛乳・乳製品（2つ（SV）），果物（2つ（SV））は同じだが，主食の量と，主菜の内容（食材や調理法）や量を加減して，バランスの良い食事にする。
・成長期で，身体活動レベルが特に高い場合は，主食，副菜主菜について，必要に応じてSV数を増加させることで適宜対応する。
出所）厚生労働省：日本人の食事摂取基準（2010年版の改定を踏まえた食事バランスガイドの変更点について（2010））

図 3.6 食事摂取基準（2010年版）による対象者特性別料理区分における摂取の目安

状は日本で古くから親しまれているコマをイメージし，食事のバランスが悪くなると倒れてしまうことや，回転（運動）することで初めて安定することを表している。コマの図柄は，5つの料理グループで区分されており，上から多く摂りたい順に「主食」「副菜」「主菜」と並べられ，「牛乳・乳製品」および「果物」は並列して配置されている。この料理区分は，ごはんを中心におかずを組み合わせるというわが国の伝統的な食事パターンと一致させている。また，実際の献立は1食ごとに料理の選択が必要であるが，バランスとしては1日単位で考えるようになっている。コマの軸は食事に欠かすことのできない「水・お茶」，楽しみながら適度にとる「菓子・嗜好飲料」はコマをまわすヒモとして描かれている。

　料理を数える単位は「1つ（SV）」が用いられている。「SV」とはサービングの略であり，各料理の1回あたりの標準的な量を示したものである。コマの基本形は「成人」を対象とし，想定エネルギーは2,200 ± 200kcalであり，ほとんどの成人女性と身体活動レベルの低い男性が含まれる。その他の人には，この基本形を基に，各料理区分の「つ（SV）」の幅の調整を行うことで，1,400kcal程度から3,000kcal程度まで対応可能であり，性，年齢，身体活動レベルに応じて6歳以上に対応している（**図3.6**）。

(3)　食事バランスガイドの料理区分と定義，数え方

　5つの料理区分の定義は，「主食」「副菜」「主菜」「牛乳」「乳製品」「果物」の各料理に含まれる「主材料」に着目し，それらの量がある一定以上含まれるものを料理区分に分類する。料理の量の基準を**表3.9**に示す。

　主材料の「食品群」は日本食品標準成分表に準拠している。複合料理は，

表 3.9　食事バランスガイドの料理区分と定義，数え方

区分	説　明
主食	主に炭水化物の供給源であるごはん，パン，麺，パスタなどを主材料とする料理が含まれる。 1つ（SV）＝主材料に由来する炭水化物約 40g
副菜	主にビタミン，ミネラル，食物繊維の供給源である野菜，いも，豆類（大豆を除く），きのこ，海藻などを主材料とする料理が含まれる。 1つ（SV）＝主材料の重量約 70g
主菜	主にたんぱく質，そのほかに脂質，ミネラル（鉄）の供給源である肉，魚，卵，大豆および大豆製品などを主材料とする料理が含まれる。 1つ（SV）＝主材料に由来するたんぱく質約 6g
牛乳・乳製品	主にミネラル（カルシウム），そのほかたんぱく質，脂質の供給源である，牛乳，ヨーグルト，チーズなどが含まれる。 1つ（SV）＝主材料に由来するカルシウム約 100mg
果物	主にビタミンC，ミネラル（カリウム）などの供給源である，りんご，みかんなどの果実及びすいか，いちごなどの果実的な野菜が含まれる。 1つ（SV）＝主材料の重量約 100g
水・お茶	水・お茶といった水分は食事の中で欠かせないものであり，料理，飲料として食事や食間などに十分量をとる必要があることから象徴的なイメージのコマの軸として表現されている。
運動	「コマが回転する」＝「運動する」ことによって初めて安定することを表現している。
菓子・嗜好飲料	菓子・嗜好飲料は食生活の中で楽しみとしてとらえられ，食事全体の中で適度にとる必要があることから，イラスト上ではコマを回すためのヒモとして表現し，「楽しく適度に」というメッセージがついている。1日 200kcal 程度を目安としている。

出所）厚生労働省，農林水産省：専門家のための食事バランスガイド活用法（2010）

たとえば主食が2つ，副菜が2つ，主菜が2つ，といったように各料理区分の「つ（SV）」を組み合わせて表現する。

(4)　食事バランスガイドの活用

食事バランスガイドをより効果的に活用するために，特に生活習慣病予防の観点から，30〜60歳代の男性肥満者，単身者，子育てを担う世代に焦点を絞った活用に配慮し，「対象特性別の指針」が策定されている。また，妊娠・授乳期に付加（留意）すべき事項を加え，食事の望ましい組み合わせや量を提示した「妊産婦のための食事バランスガイド」（図3.7）や，地域の特性に応じた地域版食事バランスガイドも公表されている。

3.5.3　健康づくりのための身体活動基準2013，健康づくりのための身体活動指針（アクティブガイド）

(1)　策定の背景

身体活動（生活活動・運動）は，健康づくりに欠かすことができない生活習慣であり，栄養・食生活や休養・睡眠，こころの健康等，他のさまざまな分野とともにその改善に向けた取り組みを推進していくべきものである。わが国の身体活動・運動分野における取り組みは，「健康づくりのための運動所要量」（1989年）と「健康づくりのための運動指針」（1993年）を経て，2006年に「健康づくりのための運動基準2006」および「健康づくりのための運動指針2006〜生活習慣病予防のために〜（エクササイズガイド2006）」が策定され，普及啓発が行われてきた。その後，健康日本21（第二次）を推

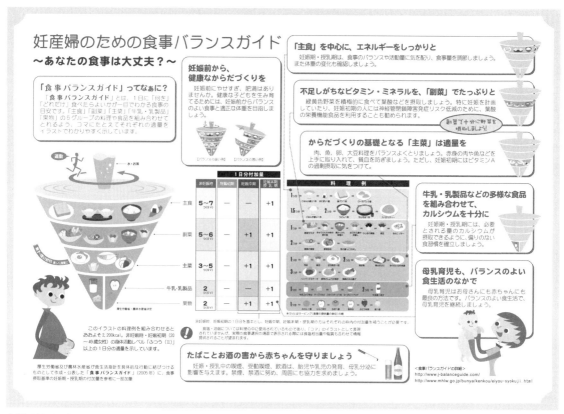

出所）厚生労働省ホームページ, https://www.mhlw.go.jp/houdou/2006/02/dl/h0201-3b02.pdf

図3.7　妊産婦のための食事バランスガイド

進するため，蓄積された科学的知見に基づいて「健康づくりのための身体活動基準2013」および「健康づくりのための身体活動指針（アクティブガイド）」が策定された。

(2)　健康づくりのための身体活動基準2013

「健康づくりのための身体活動基準2013」の概要は**表3.10**のとおりである。「健康づくりのための運動指針2006」からの改訂であるが，改訂のポイントは，①身体活動（＝生活活動＋運動）全体に着目することの重要性から名称を「運動基準」から「身体活動基準」に改めた。②身体活動の増加でリスクを低下できるものとして，従来の糖尿病・循環器疾患に加え，がんやロコモティブシンドローム・認知症が含まれることを明確化した。③子どもから高齢者までの基準を検討し，科学的根拠のあるものについて基準を設定した。④保健指導で運動指導を安全に推進するために具体的な判断・対応の手順を示した。⑤身体活動を推進するための社会環境を重視し，まちづくりや職場づくりにおける保健事業の活用例を紹介したことである。身体活動量はメッツ・時で示されている。

表 3.10 健康づくりのための身体活動基準 2013 の概要

血糖・血圧・脂質に関する状況	身体活動（生活活動・運動）※1		今より少しでも増やす（例えば10分多く歩く）※4	運動	運動習慣をもつようにする（30分以上・週2日以上）※4	体力（うち全身持久力）
健診結果が基準範囲内	65 歳以上	強度を問わず，身体活動を毎日 40 分（＝ 10 メッツ・時 / 週）	今より少しでも増やす（例えば10分多く歩く）※4	—	運動習慣をもつようにする（30分以上・週2日以上）※4	—
	18 〜 64 歳	3 メッツ以上の強度の身体活動※2 を毎日 60 分（＝ 23 メッツ・時 / 週）		3 メッツ以上の強度の運動※3 を毎週 60 分（＝ 4 メッツ・時 / 週）		性・年代別に示した強度での運動を約 3 分間継続可能
	18 歳未満	—		—		
血糖・血圧・脂質のいずれかが保健指導レベルの者	医療機関にかかっておらず，「身体活動のリスクに関するスクリーニングシート」でリスクがないことを確認できれば，対象者が運動開始前・実施中に自ら体調確認ができるよう支援した上で，保健指導の一環としての運動指導を積極的に行う。					
リスク重複者又はすぐ受診を要する者	生活習慣病患者が積極的に運動をする際には，安全面での配慮がより特に重要になるので，まずかかりつけの医師に相談する。					

※ 1　「身体活動」は，「生活活動」と「運動」に分けられる。このうち，生活活動とは，日常生活における労働，家事，通勤・通学などの身体活動を指す。また，運動とは，スポーツ等の，特に体力の維持・向上を目的として計画的・意図的に実施し，継続性のある身体活動を指す。
※ 2　「3 メッツ以上の強度の身体活動」とは，歩行又はそれと同等以上の身体活動。
※ 3　「3 メッツ以上の強度の運動」とは，息が弾み汗をかく程度の運動。
※ 4　年齢別の基準とは別に，世代共通の方向性として示したもの。
出所）厚生労働省：健康づくりのための身体活動基準 2013 の概要（2013）

(3)　健康づくりのための身体活動指針（アクティブガイド）

　「健康づくりのための身体活動指針（アクティブガイド）」は，「健康づくりのための身体活動基準 2013」を実践するための具体的な取り組みを示したものである。『＋10（プラス・テン）』をキャッチフレーズに，"今より 10 分多く体を動かす"ことを目標に，毎日をアクティブに暮らすための方法を具体的に紹介している（**図 3.8**）。

3.5.4　休養に関する指針

(1)　健康づくりのための休養指針

　「休養」は栄養・運動とともに健康づくりに欠かせない要素である。食生活指針，運動指針とともに健康づくりを推進するため，1994 年，厚生省（現厚生労働省）は「健康づくりのための休養指針」を策定した（**表 3.11**）。これは，健康づくりの観点から，だれもが取り入れられる基本な休養のあり方をまとめたものである。休養には，"休む"こと（受動的で静的な休養，消極的休養）と"養う"こと（能動的で活動的な休養，積極的休養）があり，これらを組み合わせることで，効果的な健康づくりができるとされている。

(2)　健康づくりのための睡眠指針

　より充実した睡眠についてのわかりやすい情報を提供することを目的に，「健康日本 21」の睡眠について設定された目標に向けて具体的な実践を進めていく手だてとして，2003（平成 15）年に「健康づくりのための睡眠指針〜

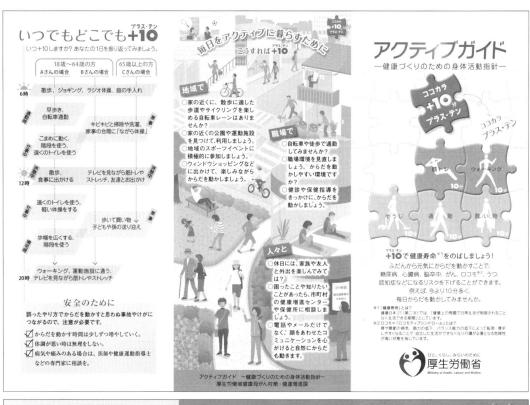

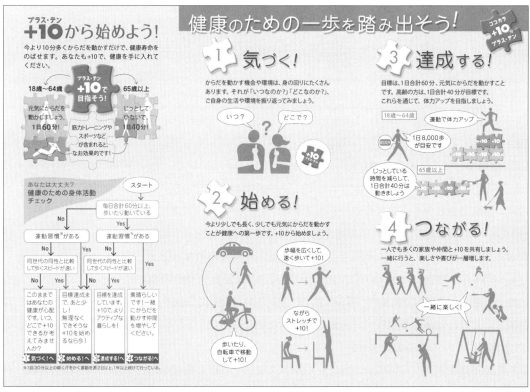

出所）厚生労働省：健康づくりのための身体活動指針（アクティブガイド）（2013）

図3.8 健康づくりのための身体活動指針（アクティブガイド）

表 3.11　健康づくりのための休養指針

１．生活にリズムを
・早めに気づこう，自分のストレスに
・睡眠は気持ちよい目覚めがバロメーター
・入浴で，体もこころもリフレッシュ
・旅に出かけて，こころの切り換えを
・休養と仕事のバランスで能率アップと過労防止
２．ゆとりの時間でみのりある休養を
・１日30分，自分の時間をみつけよう
・活かそう休暇を，真の休養に
・ゆとりの中に，楽しみや生きがいを
３．生活の中にオアシスを
・身近な中にもいこいのたいせつさ
・食事空間にもバラエティを
・自然とのふれあいで感じよう，健康の息吹を
４．出会いときずなで豊かな人生を
・見出そう，楽しく無理のない社会参加
・きずなの中ではぐくむ，クリエイティブ・ライフ

出所）厚生省（現厚生労働省，1994）

表 3.12　健康づくりのための睡眠指針2014
〜睡眠12箇条〜

1．良い睡眠で，からだもこころも健康に
2．適度な運動，しっかり朝食，ねむりとめざめのメリハリを。
3．良い睡眠は，生活習慣病予防につながります。
4．睡眠による休養感は，こころの健康に重要です。
5．年齢や季節に応じて，ひるまの眠気で困らない程度の睡眠を。
6．良い睡眠のためには，環境づくりも重要です。
7．若年世代は夜更かし避けて，体内時計のリズムを保つ。
8．勤労世代の疲労回復・能率アップに，毎日十分な睡眠を。
9．熟年世代は朝晩メリハリ，ひるまに適度な運動で良い睡眠。
10．眠くなってから寝床に入り，起きる時刻は遅らせない。
11．いつもと違う睡眠には，要注意。
12．眠れない，その苦しみをかかえずに，専門家に相談を。

出所）厚生労働省健康局（2014）

快適な睡眠のための7箇条〜」が策定された。その後10年以上が経過し，睡眠に関する科学的知見が蓄積されたこと，また，2013（平成25）年より健康日本21（第二次）が開始され，睡眠の重要性について普及啓発を一層推進する必要があったことから，2014（平成26）年，「健康づくりのための睡眠指針2014〜睡眠12箇条〜」が策定された。この指針では，視点を従来の指針の「快適な睡眠」から「健康づくりに資する睡眠」に変更し，睡眠と生活習慣病との関係についても掲げている（**表3.12**）。

3.6　国の健康増進基本方針と地方計画

3.6.1　国の基本方針策定の目的・内容

わが国の総合的な健康増進に係る取り組みは，1978（昭和53）年を「健康づくり元年」として「国民健康づくり対策」が開始されてから，数次にわたって展開されてきた。変遷と基本的な考え方を**図3.9**に示す。

(1)　わが国の健康増進対策の変遷

1)　第1次国民健康づくり対策（1978年度〜1987年度）

本対策は，感染症から成人病（生活習慣病）へと疾病構造が変化したことに対応した保健施策で，二次予防を重視し，健康づくりの3要素のうち“栄養”に重点が置かれて実施された。

2)　第2次国民健康づくり対策（1988年度〜1999年度）

平均寿命が延伸し，女性の平均寿命が80歳を超え，単に寿命を延ばすだけでなく80歳になっても自分の身の回りのことができ，社会参加もできることを目指すという趣旨で，1988（昭和63）年度から第2次国民健康づくり

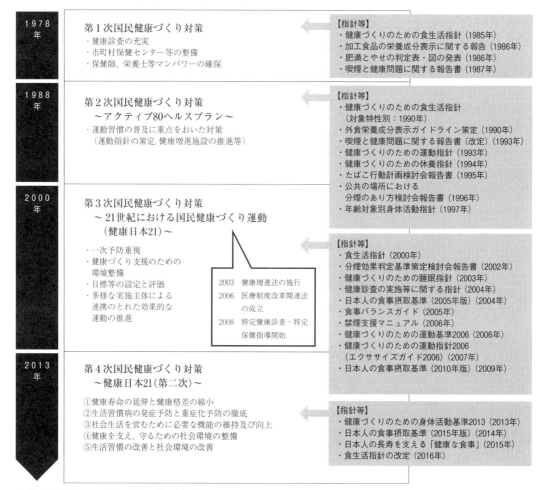

1978年	第1次国民健康づくり対策 ・健康診査の充実 ・市町村保健センター等の整備 ・保健師, 栄養士等マンパワーの確保	【指針等】 ・健康づくりのための食生活指針 (1985年) ・加工食品の栄養成分表示に関する報告 (1986年) ・肥満とやせの判定表・図の発表 (1986年) ・喫煙と健康問題に関する報告書 (1987年)
1988年	第2次国民健康づくり対策 〜アクティブ80ヘルスプラン〜 ・運動習慣の普及に重点をおいた対策 (運動指針の策定, 健康増進施設の推進等)	【指針等】 ・健康づくりのための食生活指針 　(対象特別性:1990年) ・外食栄養成分表示ガイドライン策定 (1990年) ・喫煙と健康問題に関する報告書 (改定) (1993年) ・健康づくりのための運動指針 (1993年) ・健康づくりのための休養指針 (1994年) ・たばこ行動計画検討会報告書 (1995年) ・公共の場所における 　分煙のあり方検討会報告書 (1996年) ・年齢対象別身体活動指針 (1997年)
2000年	第3次国民健康づくり対策 〜21世紀における国民健康づくり運動 　(健康日本21)〜 ・一次予防重視 ・健康づくり支援のための 　環境整備 ・目標等の設定と評価 ・多様な実施主体による 　連携のとれた効果的な 　運動の推進 2003　健康増進法の施行 2006　医療制度改革関連法 　　　の成立 2008　特定健康診査・特定 　　　保健指導開始	【指針等】 ・食生活指針 (2000年) ・分煙効果判定基準策定検討会報告書 (2002年) ・健康づくりのための睡眠指針 (2003年) ・健康診査の実施等に関する指針 (2004年) ・日本人の食事摂取基準 (2005年版) (2004年) ・食事バランスガイド (2005年) ・禁煙支援マニュアル (2006年) ・健康づくりのための運動基準2006 (2006年) ・健康づくりのための運動指針2006 　(エクササイズガイド2006) (2007年) ・日本人の食事摂取基準 (2010年版) (2009年)
2013年	第4次国民健康づくり対策 〜健康日本21(第二次)〜 ①健康寿命の延伸と健康格差の縮小 ②生活習慣病の発症予防と重症化予防の徹底 ③社会生活を営むために必要な機能の維持及び向上 ④健康を支え, 守るための社会環境の整備 ⑤生活習慣の改善と社会環境の改善	【指針等】 ・健康づくりのための身体活動基準2013 (2013年) ・日本人の食事摂取基準 (2015年版) (2014年) ・日本人の長寿を支える「健康な食事」(2015年) ・食生活指針の改定 (2016年)

出所) 厚生労働省:国の健康日本21 (第2次) 計画について (2012) より筆者改変

図 3.9　わが国における健康づくり対策の変遷

対策（アクティブ80ヘルスプラン）が実施された。この対策では，第1次の対策などこれまでの施策を拡充するとともに，より積極的な健康増進を目指して，やや取り組みの遅れていた"運動"に重点を置いた事業が推進された。

3) 第3次国民健康づくり対策「健康日本21」(2000 年度〜2012 年度)

　壮年期死亡の減少，健康寿命の延伸および生活の質（QOL）の向上を実現することを目的として，2000（平成 12）年に第3次国民健康づくり対策として「21 世紀における国民健康づくり運動（健康日本21）」が策定された。これまでの2つの健康づくり対策と異なり，健康日本 21 は目標指向型健康増進施策として策定され，国民の健康課題を明確にし，期限を設け，改善目標を可能な限り数値化して実施後の評価を行い，次の運動の推進に反映させるという展開で，一次予防を重視した施策がなされた。

4) 第 4 次国民健康づくり対策「健康日本 21（第二次）」(2013 年度〜 2022 年度)

健康日本 21 の最終評価結果等を踏まえ，2013（平成 25）年より健康日本 21（第二次）が展開されている。

5) 健康フロンティア戦略，新健康フロンティア戦略

超高齢社会の到来を背景として，国民一人ひとりが健康寿命を伸ばすことを基本目標に，「生活習慣病予防対策の推進」と「介護予防の推進」を柱とする 10 カ年戦略（健康フロンティア戦略）が 2005 〜 2014 年の 10 年間で進められた。

その後，健康フロンティア戦略を土台として，新健康フロンティア戦略が 2007 〜 2016 年の 10 年間で展開された。「子どもの健康」「女性の健康」「メタボリックシンドローム克服」「がん克服」「こころの健康」「介護予防」「歯の健康」「食育」「運動・スポーツ」の 9 つの分野と，それらを支援する「家庭力・地域力」「人間活動領域拡張力」「研究開発力」の 12 本の柱について対策が進められた。

(2) 「健康日本 21」

わが国では，急速な人口の高齢化や生活習慣の変化により，疾病構造が変化し，疾病全体に占めるがん，虚血性心疾患，脳血管疾患，糖尿病等の生活習慣病の割合が増加し，これら生活習慣病に係る医療費の国民医療費に占める割合も大きくなっている。こうした疾病構造の変化に対応し，全ての国民が健やかで心豊かに生活できる活力ある社会とするために，生活習慣病やその原因となる生活習慣の改善等に関する課題について目標等を選定し，国民が主体的に取り組める新たな国民健康づくり運動として「21 世紀における国民健康づくり運動（健康日本 21）」が策定された。

1) 概　要

2000 〜 2010 年度（後に 2012 年度に延長）の 10 年間の計画として進められた。基本方針には，ヘルスプロモーションの考え方に基づき，個人の生活習慣の改善だけでなく，国民が健康づくりに取り組むための環境の整備についても盛り込まれ①一次予防の重視，②健康づくり支援のための環境整備，③目標等の設定と評価，④多様な実施主体による連携のとれた効果的な運動の推進，の 4 項目となった。

2) 目　標

重視すべき 9 分野（「栄養・食生活」「身体活動・運動」「休養・こころの健康づくり」「たばこ」「アルコール」「歯の健康」「糖尿病」「循環器病」「がん」）について，70 項目（その後 80 項目に追加）の目標が設定され，地方公共団体等の運動の実施主体においては，国の目標等を参考に，それぞれの実情に応じて，関係者間で共有されるべき目標等を設定するよう求められた。

栄養・食生活は，多くの生活習慣病との関連が深く，また，QOLとの関連も深いことから重点分野の筆頭にあてられ，目標は，適正な栄養素（食物）の摂取，適正な栄養素（食物）の摂取のための個人の行動及び個人の行動を支援するための環境づくりの3段階に分けて設定された。

3）最終評価

2011年には最終評価がおこなわれ，設定時の値と評価時直近の値を比較し，「A：目標値に達した」「B：目標に達していないが，改善傾向にある」「C：変わらない」「D：悪化している」「E：評価困難」の5段階で評価され，目標項目全体では合わせて約6割がA，B評価となり，一定の改善がみられた。

栄養・食生活分野における達成状況は**表3.13**のとおりである。この結果から，今後の課題として，①肥満の予防・改善については運動との連動，朝食欠食の改善については休養（生活リズム）との連動などといった，個人の生活習慣全体を包括的に捉えた新たなアプローチとともに，子どもの頃からの望ましい生活習慣の定着を強化していくこと，②食塩摂取量の減少のように，個人の努力だけではこれ以上の改善が困難なものについては，栄養成分表示の義務化や市販食品の減塩など企業努力を促すための環境への介入をすること，③地域格差，経済格差の影響が大きくなることに備え，社会環境要因に着目した戦略を立てること，④特に20～30歳代にかけて体重を増やさないためのアプローチをすること，が必要であるとされた。

4）健康増進法

健康日本21は，開始当初は当時の厚生省事務次官通知により開始され，法的には規定されていなかったため，地域レベルでの健康寿命の延伸・QOLの向上を実現するための健康づくりや疾病予防を徹底するには限界があった。そこで，わが国全体での健康増進対策をよりいっそう推進するため，法的基盤として2002年に健康増進法が制定された。これにより，健康日本21は健康増進法に基づく「国民の健康の増進の総合的な推進を図るための基本的な方針」として厚生労働大臣より告示された。

(3) 健康日本21（第二次）

1）策定背景

健康日本21の最終評価で提起された課題等を踏まえ，健康増進法の「国民の健康の増進の総合的な推進を図るための基本的な方針」が改正され，2012年，厚生労働大臣より告示された。この方針で，2013（平成25）年度から2022（令和4）年度までの「21世紀における第二次国民健康づくり運動（健康日本21（第二次））」が推進されることとなった。

2）概　要

基本的な方向として，①健康寿命の延伸と健康格差の縮小，②生活習慣病

表 3.13　健康日本 21 における栄養・食生活に関する各目標の達成状況と評価

目標項目	対　象	目標値	ベースライン値	直近実績値	評価
①適正体重を維持している人の増加	児童・生徒の肥満児	7%以下	10.7%	9.2%	C
	20 歳代女性のやせの者	15%以下	23.3%	22.3%	
	20 ～ 60 歳代男性の肥満者	15%以下	24.3%	31.7%	
	40 ～ 60 歳代女性の肥満者	20%以下	25.2%	21.8%	
②脂肪エネルギー比率の減少	20 ～ 40 歳代（1 日あたり）	25%以下	27.1%	27.1%	C
③食塩摂取量の減少	成人（1 日あたり）	10g 未満	13.5g	10.7g	B
④野菜の摂取量の増加	成人（1 日あたり）	350g 以上	292g	295g	C
⑤カルシウムに富む食品の摂取量の増加	牛乳・乳製品（1 日あたり）	130g 以上	107g	91g	D
	豆類（1 日あたり）	100g 以上	76g	59g	
	緑黄色野菜（1 日あたり）	120g 以上	98g	99g	
⑥自分の適正体重を認識し，体重コントロールを実践する人の増加	男性（15 歳以上）	90%以上	62.6%	67.7%	C
	女性（15 歳以上）	90%以上	80.1%	76.3%	
⑦朝食を欠食する人の減少	中学生，高校生	0%	6.0%	7.2%	D
	男性（20 歳代）	15%以下	32.9%	33.0%	
	男性（30 歳代）	15%以下	20.5%	29.2%	
⑧量，質ともに，きちんとした食事をする人の増加	成人	70%以上	56.3%	65.7%	B
⑨外食や食品を購入する時に栄養成分表示を参考にする人の増加	男性（20 ～ 69 歳）	30%以上	20.1%	25.0%	B
	女性（20 ～ 69 歳）	55%以上	41.0%	55.3%	
⑩自分の適正体重を維持することのできる食事量を理解している人の増加	成人男性	80%以上	65.6%（参考値）	75.0%	B
	成人女性	80%以上	73.0%（参考値）	78.2%	
⑪自分の食生活に問題があると思う人のうち，食生活の改善意欲のある人の増加	成人男性	80%以上	55.6%	58.8%	C
	成人女性	80%以上	67.7%	69.5%	
⑫ヘルシーメニューの提供の増加と利用の促進	男性（20 ～ 59 歳）	50%以上	34.4%	38.8%	B
	女性（20 ～ 59 歳）	50%以上	43.0%	61.9%	
⑬学習の場の増加と参加の促進	男性（20 歳以上）	10%以上	6.1%	8.3%	C
	女性（20 歳以上）	30%以上	14.7%	16.1%	
⑭学習や活動の自主グループの増加	男性（20 歳以上）	5%以上	2.4%	3.9%	C
	女性（20 歳以上）	15%以上	7.8%	8.4%	
⑮メタボリックシンドローム（内臓脂肪症候群）を認知している国民の割合の増加	20 歳以上	80%以上	—	92.7%	A

A：目標値に達した，B：目標に達していないが改善傾向にある，C：変わらない，D：悪化している，E：評価困難
出所）厚生労働省：「健康日本 21」最終評価（2011）より筆者改変

の発症予防と重症化予防の徹底［非感染性疾患（NCD）の予防］，③社会生活を営むために必要な機能の維持及び向上，④健康を支え，守るための社会環境の整備，⑤栄養・食生活，身体活動・運動，休養，飲酒，喫煙及び歯・口腔の健康に関する生活習慣及び社会環境の改善，の 5 つを定めた。基本的な方向の概念図を**図 3.10** に示す。この概念図のように，「健康寿命の延伸と健康格差の縮小」の達成に向け，「生活習慣及び社会環境の改善」を通じて「生活習慣病の発症予防と重症化予防」を図るとともに，健康のための資源への

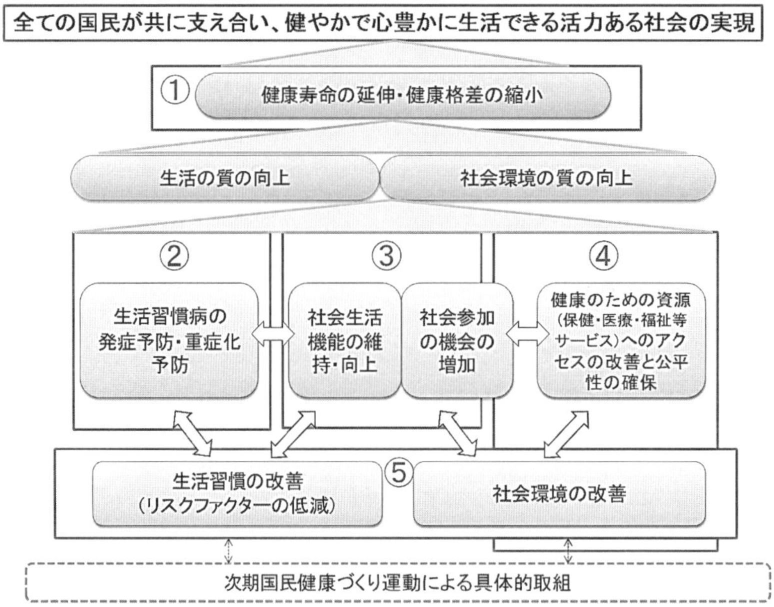

全ての国民が共に支え合い、健やかで心豊かに生活できる活力ある社会の実現

① 健康寿命の延伸・健康格差の縮小

生活の質の向上　　　社会環境の質の向上

② 生活習慣病の発症予防・重症化予防
③ 社会生活機能の維持・向上
　社会参加の機会の増加
④ 健康のための資源（保健・医療・福祉等サービス）へのアクセスの改善と公平性の確保

⑤ 生活習慣の改善（リスクファクターの低減）
社会環境の改善

次期国民健康づくり運動による具体的取組

出所）厚生労働省：健康日本21（第二次）参考資料スライド集（2013）

図 3.10　健康日本 21（第二次）の概念図

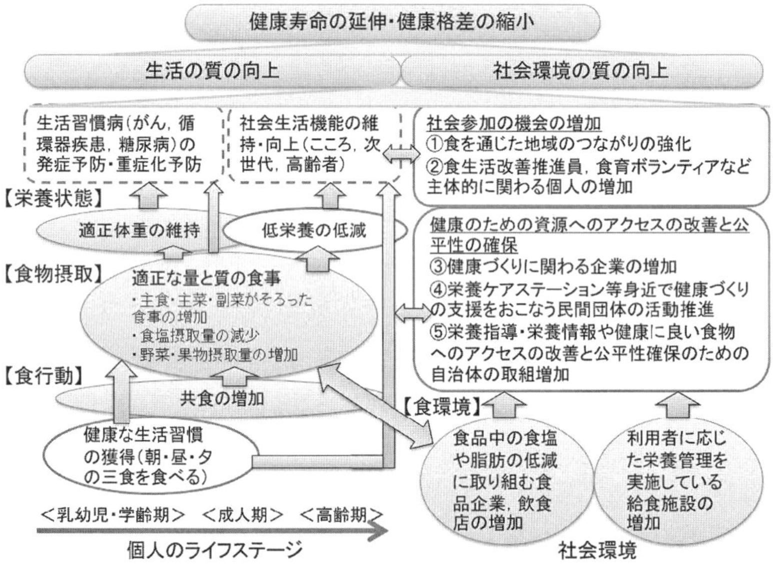

健康寿命の延伸・健康格差の縮小

生活の質の向上　　　社会環境の質の向上

【栄養状態】
生活習慣病（がん，循環器疾患，糖尿病）の発症予防・重症化予防
社会生活機能の維持・向上（こころ，次世代，高齢者）
社会参加の機会の増加
①食を通じた地域のつながりの強化
②食生活改善推進員，食育ボランティアなど主体的に関わる個人の増加

適正体重の維持　低栄養の低減

健康のための資源へのアクセスの改善と公平性の確保
③健康づくりに関わる企業の増加
④栄養ケアステーション等身近で健康づくりの支援をおこなう民間団体の活動推進
⑤栄養指導・栄養情報や健康に良い食物へのアクセスの改善と公平性確保のための自治体の取組増加

【食物摂取】
適正な量と質の食事
・主食・主菜・副菜がそろった食事の増加
・食塩摂取量の減少
・野菜・果物摂取量の増加

【食行動】
共食の増加

健康な生活習慣の獲得（朝・昼・夕の三食を食べる）

【食環境】
食品中の食塩や脂肪の低減に取り組む食品企業，飲食店の増加
利用者に応じた栄養管理を実施している給食施設の増加

＜乳幼児・学齢期＞　＜成人期＞　＜高齢期＞
個人のライフステージ
社会環境

出所）厚生労働省：健康日本21（第二次）参考資料スライド集（2013）

図 3.11　栄養・食生活の目標設定の考え方

アクセスの改善と公平性を確保し，社会生活機能低下の低減による生活の質の向上を図ることで社会参加の機会の増加による社会環境の質を向上させることが必要となる。これらは具体的な目標が示されており，目標設定の5年後および10年後にそれぞれ中間評価，最終評価を行い，その後の健康増進の取り組みに反映するとしている。

3）目標と中間評価

　栄養・食生活の目標設定に関する考え方を図3.11に示す。食生活，食環境の双方の改善の推進と，QOL向上のための主要な生活習慣病予防の面から科学的根拠があるものを中心に目標設定が行われ，子どもの栄養状態と食行動については「次世代の健康」で，高齢者の低栄養予防・改善については「高齢者の健康」で目標設定が行われた。健康日本21（第二次）の目標項目および中間評価の結果を示す（**表3.14**）。

表 3.14 健康日本 21（第二次）の目標項目と中間評価（全体)[1]

目標項目	目標値	直近の実績値	評価
1．健康寿命の延伸と健康格差の縮小			
①健康寿命の延伸	平均寿命の増加分を上回る健康寿命の増加	男性 72.14 年　女性 74.79 年	a
②健康格差の縮小	都道府県格差の縮小	男性 2.00 年　女性 2.70 年	a

目標項目		目標値[2]	直近の実績値[2]	評価
2．主要な生活習慣病の発症予防と重症化予防の徹底に関する目標				
(1) がん	① 75 歳未満のがんの年齢調整死亡率の減少（10 万人当たり）	73.9	76.1	a*
	②がん検診の受診率の向上（単位：%）	50%	44.5 ～ 51.0 35.6 ～ 44.9	a*
(2) 循環器疾患	①脳血管疾患・虚血性心疾患の年齢調整死亡率の減少（10 万人当たり） 　　　　　　脳血管疾患 　　　　　　虚血性心疾患	 41.8　24.7 31.8　13.7	 36.2　20.0 30.2　11.3	a
	②高血圧の改善（収縮期血圧の平均値の低下）（単位：mmHg）	134　129	136　130	a
	③脂質異常症の減少（単位：%） 　総コレステロール 240mg/dl 以上の割合 　LDL コレステロール 160mg/dl 以上の割合	 10　17 6.2　8.8	 10.8　20.1 7.5　11.3	b
	④メタボリックシンドロームの該当者及び予備群の減少	平成 20 年度と比べて 25%減少	約 1,412 万人	b
	⑤特定健康診査・特定保健指導の実施率の向上（単位：%） 　特定健康診査の実施率 　特定保健指導の実施率	 70 以上 45 以上	 50.1 17.5	a*
(3) 糖尿病	①合併症（糖尿病腎症による年間新規透析導入患者数）の減少	15,000 人	16,103 人	b
	②治療継続者の割合の増加（単位：%）	75	64.30	b
	③血糖コントロール指標におけるコントロール不良者の割合の減少（HbA1c が JDS 値 8.0%（NGSP 値 8.4%）以上の者の割合の減少）（単位：%）	1.0	0.96	a
	④糖尿病有病者の増加の抑制	1,000 万人	1,000 万人	b
	⑤メタボリックシンドロームの該当者及び予備群の減少（再掲）	平成 20 年度と比べて 25%減少	約 1,412 万人	b
	⑥特定健康診査・特定保健指導の実施率の向上（再掲）（単位：%） 　特定健康診査の実施率 　特定保健指導の実施率	 70 以上 45 以上	 50.1 17.5	a*
(4) COPD	① COPD の認知度の向上（単位：%）	80	25.50	b
3．社会生活を営むために必要な機能の維持・向上に関する目標				
(1) こころの健康	①自殺者の減少（人口 10 万人当たり）	19.4	16.8	a
	②気分障害・不安障害に相当する心理的苦痛を感じている者の割合の減少（単位：%）	9.4	10.50	b
	③メンタルヘルスに関する措置を受けられる職場の割合の増加（単位：%）	100	56.60	a*
(1) こころの健康	④小児人口 10 万人当たりの小児科医・児童精神科医師の割合の増加 　小児科医 　児童精神科医師	増加傾向へ	 108.5 12.9	a

表 3.14　つづき

		目標	現状	
(2) 次世代の健康	①健康な生活習慣（栄養・食生活，運動）を有する子どもの割合の増加 ア　朝・昼・夕の三食を必ず食べることに気をつけて食事をしている子どもの割合の増加（単位：％） イ　運動やスポーツを習慣的にしている子どもの割合の増加（単位：％） （変更後）一週間の総運動時間が 60 分未満の子どもの割合	100 に近づける 減少傾向へ	小学 5 年生 89.5 小学 5 年生 6.4　11.6	a
	②適正体重の子どもの増加 ア　全出生数中の低出生体重児の割合の減少（単位：％） イ　肥満傾向にある子どもの割合の減少（単位：％）	減少傾向へ 減少傾向へ	9.40 4.55　3.75	b
(3) 高齢者の健康	①介護保険サービス利用者の増加の抑制	657 万人	521 万人	b
	②認知機能低下ハイリスク高齢者の把握率の向上（単位：％）	10	3.70	d
	③ロコモティブシンドローム（運動器症候群）を認知している国民の割合の増加（単位：％）	80	46.80	a
	④低栄養傾向（BMI 20 以下）の高齢者の割合の増加の抑制（単位：％）	22	17.90	a
	⑤足腰に痛みのある高齢者の割合の減少（1,000 人当たり）	200　260	210　267	a*
	⑥高齢者の社会参加の促進（就業又は何らかの地域活動をしている高齢者の割合の増加）（単位：％）	80	65.4　55.0	b
4．健康を支え，守るための社会環境の整備に関する目標				
①地域のつながりの強化（居住地域でお互いに助け合っていると思う国民の割合の増加）（単位：％）		65	55.9	a
②健康づくりを目的とした活動に主体的に関わっている国民の割合の増加（単位：％）		35	27.8	b
③健康づくりに関する活動に取り組み，自発的に情報発信を行う企業登録数の増加 スマート・ライフ・プロジェクトの参画企業数		3,000 社	2,890 社	a
④健康づくりに関して身近で専門的な支援・相談が受けられる民間団体の活動拠点数の増加		15,000 社	13,404 社	a
⑤健康格差対策に取り組む自治体の増加（課題となる健康格差の実態を把握し，健康づくりが不利な集団への対策を実施している都道府県の数）		47 都道府県	40 都道府県	a
5．栄養・食生活，身体活動・運動，休養，飲酒，喫煙及び歯・口腔の健康に関する生活習慣及び社会環境の改善に関する目標				
(1) 栄養・食生活	①適正体重を維持している者の増加 　（肥満（BMI 25 以上），やせ（BMI 18.5 未満）の減少（単位：％） 20 歳～ 60 歳代男性の肥満者の割合 20 歳～ 60 歳代男性の肥満者の割合 20 歳代女性のやせの者の割合	28 19 20	32.4 21.6 20.7	b
	②適切な量と質の食事をとる者の増加 ア　主食・主菜・副菜を組み合わせた食事が 1 日 2 回以上の日がほぼ毎日の者の割合の増加（単位：％） イ　食塩摂取量の減少 ウ　野菜と果物の摂取量の平均値	80 8g 350g	59.7 9.9g 276.5g	b
	③共食の増加（食事を 1 人で食べる子どもの割合の減少）（単位：％） 　　　　　　　朝食　小学生 　　　　　　　　　　中学生 　　　　　　　夕食　小学生 　　　　　　　　　　中学生	減少傾向へ	11.3 31.9 1.9 7.1	b
	④食品中の食塩や脂肪の低減に取り組む食品企業及び飲食店の登録数の増加	100 社	103 社	a
	⑤利用者に応じた食事の計画，調理及び栄養の評価，改善を実施している特定給食施設の割合の増加（単位：％）	80	72.70	a*
(2) 身体活動・運動	①日常生活における歩数の増加（20 ～ 64 歳）（単位：歩）	9,000　8,500	7,769　6,770	b
	②運動習慣者の割合の増加（単位：％）　　　　　　20 ～ 64 歳 65 歳以上	26.3　22.9 47.6　37.6	23.9　19.0 46.5　38.0	b
	③住民が運動しやすいまちづくり・環境整備に取り組む自治体数の増加	47 都道府県	29 都道府県	a
(3) 休養	①睡眠による休養を十分とれていない者の割合の減少（20 歳以上）（単位：％）	15	19.70	b
	②週労働時間 60 時間以上の雇用者の割合の減少（単位：％）	5.0	7.70	a*

表 3.14　つづき

(4) 飲酒	①生活習慣病のリスクを高める量を飲酒している者（一日当たりの純アルコール摂取量が男性 40 g 以上，女性 20 g 以上の者）の割合の減少（単位：%）	13　6.4	14.6　9.1	b
	②未成年者の飲酒をなくす（単位：%）　　　中学 3 年生 高校 3 年生	0	7.2　5.2 13.7　10.9	a
	③妊娠中の飲酒をなくす（単位：%）	0	4.30	a*
(5) 喫煙	①成人の喫煙率の減少（喫煙をやめたい者がやめる）（単位：%）	12	18.30	a*
	②未成年者の喫煙をなくす（単位：%）　　　中学 1 年生 高校 3 年生	0	1.0　0.3 4.6　1.4	a
	③妊娠娠中の喫煙をなくす（単位：%）	0	3.80	a*
	④受動喫煙（家庭・職場・飲食店・行政機関・医療機関）の機会を有する者の割合の減少（単位：%）	0 ～ 15	6.2 ～ 42.2	a*
(6) 歯・口腔の健康	①口腔機能の維持・向上（60 歳代における咀嚼良好者の割合の増加）（単位：%）	80	72.6	b
	②歯の喪失防止（単位：%） ア　80 歳で 20 歯以上の自分の歯を有する者の割合の増加 イ　60 歳で 24 歯以上の自分の歯を有する者の割合の増加 ウ　40 歳で喪失歯のない者の割合の増加	50 70 75	51.20 74.40 73.40	a
	③歯周病を有する者の割合の減少（単位：%） ア　20 歳代における歯肉に炎症所見を有する者の割合の減少 イ　40 歳代における進行した歯周炎を有する者の割合の減少 ウ　60 歳代における進行した歯周炎を有する者の割合の減少	25 25 45	27.10 44.70 62.00	c
	④乳幼児・学齢期のう蝕のない者の増加 ア　3 歳児でう蝕がない者の割合が 80% 以上である都道府県の増加 イ　12 歳児の一人平均う歯数が 1.0 歯未満である都道府県の増加	23 都道府県 28 都道府県	26 都道府県 28 都道府県	a
	⑤過去 1 年間に歯科検診を受診した者の割合の増加（単位：%）	65	52.90	a

a：改善している，b：変わらない，c：悪化している，d：評価困難
＊：現状のままでは最終評価までに目標到達が危ぶまれるもの（計 12 項目）
1）：詳細は巻末の参考資料参照
2）：2 つの数値が記載されているものは前が男性，後が女性
出所）厚生労働省：「健康日本 21（第二次）」中間評価報告書（2018）より筆者改変

3.6.2　地方健康増進計画

　健康増進法において，厚生労働大臣は「国民の健康の増進の総合的な推進を図るための基本方針」を策定することとされ，都道府県は，国の基本方針を勘案して，都道府県健康増進計画を定めることが義務づけられている。また，市町村は，基本方針および都道府県健康増進計画を勘案して，市町村健康増進計画を定めるよう努めるものとすると規定されている。この規定に基づいた国の健康増進対策の基本方針が「健康日本 21」である。2012 年にこの基本方針が改正されて「健康日本 21（第二次）」が公表され，2019 年の中間評価の結果を踏まえて基本方針が一部改正された。これにともない，都道府県および市町村は，計画の策定・見直しを進めている。

(1)　都道府県の役割

　地域の実情を踏まえ，地域住民にわかりやすい目標を設定するとともに，都道府県の区域内の市町村（特別区を含む）ごとの健康状態や生活習慣の状況の把握に努める必要がある。また，市町村，医療保険者，学校保健関係者，

産業保健関係者，健康づくりに取り組む企業，民間団体等の連携の強化および健康増進計画策定について中心的な役割を果たすことが求められている。都道府県健康増進計画を実施し，一定の期間ごとに計画の評価および改定を行い，都道府県自らによる取り組みのほか，区域内の医療保険者，学校保健関係者，企業等における取り組みの進捗状況や目標の達成状況について評価し，その後の取り組み等に反映するよう留意しなくてはならない。

(2) 保健所の役割

地域保険の広域的，専門的かつ技術的な拠点として，健康格差の縮小を図ること等を目的とした健康情報を収集分析し，地域の住民や関係者に提供するとともに，地域の実情に応じ，市町村における市町村健康増進計画の策定の支援を行う。

(3) 市町村の役割

具体的な各種の施策，事業，基盤整備等に関する目標に重点を置いて市町村健康増進計画を設定するよう努める必要がある。市町村介護保険事業計画，その他の市町村健康増進計画と関連する計画との連携・調和に配慮する。また，市町村健康増進計画を実施し，一定の期間ごとに計画の評価および改定を行い，住民の健康増進の継続的な取り組みに結び付ける。当該評価および改定に当たっては，市町村自らによる取り組みのほか，区域内の医療保険者，学校保健関係者，産業保健関係者，企業等における取り組みの進捗状況や目標の達成状況について評価し，その後の取り組み等に反映するよう留意しなくてはならない。

これらの計画に基づく対策が現在，国・都道府県・市町村のそれぞれの役割に応じて全国規模で推進されている。特に 2008 年度からは，重点プロジェクトとして，適度な運動，適切な食生活，禁煙に焦点を当てた「健やか生活習慣国民運動」が展開され，2011 年度より Smart Life Project（スマート・ライフ・プロジェクト）に発展している。

3.6.3 食育推進基本計画策定の目的・内容

(1) 食育基本法と食育推進基本計画

近年のライフスタイルの変化による不規則な食事や栄養の偏り，生活習慣病の増加，食料自給率の低下，食文化の継承の危機，食の安全性等の食生活に関する変化を踏まえ，「国民が生涯にわたって健全な心身を培い，豊かな人間性をはぐくむ」ことを目的として，2005（平成 17）年に食育基本法が制定された。この食育基本法では，農林水産省に設置される食育推進会議において，食育推進基本計画を作成することが規定されている。この規定に基づき，2006 年に食育推進基本計画が策定され，2010 年度までを対象とした食

育の推進に関する基本的な取り組み方針や重点課題，目標が示された。2011年度からは第2次食育推進基本計画が策定され，2015年度までの5年間，「周知」から「実践へ」をコンセプトとして実施された。この計画に基づいて，国・都道府県・市町村，関係機関・組織・団体，地域住民など関係者が連携して食育を推進してきた。なお，2005年から10年間，食育推進については内閣府の管轄であったが，2016年4月1日に農林水産省に移管された。

(2)　第3次食育推進基本計画

これまでの食育推進の成果と課題を踏まえ，食育に関する施策を総合的かつ計画的に推進していくため，2016年度から2020年度までの5年間を期間とする第3次食育推進基本計画が実施されている。コンセプトは「実践の環を広げよう」である（**図3.12**）。基本的な方針として，新規追加された5つの重点課題と，第二次計画を踏襲した7つの基本的な取り組み方針が示されている。また，第1，2次計画の指標および目標から変更または新たに加えて，15指標21目標が設定されている（**表3.15**）。

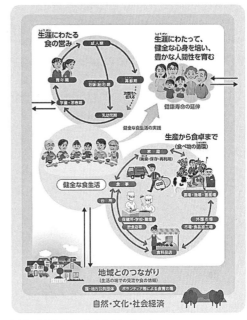

出所）農林水産省：食育ガイド（2019）

図3.12　実践の環

(3)　食育の推進と地方食育推進計画

食育基本法では，国の責務として，食育推進施策の総合的・計画的な推進のため食育推進基本計画の作成（第16条）が規定され，都道府県・市町村は国の基本方針を踏まえ，実践的な推進計画の策定に努めなければならない（第17，18条）とされている。これによって，全都道府県で地域の実情に見合った計画が策定されたが，市町村では2019年3月時点では84.8％（1,741市町村中1,476市町村）であった。第3次食育推進基本計画では，市町村も2020年までに100％とすることを目指している。さらに，食育のさらなる推進を図るため，毎年6月を食育月間，毎月19日を食育の日と定めている。食育月間では，国・地方公共団体・関係団体等が協力して，食育の国民への浸透を図るため，毎年開催地を移しながら，国主催で食育推進全国大会を実施している。

(4)　第4次食育推進基本計画

現在は，第3次基本計画の進捗状況についての分析・評価結果を基に，第4次食育推進基本計画を作成するに当たっての主な論点について整理が進められており，2020（令和2）年度中に第4次基本計画が作成される予定となっている。

表 3.15　第 3 次食育推進基本計画における現状値と目標値

目　標	現状値 （2015 年度）	目標値 （2020 年度）
1　食育に関心を持っている国民を増やす		
①食育に関心を持っている国民の割合	75.0%	90%以上
2　朝食又は夕食を家族と一緒に食べる「共食」の回数を増やす		
②朝食又は夕食を家族と一緒に食べる「共食」の回数	週 9.7 回	週 11 回以上
3　地域等で共食したいと思う人が共食する割合を増やす		
③地域等で共食したいと思う人が共食する割合	64.6%	70%以上
4　朝食を欠食する国民を減らす		
④朝食を欠食する子供の割合	4.4%	0%
⑤朝食を欠食する若い世代の割合	24.7%	15%以下
5　中学校における学校給食の実施率を上げる		
⑥中学校における学校給食実施率	87.5%	90%以上
6　学校給食における地場産物等を使用する割合を増やす		
⑦学校給食における地場産物を使用する割合	26.9%	30%以上
⑧学校給食における国産食材を使用する割合	77.3%	80%以上
7　栄養バランスに配慮した食生活を実践する国民を増やす		
⑨主食・主菜・副菜を組み合わせた食事を 1 日 2 回以上ほぼ毎日食べている国民の割合	57.7%	70%以上
⑩主食・主菜・副菜を組み合わせた食事を 1 日 2 回以上ほぼ毎日食べている若い世代の割合	43.2%	55%以上
8　生活習慣病の予防や改善のために，ふだんから適正体重の維持や減塩等に気をつけた食生活を実践する 国民を増やす		
⑪生活習慣病の予防や改善のために，ふだんから適正体重の維持や減塩等に気をつけた食生活を実践する国民の割合	69.4%	75%以上
⑫食品中の食塩や脂肪の低減に取り組む食品企業の登録数	67 社	100 社以上
9　ゆっくりよく噛んで食べる国民を増やす		
⑬ゆっくりよく噛んで食べる国民の割合	49.2%	55%以上
10　食育の推進に関わるボランティアの数を増やす		
⑭食育の推進に関わるボランティア団体等において活動している国民の数	34.4 万人	37 万人以上
11　農林漁業体験を経験した国民を増やす		
⑮農林漁業体験を経験した国民（世帯）の割合	36.2%	40%以上
12　食品ロス削減のために何らかの行動をしている国民を増やす		
⑯食品ロス削減のために何らかの行動をしている国民の割合	67.4%	80%以上
13　地域や家庭で受け継がれてきた伝統的な料理や作法等を継承し，伝えている国民を増やす		
⑰地域や家庭で受け継がれてきた伝統的な料理や作法等を継承し，伝えている国民の割合	41.6%	50%以上
⑱地域や家庭で受け継がれてきた伝統的な料理や作法等を継承している若い世代の割合	49.3%	60%以上
14　食品の安全性について基礎的な知識を持ち，自ら判断する国民を増やす		
⑲食品の安全性について基礎的な知識を持ち，自ら判断する国民の割合	72.0%	80%以上
⑳食品の安全性について基礎的な知識を持ち，自ら判断する若い世代の割合	56.8%	65%以上
15　推進計画を作成・実施している 市町村を増やす		
㉑推進計画を作成・実施している市町村の割合	76.7%	100%

出所）農林水産省：「第 3 次食育推進基本計画」（2016）より作成

3.7　諸外国の健康・栄養政策

3.7.1　公衆栄養活動に関係する国際的な栄養行政組織

（1）　国際連合（国連）機関

　　国際連合憲章は，国連の主要機関として総会，安全保障理事会，経済社会理事会，信託統治理事会，国際司法裁判所，事務局という 6 つの機関を規定

―――――――――― コラム4　新しい生活様式における栄養・食生活のポイント ――――――――――

　新型コロナウイルス（COVID-19）感染症の拡大に伴う外出自粛等により，私たちのライフスタイルは大きく変化している。COVID-19への感染は，現在の知見では特定の食品や栄養素をとることで，予防できるものではないとされている。栄養バランスのよい食事で，健康を維持・増進することは重要である。厚生労働省は，2020年8月，「新しい生活様式」における栄養・食生活のポイントを示した。その中で，バランスのよい食事によって健康状態を良好に保つことの大切さから，配食サービス，簡便に利用できる加工食品や中食等の利用時の注意点や，食事バランスガイド利用の案内，プラスワンポイントが掲載されている（図3.13）。感染対策によって日常生活が制限され，食生活が乱れることのないよう，栄養を学んでいない方々でも利用することができる食事バランスガイドの積極的な利用が望まれる。

している。また15の専門機関として，世界保健機関（WHO），国連食糧農業機関（FAO），国際労働機関（ILO）などがある。さらに，総会の下部組織として，国連開発計画（UNDP），国連環境計画（UNEP），国連児童基金（UNICEF），国連世界食糧計画（WFP）などがある。

1) 世界保健機関（World Health Organization：WHO）

ニューヨークで開かれた国際保健会議が採択した世界保健憲章（1948年4月7日発効）によって，「すべての人々が可能な最高の健康水準に到達すること」（憲章第1条）を目的として設立された。

1978年，「アルマ・アタ宣言」において，「2000年までにすべての人に健康を」という目標が設定された。この目標を達成するための戦略として取り上げられた理念が，プライマリヘルスケア（Primary Health Care：PHC）である。さらに，1989年，「オタワ憲章」において「ヘルスプロモーション」が提唱され，この考え方に基づいて感染症予防対策や**非感染性疾患**＊（Non-Communicable Diseases：NCDs）予防対策等を行っている。

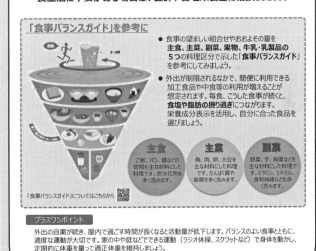

出所）厚生労働省健康局健康課栄養指導室：新しい生活様式における栄養・食生活のポイント（2020）

図3.13　新しい生活様式における栄養・食生活のポイント

＊**非感染性疾患**　p.11側注＊2参照。

2) 国連食糧農業機構 (Food and Agriculture Organization：FAO)

「世界各国国民の栄養水準及び生活水準の向上」や「食料及び農産物の生産及び流通の改善」,「農村住民の生活条件の改善」に関する施策を通じた世界経済の発展及び人類の飢餓からの解放を目標としている。1996年に開催された世界食糧サミットでは，2015年までに栄養不足人口を半減させるという目標の世界食糧安全保障に関するローマ宣言と世界食糧サミット行動計画が採択された。また，1963年にWHOと共同で，消費者の健康を保護するとともに，食品の公正な貿易を促進することを目的とした，食品の国際基準を作る政府間組織である国際食品規格委員会（コーデックス委員会 (Codex Alimentarius Commission：CAC)）を設立した。FAOは，各国の食料・農業統計の発達のため食料需給表の開発を促進しており，日本を含め各国はFAOのマニュアルを参考に食料需給表を作成している。

3) 国連児童基金 (ユニセフ，United Nation Integrated Child Emergency Fund： UNICEF)

UNICEFは1946年に発足し，保健，HIV/エイズ，水と衛生，栄養，教育，子どもの保護，社会へのインクルージョン，ジェンダーの平等，緊急支援・人道支援の分野で活動をしている。子どもの生存のための現場での支援に加え，子どもたちをめぐる現状分析，モニタリング，具体的な政策提言も行っている。栄養の分野では，母乳育児の推進，微量栄養素（ビタミンA，ヨウ素，鉄）補給対策などを行っている。

UNICEFとWHOは，共同で主導する世界母乳育児共同体 (Global Breast-feeding Collective) が提唱する政策行動に沿って，母乳育児支援の重要な要素である，熟練した母乳育児カウンセリングへのアクセスを守り，促進するよう各国政府に呼びかけている。

*1 ユニセフ・イノチェンティ研究所 UNICEF Office of Research Innocenti

また，**ユニセフ・イノチェンティ研究所**[*1]は各国の比較可能なデータを元に経済協力開発機構（OECD）または欧州連合（EU）に加盟する国々の子どもの状況を比較・分析するために，2000年からほぼ毎年報告書「レポートカード」シリーズを発表している。2020年9月に発表された「レポートカード16—子どもたちに影響する世界：先進国の子どもの幸福度を形作るものは何か[*2]」では，新型コロナウイルス感染症（COVID-19）発生前のデータを用い，子どもたちの精神的，身体的な健康と，学力・社会的スキルについて各国のランキングを示した。

*2 原題：Worlds of Influence: Understanding what shapes child well-being in rich countries

4) 世界食糧計画 (World Food Program: WFP)

飢餓のない世界を目指し活動する国連の人道支援機関である。2019年，WFPは「学校給食プログラム」活動として，59ヵ国の1,730万人に学校給食を提供した。さらに65ヵ国3,900万人の子どもたちが，WFPの支援を受

けた学校給食を提供されている。各国が独自で学校給食を実施できるように
することを究極の目標としており，過去60年間でWFPが支援してきた100
ヵ国以上の国のうち，1990年以降に支援を終了し，独自で学校給食を実施し
ている国の数は44にのぼる。「学校給食プログラム」のほか，労働の対価と
しての食糧を配布する「フード・フォー・ワーク」（FFW：Food For Work）
の支援プログラムがある。

(2)　日本の国際協力機関

1)　国際協力機構（Japan International Cooperation Agency：JICA）

日本政府による政府開発援助（ODA）の実施機関である。JICAは保健や
水衛生，教育分野等の他分野と連携し，栄養改善に向けて取り組んでいる。
具体的には，母子に対する低栄養対策や，生活習慣病予防を通じた過栄養対
策，安全かつ衛生的な水の給水整備等を行っている。また，2016年のアフ
リカ開発会議において，栄養指標が悪いアフリカ地域における栄養改善の推
進のため，アフリカ開発のための新パートナーシップ（New Partnership for
Africa's Development：NEPAD）と共同で「食と栄養のアフリカ・イニシアチ
ブ（Initiative for Food and Nutrition Security in Africa：IFNA）」を立ち上げた。

3.7.2　公衆栄養関連計画

(1)　アメリカの公衆栄養関連計画

1)　ヘルシーピープル

1979年に，当時の米国保健省は乳児，子ども，未成年，成人，高齢者の
5ライフステージ別に目標を設定した「ヘルシーピープル」を公表した。翌
1980年に，「健康増進・疾病予防のための国民の目標」が発表され，政府，州，
コミュニティにおける実践的なそれ以降，「ヘルシーピープル1990」，「ヘル
シーピープル2000」，「ヘルシーピープル2010」，「ヘルシーピープル2020」
と10年ごとに計画を作成している。2010年に公表された「ヘルシーピープ
ル2020」では，すべての人々が健康で長生きするために，包括的な目標を
4つ掲げている。

① 予防可能な病気，障害，怪我，早死をなくし，高い生活の質で長生きする。
② 健康格差をなくし，すべてのグループの健康を増進させる。
③ すべての人の健康を増進するための社会的および物理的環境を作る。
④ 生活の質を向上させ，すべてのライフステージを通して健全な発達・行
　動を促進させる。

米国保健福祉省（HHS）は，2018年6月にヘルシーピープル2030フレー
ムワークを承認したが，「すべての人が，生涯にわたって健康で幸福（well-
being）な生活を送るために，その潜在能力を最大限に発揮できる社会」を
目指すこととした。

(2)　ミレニアム開発目標（MDGs）

2000 年 9 月に開催された国連ミレニアム・サミットにおいて，21 世紀に向けた国際社会の目標として，安全で豊かな世界を作るための「国連ミレニアム宣言」が採択された。1990 年代に採択された国際開発目標を統合して作られたのがミレニアム開発目標（Millennium Development Goals：MDGs）である。MDGs は，2015 年を達成期限として，貧困や飢餓，差別の撲滅など 8 つの目標と，より具体的に示した 21 のターゲット，そして進捗状況を測るための 60 の指標が定められた。

「MDGs 報告 2015」では，目標 1 について大きな成果を上げることができたと報告された。すなわち，開発途上国で極度の貧困に暮らす（1 日 1.25 ドル未満で暮らす）人々の割合は，1990 年の 47％から 14％に減少し，1990 年からほぼ半分に減少した。また，乳幼児死亡率や妊産婦死亡率削減についても改善はみられたが，目標水準には及ばなかった。達成状況は国と地域により格差が認められ，約 8 億人の人々が未だ極度の貧困と飢餓の中で暮らしている。達成すべき目標を阻む要因としては，気候変動と地球環境悪化が指摘されている。

表 3.16　ミレニアム開発目標（MDGs）とその最終評価

ミレニアム開発目標（2000-2015 年）		最終評価
目標 1	極度の貧困と飢餓の撲滅	貧困率（1 日 1.25 ドル未満で暮らす）：47％から 14％へ減少
目標 2	普遍的初等教育の達成	開発地域における小学校への就学率：83％から 91％まで増加
目標 3	ジェンダーの平等の推進と女性の地位向上	初等，中等，および高等教育で男女格差を解消
目標 4	乳幼児死亡率の削減	5 歳未満児死亡数：90 人（出生 1,000 対）から 43 人へ減少
目標 5	妊産婦の健康の改善	妊産婦死亡率 45％減少，医療従事者の立会い出産増加
目標 6	HIV/ エイズ，マラリア及びその他の疾病の蔓延防止	HIV 新規感染者約 40％減少，マラリアと結核のまん延防止
目標 7	環境の持続可能性の確保	安全な飲み水確保とオゾン層破壊物質の除去
目標 8	開発のためのグローバル・パートナーシップの推進	政府開発援助（ODA）66％増加，携帯電話加入者数増加，インターネットの普及率増加

出所）The Millennium Development Goals Report 2015.

(3)　持続可能な開発目標（SDGs）

2015 年 9 月の国連サミットにおいて，ポスト MDGs として「持続可能な開発目標（Sustainable Development Goals：SDGs）」が採択された。17 の目標と 169 のターゲットからなり，開発途上国のみならず，先進国も対象として，貧困撲滅のために経済，教育，保健，社会的保護，雇用の機会など，広範にわたる社会的ニーズに取り組みつつ，気候変動や環境保護対策にも取り組ん

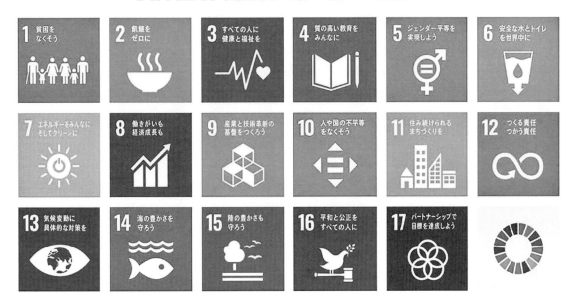

出所）国際連合広報センターホームページ，https://www.unic.or.jp/activities/economic_social_development/sustainable_development/2030agenda/sdgs_logo/

図 3.14　持続可能な開発目標（SDGs）

でいくのが SDGs の共通認識である。目標 7 − 11 及び 16 は，SDGs で新た
に加わった「豊かさ」と「平和」に関する目標である。SDGs の達成期限は
2030 年までの 15 年間としており，2020 年から達成に向けての「行動の 10 年」
がスタートし，取り組みを加速させていくことを世界に呼び掛けている。

（4）　WHO の世界戦略

2013 年，WHO によって国際的な非感染性疾患（Non-Communicable
Diseases：NCDs）の目標と指標を含む枠組みである「NCDs の予防と管理に
関するグローバル戦略の 2013 年 − 2020 年行動計画」が策定された。4 つの
NCDs（循環器疾患・がん・糖尿病・慢性呼吸器疾患）および 4 つの行動リスク
要因（煙草・不健康な食生活・運動不足・過度の飲酒）を行動計画としている。
「25 by 25（2025 年までに NCDs による 30 歳から 70 歳までの死亡率を 25％削減
すること）」を目標とし，国・地域・グローバルレベルで 6 つの政策の実現
に向けて取り組みが進められている。

WHO の提唱する 6 つの政策を以下に示す。

① 国際協力および政策提言：国際協力および政策提言を通じ，国・地域・
　グローバルレベルでの行動計画，および国際的に合意される開発目標に
　おいて，NCDs の予防と管理の優先順位を引き上げる。

*1 **ユニバーサル・ヘルス・カバ レッジ（Universal Health Cover- age：UHC）** UHCとは「すべて の人が，適切な健康増進，予防， 治療，機能回復に関するサービス を，支払い可能な費用で受けられ る」ことであり，持続可能な開発 目標（SDGs）においても目標3 「すべての人に健康と福祉を」の 中でUHCの達成が掲げられ， UHC推進のための活動が展開さ れている。

*2 **DRIs** Dietary Reference Intakes

*3 **RDA** Recommended Dietary Allowances

*4 **RNI** Recommended Nutrient Intakes

*5 **EER** Estimated Energy Requirement

*6 **EAR** Estimated Average Requirement

*7 **RDA** Recommended Dietary Allowance

*8 **AI** Adequate Intake

*9 **UL** Tolerable Upper Intake Level

*10 **AMDR** Acceptable Macronutrient. Distribution Range

*11 **DRVs** Dietary Reference Values

*12 **UNU** 国連大学（United Nations University：UNU）

*13 **NRVs** Nutrition Reference Values

② 国主導によるマルチセクターでの対応：各国のNCDsの予防と管理への対応を加速するため，各国の指導力・対応能力，実行力とともに分野部門を超えた行動と連携を強化する。

③ リスク要因および決定因子：健康を増進する環境を整備し，NCDsのリスク因子（喫煙，不健康な食生活，運動不足，過度の飲酒）とその背景にある社会的要因を減少させる。

④ 保健医療制度および**ユニバーサル・ヘルス・カバレッジ（UHC）**[*1]：患者中心のプライマリー・ヘルスケアおよびUHCの実現により，NCDsとその社会的要因の予防と管理のために保健医療制度を適合させ，強化する。

⑤ 研究開発・イノベーション：NCDsの予防と管理のための各国の高品質な研究開発力を強化し，サポートする。

⑥ 調査およびモニタリング：NCDsの傾向とその要因をモニタリングし，予防と管理の進捗状況を評価する。

3.7.3　食事摂取基準

米国・カナダでは，米国科学アカデミー医学研究所の食品栄養委員会が設定した食事摂取基準（**DRIs**）[*2]を用いている。DRIs策定以前は，米国では推奨栄養所要量（**RDA**）[*3]という形で示し，カナダは推奨栄養所要量（**RNI**）[*4]が用いられていた。DRIsの指標は，推定エネルギー必要量（**EER**）[*5]，推定平均必要量（**EAR**）[*6]，推奨量（**RDA**）[*7]，目安量（**AI**）[*8]，耐容上限量（**UL**）[*9]，許容主要栄養素分布範囲（**AMDR**）[*10]がある。

英国では，食事基準値（**DRVs**）[*11]を用いており，健康な人々のさまざまなグループが必要とするエネルギーと栄養素の量の一連の推定値で構成されている。

日本は米国・カナダの食事摂取基準の概念を導入し，日本人の食事摂取基準を策定した。

国連機関であるWHO，FAO，**UNU**[*12]が合同でエネルギーとたんぱく質の必要量を策定している。また，WHOとFAO合同で設立したコーデックス委員会（CAC）においても，栄養参照量（**NRVs**）[*13]を策定している。独自に国の食事摂取基準の策定することが難しい国については，国連機関が策定したものを参照している。

3.7.4　食生活指針，フードガイド

（1）米　国

米国保健福祉省（HHS）と米国農務省（USDA）は1980年以降共同で「米国人のための食生活指針」を5年ごとに発行している。2020年には，「米国人のための食生活指針2020-2025」を公表した。この指針は，国民の健康を維持するために，日常の食生活において摂取を推奨するまたは控える

──── コラム5　米国人のための食生活指針 2020-2025 ※ ────

2020年12月「米国人のための食生活指針 2020-2025」が公表された。

心血管疾患，2型糖尿病，肥満などの食事が原因となり得る慢性疾患が米国人の公衆衛生上の主要問題となっている。そのような疾患を持つ者は，新型コロナウイルス（COVID-19）感染症の重症化リスクが高いため，COVID-19の出現により，すべてのライフステージにわたり食生活指針に従うことの重要性がより一層強調されている。今回の指針では，重要な項目として次の4つが挙げられた。

1．すべてのライフステージごとの健康的な食習慣
2．個人的な好み，文化的な伝統，コスト面への配慮を反映させた，栄養素密度の高い食品や飲料の選択
3．カロリー制限の範囲内における食品群のニーズの充足
4．糖質，飽和脂肪酸，ナトリウムが比較的多い食品や飲料，アルコール飲料の制限

また，マイプレートを用いた新ガイド「85-15 ガイド」が示され，人が毎日摂取する必要のあるカロリーの約85％は，栄養素密度の高いとされる食品群から摂り，残りの約15％は，添加された糖類や飽和脂肪酸を含む他の食品から摂取できるカロリーであるとされている。米国の食生活指針は世界各国の食生活指針に大きな影響を与えており，今回の指針内容も世界各国が注目している。

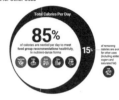

※Dietary Guidelines for Americans, 2020-2025

出所）Dietary Guidelines for Americans, 2020-2025

図3.15　85-15 ガイド

べき品目や栄養素などを記載したものである。

食生活指針で示された食生活を実践するためのツールとして，マイプレート（MyPlate）が活用されている。マイプレートは1枚のお皿を，穀類（grain）とたんぱく質（protein）で右半分，野菜（vegetables）と果物（fruits）で左半分の計4つに区切っており，望ましいバランスを面積で表している。皿の右上にはカルシウム源となる乳製品（dairy）の皿がある。また，食生活指針ではマイプレートが使用される以前は，フードガイドピラミッド（food guide pyramid）やマイピラミッド（my pyramid）が使用されていた。

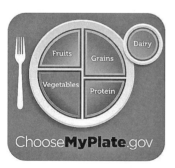
マイプレート（2010）

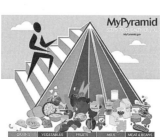
マイピラミッド（2005）

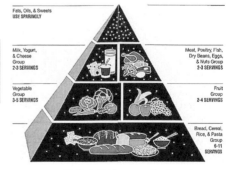
フードガイドピラミッド（1992）

出所）米国農務省ホームページ，https://naldc.nal.usda.gov/

図3.16　米国のフードガイド

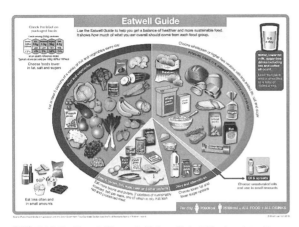

図 3.17 英国のフードガイド「Eat well Guide」(2004)

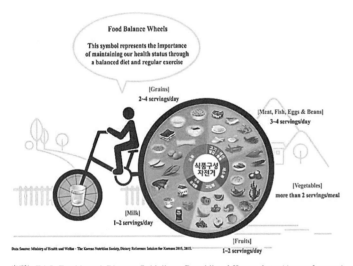

図 3.18 韓国のフードガイド「The food balance wheels」(2016)

(2) 英 国

英国保健省は 2004 年に，野菜・果物を 1 日に 5 単位以上食べることを奨励するキャンペーン「5 A DAY」を導入し，「5 A DAY」を実践するためのツールとして，「Eatwell Guide」をセットで発信している。

(3) 韓 国

韓国保健福祉部，韓国栄養学会，韓国保健産業振興院，農業畜産食品部の 4 つの機関により，2002 年，2003 年に策定された食生活指針の改訂版として 2010 年に「食物ベースの食生活指針」が作成され，3 種類のフードガイドが使われている。「The food balance wheels」は韓国の食事摂取基準に基づいて作成され，3 つのフードガイドのうち最も一般的に使用されている。自転車のイラストと自転車の前輪に描かれている 1 杯の水で，身体活動推進を示し，6 つの食品群に分類して示した食品ベースのフードガイドである。

3.7.5 栄養士養成制度

栄養士制度のある国の多くは先進国であり，開発途上国の多くは，未だ栄養士制度がなく，医師や看護師などの保健医療従事者が栄養に関する業務を行っている。また，各国で栄養士の定義，業務内容，養成制度は各々異なっている。

日本では栄養士と管理栄養士の 2 種類の制度があり，栄養士は厚生労働省が指定した栄養士養成施設に入学して，その課程を履修し，卒業することで取得できる。また，栄養士は，実務経験を積めば管理栄養士の国家試験受験資格を得ることができる。管理栄養士の国家試験受験資格は，他に 4 年制の管理栄養士養成施設を卒業する場合にも取得できる。国家試験に合格し管理栄養士登録後は更新の必要はない。米国では，登録栄養士（registered dietitian：RD）と栄養技師（Dietetics Technician Registered：DTR）の制度がある。RD と DTR は，米国栄養士会（Academy of Nutrition and Dietetics：AND）

の認定機関である栄養士教育認定評議会（Accreditation Council for Education in Nutrition and Dietetics：ACEND）が定めたプログラム修了後，国家試験を受け，合格後にそれぞれ RD，DTR として登録する。RD と DTR の教育内容は大きく違い，DTR は実務経験を積んでも RD の受験資格を得ることはできない。また，RD，DTR とも登録を維持するためには，5 年ごとに所定の単位を取得し，登録の更新が必要となる。

栄養士会の国際組織として，国際栄養士連盟（International Confederation of Dietetic Associations：ICDA）がある。ICDA は各国栄養士会により組織されており，4 年に 1 回，国際栄養士会議（International Congress of Dietetics；ICD）を開催している。そこには，各国の栄養士・栄養学者が集まり，栄養問題，栄養政策，栄養教育等について活発に議論している。ICDA は，栄養士（Dietitian-Nutritionist）を「個人，グループ，地域社会や集団の健康を最適化すべく，健康の増進，疾病の予防や治療のために，食物と栄養の科学を応用する専門職である」と定義した。また，栄養士養成のための最低限の教育レベルは，「栄養学の学士号を持つこと」「少なくとも 500 時間以上の監督された職業実習期間をこなすこと」「国際的なコンピテンシー基準に適合すること」とした。コンピテンシー基準を専門職として資格を得た際に求められる必要最小限条件とし，その内容を「栄養プロセスと専門職としての論理」「エビデンスに基づく実践と研究の応用」「栄養実践の品質保証」「職業的関係，コミュニケーションおよびパートナーシップ」「栄養の実践に不可欠な知識」の 5 つの分野に分けて示した。

【演習問題】

問 1 わが国の食育推進に関する記述である。正しいのはどれか。1 つ選べ。

(2020 年国家試験)

(1) 食育基本法は，栄養教諭の配置を規定している。

(2) 食育推進会議は，内閣府に設置されている。

(3) 食育推進基本計画の実施期間は，10 年である。

(4) 市町村は，食育推進計画を策定しなければならない。

(5) 第 3 次食育推進基本計画のコンセプトは，「実践の環を広げよう」である。

解答 (5)

問 2 栄養士法に関する記述である。正しいのはどれか。1 つ選べ。

(2020 年国家試験)

(1) 管理栄養士名簿は，都道府県に備えられている。

(2) 食事摂取基準の策定について定めている。

(3) 栄養指導員の任命について定めている。

(4) 管理栄養士の名称の使用制限について定めている。

(5) 特定保健指導の実施について定めている。

解答 （4）

問3 公衆栄養関連法規の内容と法規名の組み合わせである。正しいのはどれか。1つ選べ。 (2019 年国家試験)

(1) 特定健康診査の実施 ———— 医療法
(2) 食品表示基準の策定 ———— JAS 法
(3) 食生活指針の策定 ———— 学校給食法
(4) 低体重児の届出 ———— 母子保健法
(5) 学校給食実施基準の策定 —— 健康増進法

解答 （4）

問4 栄養士法に関する記述である。正しいのはどれか。2つ選べ。

(2018 年国家試験)

(1) 管理栄養士名簿は，厚生労働省に備えられる。
(2) 栄養教諭の免許取得に関する規定がある。
(3) 管理栄養士による食品の表示に関する監視の規定がある。
(4) 栄養の指導について，栄養士の名称独占の規定がある。
(5) 特定給食施設への管理栄養士配置の基準を定めている。

解答 （1），（4）

問5 栄養士法に関する記述である。正しいのはどれか。1つ選べ。

(2020 年国家試験)

(1) 管理栄養士名簿は，都道府県に備えられている。
(2) 食事摂取基準の策定について定めている。
(3) 栄養指導員の任命について定めている。
(4) 管理栄養士の名称の使用制限について定めている。
(5) 特定保健指導の実施について定めている。

解答 （4）

問6 国民健康・栄養調査の実施に関する記述である。正しいのはどれか。1つ選べ。 (2020 年国家試験)

(1) 調査の企画・立案は，各都道府県が行う。
(2) 調査世帯の指定は，厚生労働大臣が行う。
(3) 栄養摂取状況調査には，食物摂取頻度調査法を用いる。
(4) 栄養摂取状況調査の対象者は，1歳以上である。
(5) 栄養素等摂取量の算出において，調理による損失を考慮していない。

解答 （4）

問7 食生活指針（2016 年一部改定）に関する記述である。誤っているのはどれか。1つ選べ。 (2019 年国家試験)

(1) 生活の質（QOL）の向上を目的としている。
(2) 食品の組み合わせは，SV（サービング）を用いて示している。
(3) 「脂肪は質と量を考えて」としている。
(4) 「郷土の味の継承を」としている。
(5) 「食料資源を大切に」としている。

解答 （2）

問 8　食事バランスガイドに関する記述である。正しいものを 1 つ選べ。

（2015 年国家試験）

(1) 食生活指針（2000 年）を受けて策定された。

(2) 人間と食物と環境の関係を示した。

(3) 食品の無駄な廃棄を削減するために策定された。

(4) 生活習慣病予防のために必要な身体活動量を示した。

(5) 食品についての栄養表示の基準を示した。

解答　(1)

問 9　健康日本 21（第二次）の栄養・食生活に関する目標項目である。<u>誤っているのはどれか</u>。1 つ選べ。　（2018 年国家試験）

(1) 適正体重を維持している者の増加

(2) 主食・主菜・副菜を組み合わせた食事が 1 日 2 回以上の日がほぼ毎日の者の割合の増加

(3) 野菜と果物の摂取量の増加

(4) 共食の増加

(5) 中学校における学校給食実施率の増加

解答　(2)

【参考文献】

欧州栄養士会連盟：Critical care - nutritional support while body fights infection（2020）

加島浩子ほか：ウェルネス公衆栄養学，63-67，医歯薬出版（2020）

健康日本 21 評価作業チーム：「健康日本 21」最終評価

　https://www.mhlw.go.jp/stf/houdou/2r9852000001r5gc-att/2r9852000001r5np.pdf（2021/6/21）

　https://www.mhlw.go.jp/stf/houdou/2r9852000001r5gc.html（2021/6/21）

厚生科学審議会地域保健健康増進栄養部会：健康日本 21（第二次）の推進に関する参考資料（2012）

厚生科学審議会地域保健健康増進栄養部会：「健康日本 21（第二次）」中間評価報告書（2018）

厚生労働省：栄養士法（1947）

厚生労働省健康局健康課：国民健康づくりの最近の動向

　https://www.meti.go.jp/shingikai/mono_info_service/jisedai_health/kenko_toshi/pdf/022_07_00.pdf（2021/6/21）

厚生労働省健康局長：国民の健康の増進の総合的な推進を図るための基本的な方針の全部改正について（2012）

厚生労働省：「健康づくりのための身体活動基準 2013」及び「健康づくりのための身体活動指針（アクティブガイド）」について

　https://www.mhlw.go.jp/stf/houdou/2r9852000002xple.html（2021/6/21）

厚生労働省：睡眠対策

　https://www.mhlw.go.jp/stf/seisakunitsuite/bunya/kenkou_iryou/kenkou/suimin/index.html（2021/6/21）

厚生労働省：令和元年国民健康・栄養調査報告

　https://www.mhlw.go.jp/stf/newpage_14156.html（2021/6/21）

厚生労働省：日本の栄養政策

　https://www.mhlw.go.jp/content/000587161.pdf（2021/6/21）

国際連合広報センター：持続可能な開発目標

　https://www.unic.or.jp/activities/economic_social_development/sustainable_
　development/sustainable_development_goals/（2021/6/21）

　https://www.unic.or.jp/activities/economic_social_development/sustainable_
　development/2030agenda/sdgs_logo/（2021/6/21）

スペイン栄養士会：Recomendaciones de alimentación y nutrición para la población
　española ante la crisis sanitaria del COVID-19.（2020）

日本栄養士会：管理栄養士・栄養士倫理綱領（2014）

日本栄養士会ホームページ

　https://www.dietitian.or.jp/important/2020/10.html（2021/6/21）

農林水産省：食事バランスガイドについて

　https://www.maff.go.jp/j/balance_guide/（2021/6/21）

農林水産省：食育ガイド（2019）

　https://www.maff.go.jp/j/syokuiku/guide/pdf/00_jp_guide.pdf（2021/6/21）

農林水産省：食育基本法，食育推進基本計画等

　https://www.maff.go.jp/j/syokuiku/kannrennhou.html（2021/6/21）

World Health Organization: Global Health Estimates: The top 10 causes of death 2019
　（2020）

Dietary Guidelines for Americans

　https://www.dietaryguidelines.gov/（2021/6/21）

吉池信男，林宏一編：健康栄養科学シリーズ　公衆栄養学第 7 版，南江堂（2020）

4 栄養疫学

4.1 栄養疫学の概要

公衆栄養（public nutrition）で使われる疫学的手法を特に，栄養疫学（nutrition epidemiology）とよんでいる。公衆衛生はウィンスロー[*1]（1923）によると，「共同社会の組織的な努力を通じて，疾病を予防し，寿命を延長し，身体的，精神的健康と能率の増進を図る科学であり，技術である」と定義[*2]され，個人よりも集団を対象として扱う学問である。なかでもとりわけ疫学はその傾向が強く，さまざまな健康問題の実態とその原因について集団レベルで検討する学問である。従って，栄養疫学も個人よりも集団を対象として扱うことが多い。

疫学は，「原因（cause）」と「結果（effect）」を想定することから始まるが，栄養疫学における原因には，何をどのように食べているか，ある栄養素は不足していないか，といった食事・栄養問題が含まれる。栄養疫学は独立して成立する学問というよりも，疫学のなかで食事や栄養を扱う必要が生じた場合に，その部分を担当する学問であると理解することができる。以上のことから，栄養疫学は，栄養問題と健康問題についての因果関係を研究する学問と定義することができるだろう。

4.1.1 栄養疫学の役割

疫学とは，「明確に規定された人間集団の中で出現する健康関連のいろいろな事象の頻度と分布およびそれらに影響を与える要因を明らかにして，健康関連の諸問題に対する有効な対策樹立に役立てるための科学」と定義することができる。

疫学は元来急性感染症の流行に関する理論を明らかにすることを目的として発達した学問であった。最近は，長寿，体力の向上，健康増進，QOL など高い水準の健康要因を追究することにも関心が向けられるようになった。そのなかで，食事と疾病との関連を科学的に明らかにするために発展してきたのが，栄養疫学である。

栄養疫学の注目すべき業績を簡単に示すと，1884 年，**高木兼寛**[*3] は，食事の欠陥によって脚気が起きることを明らかにした。当時脚気の原因説として，細菌説，青魚中毒説などが提唱されていた。高木は，航海中の食事に注目し，食物中のたんぱく質の不足と炭水化物の過剰が脚気の原因であると考え，食事の内容を変えて，大麦，大豆，牛肉を多くした結果，脚気の罹患は

*1 **ウィンスロー（C.E.A. Winslow）** イェール大学公衆衛生学教授。

*2 **公衆衛生学の定義（原文）** Public health is the science and are of preventing disease, prolonging life, and promoting physical and mental health and efficiency through organized community effort …

*3 **高木兼寛（1849 ～ 1915）** 海軍省軍医大監であった。

激減した。脚気がビタミンB_1の不足によって起きることまではわからなかったが，栄養上の欠陥が原因であることを突き止めたことは高く評価される。この研究は現在の疫学における介入研究に相当する。

4.1.2 公衆栄養活動への応用

公衆衛生の分野では，疫学は，公衆衛生活動の基礎となる学問として位置づけられており，集団における健康上の問題点を明らかにして，有効な疾病予防と健康増進施策を樹立するための科学的根拠を提供する。

公衆栄養活動は情報の把握，診断，目標・計画，活動の展開，評価といった流れで進められる。評価のためには，質問紙や面接が行われるが，食事調査，身体状況調査，生活状況調査など，多面的に総合的に判断される。膨大なデータから，因果関係を明らかにするために，栄養疫学を正しく活用できる知識が必要である。

4.2 曝露情報としての食事摂取量

栄養疫学における**曝露**[*]情報は，大別すると，栄養素，食品（食物），食行動の3つに分けられる。栄養疫学を考える時，栄養素や食品についてのみ，注目するのではなく，非栄養曝露情報として，性別，年齢，運動習慣などを調査に含めることが，検討したい栄養と健康状態との真の関連を明らかにすることにつながる。

4.2.1 食物と栄養素

私たちは食物を摂取することにより，栄養素，すなわち生命を維持し健康な生活を営むのに必要な物質を摂取している。また，食物には栄養素のほかに食品添加物，農薬による化学物質，特殊成分などが含まれている。食物と疾病の関連を考える場合には，栄養素の面からだけでなく，食物として広くとらえることが重要である。

4.2.2 食事摂取量の個人内変動と個人間変動

個人内変動（within-person variation）とは，食べている食品や食べ方が日々異なっているため，摂取している栄養素も変化するという，個人内で生じる摂取量のゆれである。平日と休日で摂取量が大きく異なる，学童期では給食の有無によりカルシウムの摂取量に違いが生じるなど，つまり，個人の食事の日差のことをいう。**図 4.1** に示すように，普通に生活している人々の食事摂取量の主な特徴は，基本的には一定のパターンをとりながらも**日間変動**（day to day variation）していることである。曜日や季節などのさまざまな要因が，日々の食事摂取量の変動に系統的に影響を及ぼしているかもしれない。これらは主に文化的，生態学的要因によって決定される。たとえば，食物には旬があるので，栄養素摂取量は季節変動を示すことがある。また，Brown ら

*曝露 自分の意志に反して（毒物などに）さらされるという意味で使われる。同じように体に取り込む意味の摂取という言葉が意図的な取り込みの要素が強いのに対し，曝露の方は非意図的，被害的な取り込みをさす。

（1982）によれば，食物の保存，輸送システムをもたない国では，旬のものを食べる傾向があり，季節の影響が比較的強いとされている。

個人間変動（between-person variation）とは，摂取量や摂取状態が人によって異なることをいい，集団内における摂取量の分布を示す。一般的に「個人差」とよんでいるのは個人間変動のことである。

変動の相対的な大きさを示す値は，**変動係数**[*]（coefficient of variation）とよばれ，CV と示される。CV は，単位の違った項目のばらつきを比較する際に用いることができる。個人間変動の分布の CV 値を CV_b，個人内変動の CV 値を CV_w とすると，［個人間変動 / 個人内変動］は，（CV_b/CV_w）となる。同じ日数の調査を行った

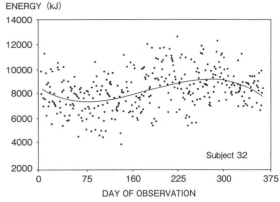

ENERGY（kJ）

DAY OF OBSERVATION

Subject 32

回帰曲線：Energy = 8510 +－30.43day + 0.250day^2 －0.000471day^3。
自由度調整済決定係数 = 15.79%。予測値の標準偏差 = 640kj（153kcal）。
DAY OF OBSERVATION：観察日

出所）Valerie Tarasuk and George H. Beaton: The nature and individuality of within-subject variation inenergy intake, *Am JChinNutr* 54, 464-70（1991）

図 4.1　ある観察対象者の 365 日間の
平均エネルギー摂取傾向

場合でも，この値は栄養素によって異なる。個人の習慣的な摂取量を集団内における相対的な値として評価したい場合は，この値が大きい栄養素ほど限られた日数の調査で信頼度の高い結果が得られることになる。

＊変動係数　p.103参照。

4.2.3　日常的な食事摂取量

食事には個人内変動があるため，短期間の食事調査で把握できる栄養素は限られてしまう。長期にわたる個人の平均的摂取量の推定に必要な食事調査の日数は，食物摂取の変動要因を考慮することが必要である。ある個人の長期間の栄養素摂取量を 1 日だけの調査からは推定できないが，何日かのデータの平均値を用いれば推定の精度が向上することは明らかである。Willet ら（1985）によると，栄養素の観測値の 95%のデータが“真の平均値”に入るには，栄養素ごとにばらつきがあるため，疫学で実際に実施できると思われる調査日数をはるかに超えていた。

発展途上国の食事では，個人の嗜好や文化的な禁忌，さらに経済的理由が個人内変動に影響を及ぼす。経済的理由では，高価な食物が不規則に摂取されることが予測され，日間変動がより大きくなる可能性もある。また，食物保存や輸送手段が整備されていないと，季節変動が強く，個人内変動をさらに大きくする。あるバングラデシュの調査（Schaefer, 1981）では，11 月から 3 月にかけて緑黄色野菜と果物の摂取量が低く，血清ビタミン A が 20μg /dL 以下の人の割合の増加と対応していた。

4.3 食事摂取量の測定方法

4.3.1 24時間食事思い出し法と記録法

24時間思い出し法（24-hour recall）は，面接のちょうど前日，すなわちある特定の1日の食事摂取量を把握する。面接では，現時点から始め，過去24時間を順次ふりかえっていく，あるいは1日前の朝食から始め，昼食，夕食へと時間を追って進んでいく方法もある。24時間思い出し法が成功するかどうかは，被験者の記憶，協力性，面接者との対話能力，そして面接者の技術にかかっている。個人の記憶に頼るので，回答者の記憶があいまいだったり，答えたくない内容であるときは，回答を控えたり，変えたりする傾向がある。特定の商品名を思い出すことができれば，特定の食物に関する詳細な情報を知ることができるが，それ以外の場合は，摂取重量の把握が不正確となる。アメリカの国民栄養健康調査は24時間思い出し法が採用されている。

食事記録法（food record, food dietary）や食物日記法は，通常3日から7日間実施され，食事ごとに食物や飲物の種類と量を詳細に記述するものである。詳細に方法が示されていても，食事を記録することは被験者にとって相当な負担となるため，この方法は，教養があり，動機づけされた人に対してしか使用できない。また，記録行為により，食生活改善意識が生まれ，日常の食行動を変えてしまうかもしれないため，食事記録をその人の通常の食習慣として把握するのは望ましくない。一方，食事による介入プログラム（栄養教育・指導）では，この意識の高揚は有益となるため，食事記録法は栄養教育の手段として用いられることもある。

遠い過去の思い出し法については，約10年までは，誤分類はあるが許容範囲で思い出せることがわかっている。この時期を過ぎると，不確実性が増すと考えられる。

陰膳法とは，1回の食事あるいは24時間の食事と同じ食物のサンプルを集めることである。食べた食物と同じものが分析のための容器に集められ，栄養素摂取量は，記録された食物から計算されるとともに，各対象者が摂取したのと同じ食事を均質化して化学的に分析される。正確であるが，費用と時間がかかる。

秤量法は，摂取食品および摂取量を秤を用いて秤量し，廃棄量を差し引いた純摂取量を調査し，食品成分表に基づいて食品群別，栄養素等摂取量を算出するものである。複数日の秤量法は現行の食事調査法の中では最も真の値に近いものとされ，他の食事調査法の精度を参照する基準として扱われることが多い。対象者にとっては手間がかかるため，普段より食事を簡単にしたりすることがあり，通常の食事を反映しない可能性もある。

表 4.1　食事調査の長所と短所

	過去を振り返る		現在の事象に関する			
	調査票に基づく		実際に食べたものに基づく			
	食物摂取頻度調査法	食事歴法[1]	24時間思い出し法	食事記録法	陰膳法	秤 量 法
対象	個人	個人	個人	個人または世帯	個人	個人
摂取量	平均的摂取目安量	平均的摂取目安量	目安量	秤量または目安量	—	秤量
記載	自記・他記	他記	他記	自記・他記	(自記)	自記
栄養士の介在	不要	要	要	要	要	要
評価目標	日常の食物摂取	日常の食物摂取	特定日の食物摂取	特定日の食物摂取	特定日の食物摂取	要
評価レベル	個人レベル	個人レベル	1日：集団レベル 7日以上：個人レベル	1日：集団レベル 7日以上：個人レベル	1日：集団レベル 7日以上：個人レベル	要
簡便性	高い	低い	比較的高い	低い	非常に低い	非常に低い
経済性	高い	低い	低い	低い	非常に低い	低い

注 1) 自記式のものも報告されているが，ここでは従来の面接法によるものを考える。
出所) 坂本元子編著：栄養指導・栄養教育，101，第一出版（2001）より改編

その他，**食事歴法**＊といった調査方法もある。食事調査の長所と短所を**表 4.1** に示す。食事調査にはさまざまな方法があるので，調査の目的や対象者の食事への理解度に合わせて選択する必要がある。

4.3.2　食物摂取頻度調査法とその妥当性・再現性

食物摂取頻度調査法（Food Frequency Questionnaire：FFQ）の根本的な原理は，たとえば，1 週間，1 か月，1 年など，長期間の平均的摂取量の評価に依存しており，特定の数日間の摂取量の評価ではない。

基本的な**食物摂取頻度調査**（FFQ）は，**食品リスト**（food list）と，それぞれの食品をどのくらいの**頻度**で食べているかの 2 部構成となっている。さらに，1 回当たりに摂取される分量と内容（**目安量**：portion size）が，詳細に質問される。

食品リストの内容は調査の目的や対象によって異なる。食品項目が有効であるためには，①その食品がかなりの人々に頻繁に使用されている。②その食品が研究対象としている栄養素をたくさん含んでいる。③摂取量の個人差をみるためには，その食品の利用頻度や量が人によって異なっている。という一般的な特性をもっていなければならない。

妥当性（validity）とは，食事のある面を測定するためにデザインされた質問票が，実際に測定できる程度をいう。妥当性の客観性を高めるための別の指標として生体指標（バイオマーカー）を使うこともある。生体指標には体内に取り込まれた栄養素摂取量を比較的短時間に直接反映する血中濃度や尿中濃度を用いることが多い。**再現性**（reproducibility）とは，繰り返し調査を行った場合，調査条件が同じでないことを認めたうえで，同一の対象者で異

＊**食事歴法**　回答者に過去の食事を報告させる食事調査法で，さまざまな食品の摂取頻度と摂取量ばかりでなく，日常摂取されている食物の特徴や典型的な調理方法など細部に渡り評価するものであり，個人の日常の食物摂取を確認する食事評価法のひとつといえる（朝食，昼食，夕食，間食，晩酌の有無，摂取時間，平日や週末の摂取パターンの違いなど）。対象者に対しては，栄養の専門知識をもち，熟練した栄養士による面接が必要とされる。

なったときに複数回測定された値（栄養素摂取量など）が首尾一貫して同じであることをいう。

食物摂取頻度調査法の妥当性と再現性を評価するために，これまで使われている方法を次に示す。

① 平均値の比較
② 質問票にリストされている食品の総摂取量に対する寄与率
③ 独立した標準法との比較
④ 生化学的指標との比較
⑤ 生理学的反応との相関
⑥ 疾病発生の予測力

4.3.3 食事摂取量を反映する身体計測値・生化学的指標

(1) 身体計測値

身長，体重などの身体計測値は，測定が簡単でデータを得やすいので，疫学では，栄養指標として最も頻繁に採用されている。また，体重(kg)/(身長(m))^2 により算出したものをBMI（Body Mass Index）とよび，肥満とやせの判定に利用されている。成人では男女とも22を標準としている。しかし，自己申告の場合，体重は低めに，身長が高めに申告されることが多い。したがって，BMIなどの肥満指数を比較する場合には，それほど大きな程度ではないが，**系統的誤分類***の危険性もある。

BMIの次に疫学でよく使用される体組成測定は，皮下脂肪厚の測定である。体脂肪を直接測定するので，魅力的であり，古くから行われている伝統的な手法である。しかし，腹腔内脂肪や筋肉内脂肪は測定せず，また皮下脂肪の分布は各部位でばらついているので，数か所の測定値で全身の脂肪量を推定することは困難である。

(2) 生化学的指標

食事摂取を反映する生化学的指標には下記のようなものがある（**表4.2**）。栄養素摂取量を反映する生化学的指標は，日内変動することが多い。早朝空腹時に採血したり，24時間蓄尿を行うと，日内変動の影響を最小限にとどめることができる。長期間にわたる摂取量を反映するものであっても，日内変動の影響を受けるので，試料採取時間をほぼ一定にしておくことが望ましい。

その他にも，尿中アスコルビン酸の測定は，ビタミンC補給剤を大量に摂取している人を同定するには有用である。また，血中カリウムは

***系統的誤分類**（differential misclassification） 情報を取る時点で一方の群に偏ってバイアスが起こることである。系統的でない誤分類（non-differential misclassification）とは情報を取る時点で両群で同様にバイアスが起こることである。

表4.2 食事摂取を反映する生化学的指標

低栄養状態	血清総たんぱく，血清アルブミン，血中レチノール値
貧血	血清フェリチン，ヘモグロビン（Hb）
高尿酸血症	血清尿酸値
高脂血症	総コレステロール値，中性脂肪，HDLコレステロール，LDLコレステロール
ナトリウム摂取量	尿中ナトリウム（24時間蓄尿）
アルコール摂取量	血清γ-GTP

通常量ではカリウム摂取量を反映しないが，尿中ナトリウムと同様に，尿中カリウムはカリウム摂取量の指標とすることができる。

生体試料（血液，尿など）中の栄養素濃度を規定しているのは，食事と恒常性の維持機構だけではない。非常に多くの遺伝的要因，環境要因，ライフスタイルもまた影響を及ぼしているので，これらの要因も考慮して，検討を行う必要がある。

4.3.4　カットオフ値

感度（鋭敏度）とは，陽性のものを正しく陽性と判定する割合のことをいい，特異度とは，陰性のものを間違って陽性と判定しない割合のことを指す。

表4.3　感度，特異度，偽陰性率，偽陽性率の求め方

	栄養不良（＋）	栄養不良（－）	合計
スクリーニング（＋）	真陽性（A）	偽陽性（B）	A＋B
スクリーニング（－）	偽陰性（C）	真陰性（D）	C＋D
合計	A＋C	B＋D	A＋B＋C＋D

感度（鋭敏度・敏感度）＝真陽性／栄養不良（＋）＝A／(A＋C)
特異度＝真陰性／栄養不良（－）＝D／(B＋D)
偽陽性率＝B／(B＋D)
偽陰性率＝C／(A＋C)
栄養不良率＝栄養不良（＋）／すべての対象者＝(A＋C)／(A＋B＋C＋D)

4.4　食事摂取量の評価方法

4.4.1　食事調査

調査を行う際は，調査対象者へのインフォームド・コンセント（informed consent：IC）が必要である。調査対象者は，調査参加の候補者であり，調査または研究内容に関して十分な説明を受けた後に完全な自由意思によって自発的に調査に参加するかしないかを決定することができる。説明は，文書によって行い，同意事項を担当者，参加者がいつでも確認できることが望ましい。

食事調査に影響を及ぼす要因，すなわちバイアス（bias）＊として，識字能力，記憶力，対象者への動機付け，年齢，交信能力，文化などがある。対象者の実態に合わせて，調査方法を選択しなくてはならない。たとえば，対象者の意欲が乏しい時に，自記式の食事記録法を行っても，正確な記録は得られないだろう。調査方法の選択に際しては，できるだけ正確な情報を得る，すなわちバイアスができるだけ入りこまない方法を採用する必要がある。

また，若年者，高齢者，身体障害者，患者などが調査に参加した場合も，結果に影響が及ぶ場合がある。このような場合は，対象者の親，配偶者，子どもまたは兄弟などから，調査対象の食事摂取のデータを得なければならない。このように，調査者本人から直接聞くことができない場合に生じるバイアスを，代理人バイアス（surrogate bias）とよぶ。

＊バイアス　調査や研究には，その結果を系統的に歪めてしまう要因が混入することが少なくない。この系統誤差を偏り，バイアス（bias）とよぶ。
　バイアスには，誤差が起こる原因により選択バイアスと情報バイアスに分けられる。
　選択バイアスとは，観察する集団が，本来目的とする集団，母集団の正しい代表ではなく，特定の傾向，特性，方向性をもった集団であるときに起こる偏りのことをいう。情報バイアスとは，観察を行う集団について，情報を得るときにその情報が正しくないために起こる偏りのことをいう。具体的には，測定の誤り，虚偽の回答，記憶の誤りなどである。

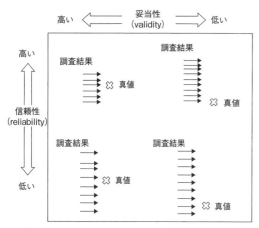

高い ← 妥当性 → 低い
（validity）

高い
↑
信頼性
（reliability）
↓
低い

調査結果 ⊗ 真値

調査結果 ⊗ 真値

調査結果 ⊗ 真値

調査結果 ⊗ 真値

出所）日本疫学会編：疫学 基礎から学ぶために，129，南江堂
（1996）より改編

図 4.2 信頼性と妥当性

介入研究やコホート研究の症例，対象いずれかの
選択においても，調査を拒否されることがあり，曝
露のある人に拒否（**非協力者バイアス**：non-respondent
bias）されやすかったり，逆に曝露のある人が特に
積極的に協力（**積極協力者バイアス**：volunteer bias）
することになってもバイアスが起こる。

調査の結果，得られた測定値，推定値がどの程度
よいものであるかを示す尺度として，妥当性（validity）
と**信頼性**＊（reliability）が挙げられる。妥当性は系
統誤差（偏り，バイアス）の大きさの尺度であり，
系統誤差が小さいことを妥当性が高いという。信頼
性（精密性（precision）ともいう）は偶然誤差の大き
さの尺度で，偶然誤差が小さいとき信頼性が高いと
いう。この関係を**図 4.2**に示す。これらは，食事調査，ひいては疫学研究の
質を表現するものであるので，妥当性，信頼性がともに高い推定値を得られ
ることが質の高い食事調査，疫学研究につながる。

4.4.2 総エネルギー調整栄養素摂取量

栄養素摂取量が健康状態に及ぼす影響を観察したい場合，同じ量を摂取し
ても，体が大きい人と小さい人ではその影響は異なるだろう。その場合，摂
取量をそのまま比較することは好ましくなく，個人が必要とする量や理想的
な摂取量に対する相対量に換算し，比較することが適当である。

エネルギー摂取量を調整する方法には，主に**栄養素密度法**と**残差法**がある。
栄養素密度法は，栄養素摂取量を総エネルギー摂取量で割ったもので表さ
れる**栄養素密度**（食塩：g/kcal，**図 4.3**参照）を用いて分析する方法である。栄
養素密度は，幅広く活用されており，総エネルギー摂取量と疾病が無相関で
あると，栄養素摂取量の個人間変動を減少させることができる。

例1：脂肪エネルギー比率は，総エネルギーあたりの百分率で示され単位
　　　は％エネルギーを用いる。

　　　脂肪によるエネルギー摂取量（kcal）÷総エネルギー摂取量（kcal）
　　　× 100（％）

例2：その他の栄養素は，1,000kcal あたりの摂取量で示され単位は摂取
　　　重量（g）/1,000kcal を用いる。

　　　摂取量（g）÷総エネルギー摂取量（kcal）× 1,000

残差法（energy-adjusted method）は，対象集団の中で総エネルギー摂取量
を独立変数，注目している栄養素摂取量を従属変数として回帰直線を計算し，
それぞれの対象者に対して回帰直線で距離を計算する方法である（**図4.3**）。

すなわち，まず対象集団の回帰直線 $y = bx + a$ を求める。この式に，ある個人の総エネルギー摂取量 x_i を入れると，その栄養素摂取量の期待値（予測値）$\hat{y}_i$ を知ることができる。その個人の栄養素摂取量の観測値（観察値）を $\bar{y}_i$ とすると，$\bar{y}_i - \hat{y}_i$ が残差となる。残差の平均値は 0 で，時にマイナスになることもある。栄養素密度法に比べて分布がやや広くなるため，集団内での相対的な個人の特徴をつかみやすいという点がある。

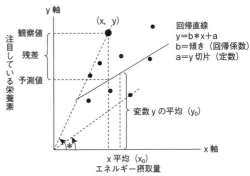

*栄養素密度（割合を観察）
　残差法（残差を観察）

出所）赤羽正之編：エキスパート管理栄養士養成シリーズ 19 公衆栄養学，127，化学同人（2005）

図 4.3　残差法によるエネルギー調整ずみ摂取量の求め方の原理

4.4.3　データの処理と解析

(1)　基本統計量

統計ではデータの集まり（群）を対象にしているが，各群の特徴を要約した値を基本統計量という。

1)　代表値

集団を構成するそれぞれの個体の数量データ（血圧値など，数値で表されるデータ）を示されても，集団の特性を一目で把握することは難しい。これを簡便にする方法として，代表値の提示がある。

最頻値，並数（mode）　最もデータ件数の多い値である。全尺度で使われる。

中央値（median）　大きさの順番に並べたときの中央のケースがもつ値である。データ数が奇数で中央値が 2 つのケースの間となるときは，それらの値を足して 2 で割った数となる。間隔尺度，比尺度，順序尺度（**表4.4**）のときに使われる。

平均値（mean, average）　全データを加えてデータ数で割った値である。間隔尺度や比尺度のときに使われる。幾何平均と区別するために算術平均と表記することもある。通常は「平均」といえば算術平均を意味する。Excel では関数 AVERAGE を使う。

$$\bar{x} = \frac{\sum x_i}{n}$$

$$\left[\begin{array}{l} \bar{x}：平均値，\ x_i：個々のデータ，\ \sum x_i：個々のデータを合計する数式 \\ n：標本サイズ \end{array} \right]$$

幾何平均（geometric mean）　分布が特に大きな値の方に裾を引いてゆがんでいる場合には，幾何平均を用いる。皮下脂肪厚の平均を求める際は，皮下脂肪厚が**図4.4**のような分布をすることが知られているので，幾何平均が適切な平均となる。Excel では関数 GEOMEAN を使う。

$$G_m = \sqrt[n]{X_1 X_2 \dots X_n}$$

（n 個のデータの積の n 乗根）

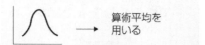

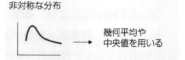

図 4.4　いろいろな分布

2）データの種類

　年齢，性別，身長などの項目は一人ひとり生徒によっていろいろな値をとるため，変数と呼ぶ。変数はさらに質的変数（質的データ）と量的変数（量的データ）に分けることができる（**表 4.4**）。

　データが連続量の場合，データの中心性とバラツキで全体像を表す。連続量が正規分布している場合は平均値（mean）と標準偏差（Standard Deviation：SD），または標準誤差（Standard Error of mean：SE）が用いられる。

　正規分布を対象とする検定はパラメトリック検定，正規分布以外を扱う検定はノンパラメトリック検定とよばれる。

表 4.4　統計データの分類

	尺度	例		目的と特徴
質的データ	名義尺度 （nominal scale）	血液型	職業分類	分類や命名符号づけ，区別のみ可能なデータ。 類別尺度ともいわれる。
		名前	ID	
		所属大学	世帯分類	
	順序尺度 （ordinal scale）	社会的地位	尿の判定結果	順序づけ，大きさのみをもつデータ。
		出身階層	味の好み	
		成績評定		
	（2値データ） （binary data）	性別		名義でデータの特別なかたち。 数学的には，スケール，順序尺度，名義尺度のすべての特徴を兼ねもっている。
		はい／いいえ	賛成／反対	
		正常／異常		
量的データ	間隔尺度 （interval scale）	温度		等間隔な目盛りづけ。 大きさと距離をもつデータ。
		テストの成績		
	比率尺度 （rational scale）	身長，体重	人数	原点からの等間隔の目盛りづけ。
			年齢	

3）ばらつきを表す値（ばらつきを表す測度）

　食事や栄養を含む自然科学では，あらゆる現象にばらつき（誤差）がつきもので，そのことを考慮した判断が要求される。

　範囲（range）　最も大きな値（最大値）から最も小さな値（最小値）を差し引いた値である。順序尺度と間隔尺度の場合に使われる。

　4分位範囲（interquartile range）　データを大きさの順番に並べて4等分したとき，境界となる3か所の値を小さいほうから下側4分位点（25％値），中央値（50％値），上側4分位点（75％値）という。順序尺度とスケールの場合

に使われる。なお，下側4分位点から上側4分位点までを4分位範囲とよぶ。

分散（V：variance）　データの平均値から散らばりの程度を示す値であり，間隔尺度や比尺度の場合に使われる。ある標本（後述）の分数を s^2 とするとき，

$$標本分散\ s^2 = \frac{1}{n} \sum (x_i - \bar{x})^2$$

〔s^2：標本分散，σ^2：母分散，$\bar{x}$：平均値，x_i：個々のデータ，n：標本サイズ〕

標準偏差（standard deviation：SD）　分散と同様にデータの平均値からの散らばりの程度を示す値である。分散ではデータと単位が異なるが，標準偏差ではデータと同じ単位となっている。

$$標本標準偏差\ s = \sqrt{s^2}$$

〔s：標本標準偏差，s^2：標本分散〕

標準誤差（standard error：SE）　SD がデータのばらつきを表すのに対して，これは平均値のばらつきを表す。標本の分散 s^2 を標本サイズ n で割ったものの平方根を平均の標準誤差という。

$$\sqrt{\frac{s^2}{n}}$$

〔s^2：分散，n：標本サイズ〕

変動係数（coefficient of variation：CV）　これはデータの単位に影響されないばらつきを表す。標準偏差÷平均値で計算される値であり，分布の広がりを比較したい時に使われる。適用できるのは値が単に正の場合に限られる。**変動係数**が大きいほど，習慣的摂取量を把握するには長い調査日数が必要であると考えられる。

(2)　母集団と標本[*1]

ある観察対象全体の集合を母集団（population）という。観察対象すべてを詳細に調べるのが理想的だが，実際の調査では困難ないし不可能であるため，母集団の一部を選んで観察することが多い。この際，選び出した集団を標本（sample）という。標本調査は，単に観察する労力を軽減するという意味だけでなく，観察対象すべてに簡単な調査をするよりも，適切に選んだ標本に限定して詳細に調査したほうが有意義な結果が得られることからも広く用いられている。

標本調査では，標本の調査結果をもとに，母集団について推定する（**図4.5**）。

このとき，母平均 $\mu \left(= \dfrac{\sum x_i}{N}\right)$ は，標本平均 $\bar{x} = \dfrac{\sum x_i}{n}$ によって推定される（$\mu = \bar{x}$）。

一方，母分散 σ^2 は，標本分散 s^2 とは一致せず，標本データから得られる**不偏分散**[*2] v^2 によって推定される（$\sigma^2 = v^2$）。それぞれ以下の式で与えられる。

[*1] **標本**　標本の選び方（標本抽出法）には以下の種類がある。詳しくは専門書を参考のこと。
〈原則：母集団を偏ることなく代表する標本を抽出する。〉
　単純無作為抽出法
　　（simple random sampling）
　系統抽出法
　　（systematic sampling）
　層別抽出法
　　（stratified random sampling）
　多段抽出法
　　（multi stage sampling）
　層別2段抽出法
　　（stratified two stage sampling）
〈代表性のないもの〉
　有意抽出法
　　（purposive sampling）
　便宜的抽出法
　　（available sampling）

[*2] **不偏分散**（unbiased esti-mate of population variance）　観測値の散らばりを表すと同時に，その観測値が得られた母集団における散らばりの推定値でもある（"母分散の不偏推定値"という）。

$$母分散\ \sigma^2 = \frac{1}{N} \sum (x_i - \mu)^2$$

$$標本分散\ s^2 = \frac{1}{n} \sum (x_i - \bar{x})^2$$

$$不偏分散\ v^2 = \frac{1}{n-1} \sum (x_i - \bar{x})^2$$

$$\left[\begin{array}{l} \mu：母平均,\ \bar{x}：平均値,\ x_i：個々のデータ, \\ n：標本サイズ,\ N：母集団のデータ数, \\ s^2：標本分散,\ \sigma^2：母分散, \\ v^2：不遍分散 \end{array} \right]$$

同様に，母標準偏差 σ は，標本標準偏差 s ではなく，不偏標準偏差 v によって推定される（$\sigma = v$）。

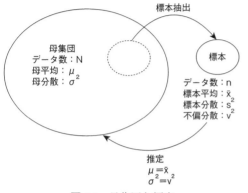

図 4.5　母集団と標本

$$母標準偏差\ \sigma = \sqrt{\sigma^2}$$
$$標本標準偏差\ s = \sqrt{s^2}$$
$$不偏標準偏差\ v = \sqrt{v^2}$$

なお，母集団について推定される変動係数は，母標準偏差を母平均で割ったものであるから，不偏標準偏差 v を標本平均で割ったものとなる。

母集団の変動係数の推定値

$$CVp = \frac{v}{\bar{x}} = \frac{\sqrt{\dfrac{1}{n-1} \sum (x_i - \bar{x})^2}}{\sum (x_i/n)}$$

(3)　分布

1）正規分布

連続変数の分布で最も代表的なものが正規分布である。正規分布のうち平均 0 標準偏差 1 のものを標準正規分布という（**図4.6**）。

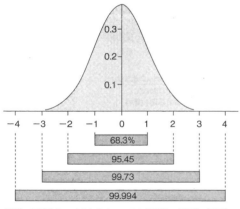

出所）市川博充：バイオサイエンスの統計学，南江堂（2006）

図 4.6　正規分布と主な信頼区間

(4)　栄養疫学の方法論

疫学は，**記述疫学**（descriptive epidemiology），**分析疫学**（analytical epidemiology），の2つの段階に分類することができる。記述疫学としては，横断研究，生態学的研究などが挙げられる。因果関係を示すことができず，仮説を提供するものとされる。分析疫学には，コホート研究，症例対照研究，**介入研究**（intervention studies）などが挙げられる。記述疫学等で得た仮説を証明するものである。

エビデンスレベル＊の基本的な考え方として，①特定の仮説を検証するために行われる実験研究の結論の方が観察研究の結論よりも真実を反映する可能性が高い。②実験研究のうち，ランダム化比較試験の結論の方が非ランダム化比較試験による結論よりも真実を反映する可能性が高い。③観察研究のうち，記述研究の結論よりも分析疫学的研究の結論の方が真実を反映する可能

性が高い。④観察研究の結論の方が生物医学的倫理に基づいた推測や専門家個人の意見，専門家委員会の報告などに比べて真実を反映する可能性が高い。これらをまとめたものを**表 4.5** に示す。

表 4.5　エビデンスレベルの分類

高い	I	システマテック・レビュー／RCT のメタアナリシス[*1]
↑↓	II	1 つ以上のランダム化比較試験
	III	非ランダム化比較試験
	IV a	分析疫学的研究（コホート研究）
	IV b	分析疫学的研究（症例対照研究，横断研究） 記述疫学（横断研究，生態学的研究）
	V	記述疫学（症例報告やケース・シリーズ）
低い	VI	患者データに基づかない，専門委員会や専門家個人の意見

出所）Minds 診療ガイドライン作成の手引き，15，医学書院（2007）を改編

(5)　記述疫学

記述疫学は，健康／異常の頻度と分布を記載することにより，疫学的な特性を明らかにし，疾病の発生要因に関する仮説を設定する。疫学調査の第一段階であり，健康／異常を人，時間，場所の面から記述することにより，要因間の類似性と相違性を検討し，疾病の発症に関与する仮説を導くことにある。

1)　横断的研究（cross-sectional study）

観察集団において，その時点での疾病の有無と何らかの要因との間の関係を記載するものである。横断研究では，疾病の**罹患率**ではなく，その時点での**有病率**を用いて，疾病・要因間の関係を記載していく。調査時点以前のことはわからないので，**因果関係**[*2] は示せない。

罹患率（morbidity rate）とは，ある集団のなかから一定期間にどれだけの人が新たに発病したかを示す指標である。

$$罹患率 = \frac{一定の観察期間内に新発生した患者数}{一定の観察期間}^{*3,*4}$$

有病率（prevalence rate）とは，ある一時点において疾病にかかっている人の割合をいう。

$$有病率 = \frac{集団のある一時点で疾病にかかっている患者数}{集団の人数}$$

2)　生態学的研究（ecological study），地域相関研究（correlational study）

対象集団の個人ごとの資料を基に分析するのではなく，集団（国，地域など）を単位にして，病因と疾病の関係を記載する方法である。たとえば，ある地域での食塩の摂取量と胃がんによる死亡の関係を記載して（**図 4.7**），その後

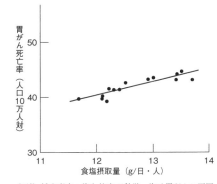

出所）橋本壽夫：塩と健康の科学―塩は胃がんの原因か（2），たばこと塩産業業新聞，1991.11.25，http://geocities.jp/t_hashimotoodawara/salt6/salt6-91-11.html（2013.3.13）

図 4.7　食塩摂取量と胃がん死亡率の関係

*1　**メタアナリシス（meta-analysis）** 過去に行われた複数の研究結果を統合し，より信頼性の高い結果を求めること，またそのための手法や統計解析のことである。メタ分析，メタ解析ともいう。

*2　**因果関係** 原因と結果の関係。これを証明するための一定条件が，ブラッドフォード・ヒルにより，慢性疾患を対象として作成された（ヒルの9項目）。
① 関連の強固性（strength）
② 関連の一致（consistency）
③ 関連の特異性（specificity）
④ 時間的先行性（temporality）
⑤ 生物学的勾配（biological gradient），量反応曲線（dose-responce curve）
⑥ 関連のもっともらしさ（plausibility）
⑦ 関連の整合性（cohorence）
⑧ 実験的な根拠の存在（experiment）
⑨ 類似した関連の存在（analogy）

*3　**観察期間** 実際には，一定の観察期間においてその集団がすべてのその場にとどまっていることは少なく，さまざまな理由（転居や，事故・別の疾患による死亡など）によって集団から脱落したり，反対に新たに集団に加わったりする。小規模集団の観察ではこれら移動した人についても無視をせず，できるだけ観察に加えるほうがよい。それらを加える方法として，**人年法**（*4）がある。このとき，罹患率は，以下のとおり。

$$\frac{一定の観察期間内に新発生した患者数}{一定の観察期間における1人ひとりの観察期間の総和（人年：person-year）}$$

*4　**人年法** まるまる1年いた人ひとりにつき1人年（person-year）。1年の途中で脱落した人，また新たに加わった人ひとりにつき1/2人年，さらに1年の途中で加わり，その年の内に脱落した人ひとりにつき1/4人年として，観察期間を通じて合計する方法。

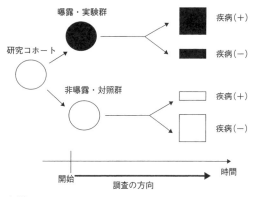

図 4.8　前向きコホート研究

の疫学解析のきっかけを提供するものである。

(6) 分析疫学

1) コホート研究

　コホート研究は，何らかの共通特性をもった集団を追跡し，その集団からどのような疾病・死亡が起こるかを観察し，要因と疾病との関連を明らかにしようとする研究である。コホート研究には，前向きコホート研究（prospective cohort study）と後ろ向きコホート研究（retrospective cohort study），継続コホート研究（perspective cohort study）がある。前向きコホートについて**図 4.8** に示す。コホート研究の特徴として，分母集団の死亡率や罹患率が直接測定でき，相対危険も算出できることがある。また，曝露要因の影響を単一疾病に対してだけでなく，複数の疾病に対して同時に観察することができる。

　死亡率（mortality rate）とは，ある一定期間の死亡数が観察集団の人口に占める割合である。人口 1,000 対，あるいは 10 万対で表すことが多い。

$$死亡率 = \frac{ある期間の死亡数}{観察集団の人口}$$

　生存率（survival rate）は，継続的に観察しているある集団における，ある時点での生存者の割合である。

　致命率（fatality rate）とは，ある疾病にかかった集団においてその疾病で死亡する割合をいう。

　相対危険（リスク比：relative risk）とは，曝露群の危険度を非曝露群の危険度で割った値をいう。

	病気になった人	元の人数	観察年数
曝露群	X_d	X	（T）
非曝露群	Y_d	Y	（T）

$$曝露群の危険度 = \frac{Xd}{X \cdot T} \quad 非曝露群の危険度 = \frac{Yd}{Y \cdot T}$$

$$相対危険（RR）= \frac{Xd \cdot Y}{X \cdot Yd}$$

2) 症例対照研究（case-control study）

　ある着目疾患について，その症例研究など，過去の観察的疫学研究を受けて，その危険因子に関する新たな症例対照研究が行われる（**図 4.9**）。

　相対危険度（relative risk：RR リスク比）は曝露群のリス

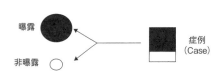

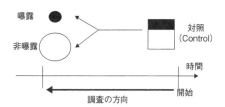

図 4.9　症例対照研究

クを非曝露群のリスクで割ったものである。もし疾患が稀なものであれば，$a \ll b$，$c \ll d$ であるので，a/b，c/d は 1 に比べて無視できるほど小さくなるため，曝露群のリスクは，

$$\frac{a}{a+b} \fallingdotseq \frac{a/b}{a/b+1} \fallingdotseq \frac{a}{b} \quad となり，$$

非曝露群のリスクも同様に

$$\frac{c}{c+d} \fallingdotseq \frac{c}{d} \quad となることから，$$

$$RR = \frac{\{a/(a+b)\}}{\{c/(c+d)\}} \fallingdotseq \frac{a/b}{c/d} = \frac{ad}{bc}$$

で求めることができる。

　一方，事象の有と無の確率の比，たとえば曝露の有と無の比をオッズといい，症例の曝露オッズ $= a/c$，対照の曝露オッズ $= b/d$ の 2 つの比，

$$\frac{a/c}{b/d} \fallingdotseq \frac{ad}{bc}$$

をオッズ比という。以上のことから，疾患が稀なものの場合，オッズ比は相対危険度の近似値となることがわかる。

(7)　介入研究

　コホート研究や症例対照研究などの疫学研究で，ある要因と疾患の間の因果関係が明白になった場合，その事実に基づいて予防プログラムを考えることとなる。介入研究とは，疫学的手法の中で研究者が人に"操作"を加え，その影響を分析する方法のことである。介入研究において，より正確な結果を得るためには，介入群と対照群が等質でなければならない。この条件を満たすために，ある対象者が介入群に属すか属さないかを無作為に決定する方法がある。これを，**無作為化比較対照試験**（ランダム化比較試験 Randomized Controlled Trial：RCT）という。また，この時対象者が研究対象となることは同意するものの，自分が介入群か対照群かを知らないまま研究対象となることが多い。このことを盲検（blind）という。さらに対象者に直接接する研究者もそれを知らずに行うことも多い。その場合は二重盲検（double blind）という。

(8)　栄養疫学でよく使用される基本的な統計解析

①　回帰分析

　分析の目的が，摂取エネルギーと肥満度の関係のように用量反応関係である場合には，回帰分析を用いる。説明変数が肥満度，目的変数が病気の発症の有無である場合，発症の有無はカテゴリ値で 2 値変数であるためロジスティックス回帰分析が用いられる。

② 相 関

分析対象が説明変数と目的変数ではなく，身長と体重や摂取エネルギーと喫煙率など2変数の関連の強さだけを検討する場合は，相関分析を用いる。各変数が正規分布に準じるとみなせる場合は**ピアソンの積率相関**，各変数が非正規分布の連続変数の場合は**スピアマンの順位相関**などを用いる。

③ *t*検定[*]

* *t*検定 厳密には4つのタイプに分けることができる。

2つの集団を比較する場合によく使われる。*t*検定では2つの集団における平均の比較を行うが，*t*検定には2種類ある。

ⅰ）対応のある*t*検定

50歳女性100人に対し，身体計測・食事調査を行い，食事内容を改善する介入プログラムを実施して，1年後もう一度身体計測・食事調査を測定した場合，介入前後の各指標の比較は対応のある*t*検定を行う。

ⅱ）対応のない*t*検定

50歳女性100人に対し，身体計測をした際に運動習慣の有無を同時に調査し，運動習慣のある群とない群の平均体重を比較する場合は，対応のない*t*検定を行う。

④ χ^2検定

ある集団を2群に分け，その割合の差を比較する。たとえば，ある集団を男女に分けてその割合を比較する。その際，2つの群での割合は等しいという帰無仮説において，χ^2検定を行う。

標本サイズが20に満たないような場合で，しかもセルの期待値が5に満たないようなデータで検定を行う際は，誤差が大きくなるため，**フィッシャーの直接確率法**の正確有意確率の結果を用いる。

⑤ 1つの母集団の比率

ⅰ）母集団の比率の推定

真の割合の95%信頼区間を求め，次に基準となる割合を引くと差が求められる。P：標本集団の割合，n：標本集団の対象者数

標本の比率から母集団の比率（母比率）を推定する。

$$\text{真の割合の95\%信頼区間} = P \pm 1.96 \sqrt{\frac{P(1-P)}{n}}$$

例：ある大学で学生に運動習慣があるかどうかを調べた。学生100人中25名が「運動習慣がある」と答えた。この学校は1万人以上の学生がいるが，学校全体（これを母集団とする）では何%くらいが運動習慣があるといえるか。95%信頼水準で予測してみる。

$$0.25 \pm 1.96 \sqrt{\frac{0.25(1-0.25)}{100}} = 0.1652 \sim 0.3348$$

この大学では，最低 16.5％，最高 33.5％が運動習慣があると予測することができる。

ⅱ）母集団の比率の検定

標本の比率と母集団の比率を比較する場合は，二項母集団における母集団比率の検定（母比率の検定）とよばれる。z 値を「有意水準 5 ％とした場合，この値が -1.96 より小さい，または 1.96 より大きければ，この帰無仮説を棄却することとなる（割合は等しくない）。

$$z = \frac{P - P_0}{\sqrt{\dfrac{P_0(1 - P_0)}{n}}}$$

（P：標本集団の割合，P_0：基準の割合，n：標本集団の対象者数）

例：健康診断のデータで，全国では肥満児が 17 ％であった。ある小学校（50 人）の肥満児は 20 ％であった。この時のある小学校の肥満児は全国より多いと言ってよいか。

$$z = \frac{0.17 - 0.2}{\sqrt{\dfrac{0.2(1 - 0.2)}{50}}} = 0.5303$$

1.96 と比較すると z が小さいので，帰無仮説は棄却できない（有意差はない）。

⑥ 多変量解析

原因となる因子が 2 つ以上あり，それぞれが結果因子に影響を与えている場合に，原因となる因子と結果となる因子の関連を考慮して検討する方法である。

その他の検定について表 4.6，4.7 に示す。説明変数の群数および目的変数の性質（正規分布か非正規分布）によって検定方法は決定する。

表 4.6　群間・群内比較のための手法 データの対応がない場合

説明変数	目的変数	検定方法
2 群の比較	連続量（正規分布）	対応のない t 検定
2 群の比較	連続量（非正規分布），順序カテゴリ値	マン・ホイットニーのU検定
2 群または 3 群以上の比較	カテゴリ値（2 値変数）	χ²検定，フィッシャーの直接確率法
3 群以上の比較	連続量（正規分布）	1 元配置分散分析（多重比較）
3 群以上の比較	連続量（非正規分布），順序カテゴリ値	クラスカル・ウォリスの検定

出所）田中平三，徳留信寛，伊達ちぐさ編：公衆栄養学 改訂第 4 版，206，南江堂（2007）より改編

表 4.7　群間・群内比較のための手法 データの対応がある場合

説明変数	目的変数	検定方法
2 群の比較	連続量（正規分布）	対応のある t 検定
2 群の比較	連続量（非正規分布），順序カテゴリ値	ウィルコクソンの符号つき順位和検定
2 群または 3 群以上の比較	カテゴリ値（2 値変数）	マクネマーの検定
3 群以上の比較	連続量（正規分布）	反復測定 1 元配置分散分析
3 群以上の比較	連続量（非正規分布），順序カテゴリ値	フリードマンの検定

出所）表 4.6 と同じ。

4.5　食事摂取基準

4.5.1　日本人の食事摂取基準（2020年版）*の基礎的理解

（1）　策定の目的と使用期間

「健康増進法」第16条の2に基づいて定められている。国民の健康の保持・増進，生活習慣病の予防を目的とし，エネルギー及び各栄養素の摂取量の基準を定めたものであり，5年ごとに改訂される。

2020年度から使用する日本人の食事摂取基準（2020年版）は，2015年版で用いられた方針を踏襲しながら，可能な限り，科学的根拠に基づいた策定を行うことを基本としている。また，栄養に関連した身体・代謝機能の低下の観点から，健康の保持増進・生活習慣病の発症予防および重症化予防に加え，高齢者の低栄養予防やフレイル予防も視野に入れて策定されている。

（2）　適用の対象

健康な個人ならびに健康な人を中心として構成されている集団。高血圧，脂質異常，高血糖，腎機能低下に関するリスクを有していても，自立した日常生活を営んでいる者を含む。

健康な個人または集団だけでなく特定保健指導対象者まで対象として，高齢者の低栄養予防やフレイル予防を目的とし，エネルギーおよび各栄養素の摂取量の基準を示した。人々がよりよい栄養状態を維持するために必要なエネルギーおよび各栄養素の摂取量の基準を示したものである。歩行や家事などの身体活動を行っている者であり，体格（BMI）が標準より著しく外れていない者である。疾患を有していたり，疾患に関する高いリスクを有していたりする個人ならびに集団に対して，治療を目的とする場合は，食事摂取基準におけるエネルギーおよび栄養素の摂取に関する基本的な考え方を理解したうえで，その疾患に関連する治療ガイドラインなどの栄養管理指針を優先して用い，食事摂取基準は，補助的な資料として参照することが勧められる。

4.5.2　指標の概要

食事摂取基準の指標として，エネルギー1種類，栄養素については5種類の指標が示されている（**表4.8**, **図4.10**）。栄養素については，2020年版では35種類の栄養素およびエネルギー産生栄養素バランスが策定の対象とされた。

表4.8　策定の対象とした栄養素

設定項目		2020年版
たんぱく質		たんぱく質
脂質		脂質 飽和脂肪酸，n-6系脂肪酸，n-3系脂肪酸，コレステロール
炭水化物		炭水化物，食物繊維，糖類
エネルギー産生栄養素バランス		たんぱく質エネルギー比率，脂肪エネルギー比率，炭水化物エネルギー比率
ビタミン	脂溶性ビタミン	ビタミンA，ビタミンD，ビタミンE，ビタミンK
	水溶性ビタミン	ビタミンB₁，ビタミンB₂，ナイアシン，ビタミンB₆，ビタミンB₁₂，葉酸，パントテン酸，ビオチン，ビタミンC
ミネラル	多量ミネラル	ナトリウム，カリウム，カルシウム，マグネシウム，リン
	微量ミネラル	鉄，亜鉛，銅，マンガン，ヨウ素，セレン，クロム，モリブデン

出所）木戸康博・小倉嘉夫・眞鍋祐之・青井渉編：NEXT 応用栄養学 第6版，62，講談社（2020）より改編

(1)　エネルギー指標

エネルギーについては，エネルギー摂取の過不足の回避を目的とする指標を設定する。推定エネルギー必要量（EER）は，エネルギー出納がゼロ（0）となる確率が最も高くなると推定される習慣的な1日あたりのエネルギー摂取量である。

(2)　栄養素指標

栄養素は5つの指標があるが，栄養素の指標を適用するねらいは3つである。

① 摂取不足を防ぐため（EAR，RDA）

② 過剰による健康障害を防ぐため（UL）

③ 生活習慣病の発症予防に資するため（DG）

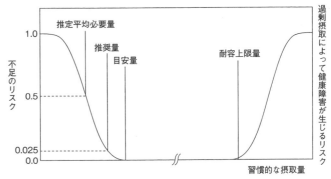

縦軸は，個人の場合は不足または過剰によって健康障害が生じる確率を，集団の場合は不足状態にある者または過剰によって健康障害が生じる者の割合を示す。

不足の確率が推定平均必要量では0.5（50％）あり，推奨量では0.02～0.03（中間値として0.025）（2～3％または2.5％）あることを示す。耐容上限量以上を摂取した場合には過剰摂取による健康障害が生じる潜在的なリスクが存在することを示す。そして，推奨量と耐容上限量との間の摂取量では，不足のリスク，過剰摂取による健康障害が生じるリスクともに0（ゼロ）に近いことを示す。目安量については，推定平均必要量ならびに推奨量と一定の関係をもたない。しかし，推奨量と目安量を同時に算定することが可能であれば，目安量は推奨量よりも大きい（図では右方）と考えられるため，参考として付記した。目標量は，他の概念と方法によって決められるため，ここには図示できない。

出所）表4.8に同じ

図4.10　食事摂取基準の各指標を理解するための概念図

1)　推定平均必要量（Estimated Average Requirement：EAR）

ある母集団に属する50％の者が必要量を満たすと推定される摂取量。

2)　推奨量（Recommended Dietary Allowance：RDA）

ある母集団に属するほとんどの者（97～98％）が充足しているとされる摂取量。推奨量は，推定平均必要量が与えられる栄養素に対して設定され，推定平均必要量を用いて算出される。

$$推奨量 ＝ 推定平均必要量 × (1 ＋ 2 × 変動係数)$$
$$＝ 推定平均必要量 × 推奨量算定係数$$

3)　目安量（Adequate Intake：AI）

十分な科学的根拠が得られず，推定平均必要量が設定できない場合，特定の集団においてある一定以上の栄養状態を維持するのに十分な量として設定されている。

表4.9　推定平均必要量から推奨量を算定するために用いられた変動係数と推奨量算定係数の一覧

変動係数	推奨量算定係数	栄養素
10％	1.2	ビタミンB₁，ビタミンB₂，ナイアシン，ビタミンB₆，ビタミンB₁₂，葉酸，ビタミンC，カルシウム，マグネシウム，鉄（6歳以上），亜鉛，銅，セレン
12.5％	1.25	たんぱく質
15％	1.3	モリブデン
20％	1.4	ビタミンA，鉄（6か月～5歳），ヨウ素

出所）表4.8に同じ

4) 耐容上限量 (Tolerable Upper Intake Level : UL)

健康障害をもたらすリスクがないとみなされる習慣的な摂取量の上限値である。

耐容上限量には,「健康障害が発現しないことが知られている習慣的な摂取量」の最大値（健康障害非発現量, No Observed Adverse Effect Level : NOAEL）と「健康障害が発現したことが知られている習慣的な摂取量」の最小値（Lowest Observed Adverse Effect Level : LOAEL）との間に存在するとされている。動物実験などにより得られた数値を用いることがあることから,「不確実性因子」（Uncertain Factor : UF）で除した値を耐容上限量としている。

ヒトを対象として通常の食品を摂取した報告に基づく場合

UL = NOAEL ÷ UF　（UF は 1 から 5）

ヒトを対象としてサプリメントを摂取した報告に基づく場合, または, 動物実験や in vitro の実験に基づく場合

UL = LOAEL ÷ UF　（UF は 10）

5) 目標量 (tentative dietary goal for preventing life-style related diseases : DG)

生活習慣病の発症予防を目的として, 日本人が当面の目標とする量として設定されている。各栄養素の特徴を考慮して, 3種類の算定方法が用いられている。

表 4.10　目標量の種類と栄養素の関係

内容からみた目標量の種類	栄養素
摂取量を目標量に近づけるために設定した栄養素	（摂取量の増加をめざすもの） 　　　食物繊維, カリウム （摂取量の減少をめざすもの） 　　　ナトリウム, 飽和脂肪酸
目標量が範囲として与えられ, その範囲内に入るようにすることをめざすために設定した栄養素	たんぱく質, 脂質, 炭水化物が総エネルギー摂取量に占めるべき割合

出所) 表 4.8 に同じ

4.5.3　活用の基礎的理解と留意事項

(1)　年齢区分

乳児については,「出生後6か月未満（0〜5か月）」と「6か月以上1歳未満（6〜11か月）」の2つに区分することとし, 特に成長に合わせてより詳細な年齢区分設定が必要と考えられる場合には,「出生後6か月未満（0〜5か月）」及び「6か月以上9か月未満（6〜8か月）」,「9か月以上1歳未満（9〜11か月）」の3つの区分とする。

1〜17歳を小児, 18歳以上を成人とする。なお, 高齢者については, 65

〜74歳，75歳以上の2つの区分とする。

(2)　参照体位

食事摂取基準の策定において参照する体位は，性および年齢区分に応じ，日本人として平均的な体位をもった者を想定し，健全な発育および健康の保持・増進，生活習慣病の予防を考える上で参照値として提示されている。

(3)　アセスメントにおける注意点

1)　食事調査等のアセスメントにおける注意点

食事調査では，対象者の食事への理解などにより測定誤差が生じることがある。より高い調査精度を確保する配慮が必要である。過少申告や過大申告が生じる場合もある。たとえば，過少申告・過大申告は肥満度の影響を受け，エネルギーにおいてBMIが大きくなるにつれて，過少申告の程度は甚だしくなる。栄養素については，たんぱく質，カリウム，ナトリウムの申告された摂取量と24時間尿中排泄量から推定した量では，BMIが低い群で過大申告，BMIが高い群で過少申告の傾向があった。さらに，日間変動も存在する。

2)　摂取源

食事として経口摂取されるものに含まれるエネルギーと栄養素を対象とする。耐容上限量については，いわゆる健康食品やサプリメント由来のエネルギーと栄養素も含むものとする。

3)　活用の基本的考え方

食事摂取基準の主な活用方法として，「食事改善」と「給食管理」の2つがある。

食事摂取状況のアセスメントにより，エネルギーおよび各栄養素の摂取量が適切かどうかを評価するところから始まる。PDCAサイクルを基本とする。食事摂取基準に示された数値は，「めざすもの」であることに留意する。

(4)　食事改善（個人）

個人の食事改善を目的とした食事摂取基準の活用を行う際は，まず食事調査を行い，個人の摂取量から摂取不足や過剰摂取の可能性等を推定する。その結果に基づき，摂取不足や過剰を防ぎ，生活習慣病の発症予防のための適切なエネルギーや栄養素の摂取量について目標とする値を提案し，食事改善の計画，実施につなげる。

(5)　食事改善（集団）

集団の食事改善を目的とした食事摂取基準の活用を行う際は，食事摂取状況のアセスメントを行い，集団の摂取量の分布から，摂取不足や過剰摂取の可能性がある割合を推定する。その結果に基づき，食事摂取基準を適応し，摂取不足や過剰摂取を防ぎ，生活習慣病の発症予防のための適切なエネルギーや栄養素の摂取量について目標とする値を提案し，食事改善の計画，実施

につなげる。

【演習問題】

問1 ある集団の総エネルギー摂取量（x）とたんぱく質摂取量（y）の間に，y ＝ 0.03x+20 の回帰式が成り立った。この集団の平均エネルギー摂取量は 2,000kcal である。A さんの残差法によるエネルギー調整たんぱく質摂取量を算出した。正しいのはどれか。ただし，A さんのエネルギー摂取量は 2,500kcal，たんぱく質摂取量は 115g であり，上記の回帰式に代入すると残差が 20g と計算されている。 (2008 年国家試験)

(1) 60g
(2) 80g
(3) 95g
(4) 100g
(5) 115g

解答 （4）

問2 栄養素等摂取量の把握方法に関する記述である。正しいのはどれか。1 つ選べ。 (2015 年国家試験)

(1) 24 時間食事思い出し法は，調査の技術の影響を受けにくい。
(2) 秤量による食事記録法は，対象者の負担が少ない。
(3) 目安量による食事記録法は，食品成分表に記載されていない栄養素の摂取量が把握できる。
(4) 体重の変化量は，エネルギー収支バランスの指標となる。
(5) 早朝尿のナトリウム量は，過去数か月間の平均食塩摂取量の指標となる。

解答 （4）

問3 K 市において，50 歳代女性 1,000 人を対象とした個人の習慣的なカルシウム摂取量を把握するために食事調査を行いたい。この調査法として，最も適切なものはどれか。1 つ選べ。 (2019 年国家試験)

(1) 食事記録法（秤量法）
(2) 24 時間食事思い出し法
(3) 半定量式食物摂取頻度調査法
(4) 陰膳法

解答 （3）

問4 集団を対象とした食事調査によって得られた栄養素摂取量のデータ解析に及ぼす影響と，その解決法に関する記述である。□に入る正しいものの組合せはどれか。1 つ選べ。 (2019 年国家試験)

食事調査によって得られた栄養素摂取量について，Ⓐの影響を取り除く方法の一つとして，栄養素摂取量をⒶで除し，単位当たりの栄養素摂取量を算出する方法がある。この方法をⒷという。また，データの解析段階では，交絡因子の影響を取り除くため，一般的にⒸが行われている。

	a	b	c
(1)	総エネルギー摂取量 ―	栄養素密度法 ―	マッチング
(2)	総エネルギー摂取量 ―	栄養素密度法 ―	層化
(3)	総エネルギー摂取量 ―	残差法 ―	マッチング
(4)	総たんぱく質摂取量 ―	残差法 ―	層化
(5)	総たんぱく質摂取量 ―	残差法 ―	マッチング

解答　(2)

問5　ある集団において，食事記録法により把握したビタミン B_1 摂取量のデータを解析した。ビタミン B_1 を含むサプリメント摂取による「はずれ値」の影響を受けやすい指標である。正しいのはどれか。2つ選べ。

（2013 年国家試験）

(1) 平均値

(2) 最頻値

(3) 中央値

(4) 変動係数

(5) 25 パーセンタイル値

解答　(1)，(4)

【参考文献】
田中平三監訳：食事調査のすべて―栄養疫学―，第一出版（1996）
日本疫学会編：疫学 基礎から学ぶために，南江堂（1996）
徳留信寛監訳：食事評価法マニュアル，医歯薬出版（1997）
市原清志：バイオサイエンスの統計学，南江堂（2006）
大澤清二：改訂楽しく学ぶ統計学，家政教育社（2007）

5 公衆栄養マネジメント

5.1 公衆栄養マネジメント

栄養マネジメントは従来「栄養管理」とよばれてきたが，**日本栄養改善学会の報告書**によると管理栄養士が行う業務全般を「栄養管理」，栄養士が行う業務全般を「食事の管理を中心とした栄養管理」と表現している。そこでは"管理"は，英語でいう administration の意味ではなく，「対象となる個人や集団や組織に対し，適切なスクリーニング（screening）とアセスメント（assessment）を行い，課題を明確にし，課題解決のための計画を立案（planning），実施，モニタリング（monitoring），評価（evaluation）するという一連のマネジメントサイクルに沿った活動の実践を意味する」とされた。

5.1.1 地域診断

公衆栄養活動の実際では「地域診断」を実施することが必須である。地域における課題や住民ニーズ，必要な社会資源などを明らかにし，計画立案につなげることを目的として地域診断を実施する。加えて地域住民と行政，諸機関の協働づくりが重要であり，自治体における組織作りの重要性が挙げられる。統計データや各種指標など，客観的エビデンス（根拠や証拠）を基にして，政策の決定や実行を効果的・効率的に行うことをエビデンスに基づく政策立案（Evidence-Based Policy Making：EBPM）という。

5.1.2 公衆栄養マネジメントの考え方・重要性

公衆栄養活動におけるマネジメントでは，その対象は個人ではなく集団であるため，コミュニティ（community）の概念が重要である。以前はコミュニティを地理的な地域に限定することが多かったが，現在のソーシャルメディアを介したコミュニティは情報共有を含めた意味で用いられることが多い。

"マネジメント"とは，組織の目標を設定し，その目標を達成するために組織の資源を効率的に活用し，リスクの管理を行うこと。"マネジメントサイクル"は，マネジメントを行う際の手順のことで，人や組織が目的を達成するために計画を作成し，実施し，計画通りに実施できたかどうかを評価し，見直しを行って，その結果を次の行動計画に結びつける一連の流れをいう。

5.1.3 公衆栄養マネジメントの過程

＊ PDCA サイクル　p.1, 155参照。

公衆栄養マネジメントの過程の代表的な例が「**PDCA サイクル**＊」である。

わが国では健康・栄養政策を効率的・効果的に推進するために，PDCA サイクルの考え方を取り入れている。すなわち，各種調査や研究により明確

化した健康・栄養課題の解決に向け，政策を計画
（Plan），実施（Do），評価（Check），改善（Act）
することで政策を発展させている（**図5.1**）。

地域診断や各種調査・研究により明確化した健
康・栄養課題の解決に向け，対策について計画
（plan）し，これを実施（do）しながら，評価（check）
を行い，評価に基づいた改善（act）することで
再度計画に反映することが課題の解決につながる。

マネジメントの各過程における留意点は**表5.1**
のとおりである。

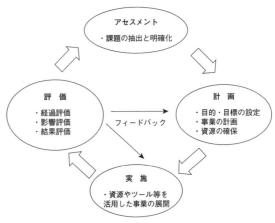

図5.1　公衆栄養マネジメントのプロセス

5.2　公衆栄養アセスメント

5.2.1　公衆栄養アセスメントの目的と方法

栄養アセスメントとは，個人あるいは集団の健康・栄養状態についてさまざまな指標を用いて客観的に評価することである。地域診断を含めたアセスメントを実施するためには，対象の価値観や主観的な課題についても社会ニーズとして把握することが必要である。

公衆栄養アセスメントで用いる項目と指標例は**表5.2**のとおりである。

表5.1　マネジメントの各過程における留意点

過程		特徴と留意点
診断	情報交換 データの収集 テーマの設定	・住民自らの話し合い ・自主的，自立的，かつ自律的 ・計画づくりの一つの手段 ・地域特性の把握 ・問題の発見 ・住民のニーズや関心が高く，時代の変化に対応している ・実施可能である
計画（plan）	計画の特性 計画の設定 計画案の立案 組織づくり	・科学的根拠に基づく ・合理的かつ実際的である ・長期計画（全体の方向性を示す理念や目的に重点），中期計画・短期計画（計画内容を効果的に実行するための具体的な実施内容），実施計画（年次計画など，具体的な展開内容と手順）の作成 ・現状と計画のずれを少なくする ・6W1H（いつ・どこで・誰が・何を・誰に・なぜ・どのように） ・住民主体 ・社会資源の発掘と活用 ・連携 ・キーパーソンの設定
実施（do）	指導方法 活動の展開	・個人指導（個に応じた具体的な指導，指導者や時間・経費の負担増）と集団指導（仲間づくりと他者との連帯感，効率的，一方的な知識の伝達になりやすい） ・適切な媒体の選択 ・参加意識を高揚し，活動を活発化するために，組織全体が参加できるように配慮して，役割を配分する ・計画の修正は柔軟に対応する
評価（check）	評価の特性 評価の方法 評価の種類 評価の時期	・目的・目標を反映するものとして指標化する。つまり，評価の見える計画を立てることが大切 ・地域のデータを国や他のデータと比較する（ベンチマーキング） ・観察法　・面接法　・質問紙法　など ・経過（プロセス）評価（参加者の数，意見・企画・立案・実施） ・成果（アウトカム）評価（指導の結果，実際に何が，どのように改善されたか）など ・区切りごとの評価を行う ・長期的なフォローが必要
改善（act）	計画・実施の 調整・修正	・評価結果に基づいて，計画や実施方法を再検討する ・目標が達成された場合は，さらに高度な活動を展開する段階へ進む ・目標が達成されなかった場合は，必要に応じて，計画や実施方法を修正する。目標設定を変更する場合もある

出所）八倉巻和子，井上浩一編著：公衆栄養学（四訂版），170，建帛社（2012）

表5.2　公衆栄養アセスメントで用いる項目と指標例

アセスメント項目		指標例	調査方法
QOL（生活の質，人生の質）		生きがい（SF36, WHOQOL, EuroQOL 等） 食事の楽しさ，食事の満足度	質問法
健康・栄養状態	健康・疾病	早世指標（区間死亡率，損失生存年数） 障害指標（寝たきり率，日常生活動作（ADL）） 早世障害統合指標（障害調整生存年数）	既存統計資料
		疾病別罹患率，有病率，疾病の発症年齢 血圧等	臨床診査
	栄養状態	身長，体重，BMI，上腕周囲長，ウエスト周囲径（腹囲），ウエスト／ヒップ比，皮下脂肪厚 ＊適正体重を維持する者の割合	身体計測
		血液：中性脂肪値（トリグリセライド），コレステロール値，ヘモグロビン値，血中栄養素濃度，HbA1c 尿：尿中ナトリウム，カリウム，含硫アミノ酸	生化学検査
食物摂取状況	栄養素	栄養素摂取量 ＊1日のたんぱく質摂取量の平均値	分析法：陰膳法，マーケット・バスケット法 記録法：食事記録法（目安量，秤量）24時間思い出し法，頻度法，食事歴法
	食材料	食品群別摂取量，食物摂取頻度 ＊1日の野菜摂取量の平均値 ＊1日の果物の摂取量が少ない人の割合	
	料　理	＊主食・主菜・副菜がそろう食事の頻度 ＊食事バランスガイドのサービング数	
食行動	食べる	食事時刻，食事にかける時間，場所，共食者等 ＊1日3食食べる人の割合 ＊共食の頻度	質問法 観察法
	つくる	食物の入手方法・入手先，調理頻度，調理方法，保存方法等	
	食事を営む力の形成，伝承	健康・食情報の入手先，学習頻度 食情報交換の相手，頻度，内容等	
食知識，態度，スキル	食知識	食物と健康との関係の知識，適正な体格の知識，身体の栄養必要量の知識，食物の栄養素の知識	質問法 観察法
	食態度	嗜好，自己効力感（自信），結果期待（行動の結果に対する期待）等	
	食スキル	料理のエネルギー量を目測するスキル，栄養成分表示を活用するスキル，調理のスキル	
食環境	フード・システム	地域で生産される作物の種類と量 食品加工（まちおこし運動，企業での加工） 食料品店（専門店，スーパーマーケット，コンビニエンスストア，自動販売機，移動販売車，市場，産直，配食サービス等を含む）での食物の供給品目，数量，形態，価格，販売時間帯等 飲食店の分布，販売メニュー 学校や職場，施設での給食のメニュー ＊適正な栄養管理・食事管理を実施している給食施設数 ＊食品中の脂肪や食塩量の低減を行う食品企業，飲食店等	質問法（食料品店，飲食店等への聞き取り） 観察法（地図作製） 文献調査（農業統計，商業統計・資料）
	食情報システム	テレビ，ラジオ等の番組，CM，放送時間帯，視聴者層，視聴率等 新聞，雑誌等の記事，広告，読者層，販売数等 インターネットでの関連情報提供の状況 国や自治体，保健所，保健センター等の広報誌やポスター，教育・学習活動 地域の組織（病院，診療所，学校，企業，NPO 等）の機関誌やポスター，教育・学習活動 飲食店等での栄養成分表示店数 食育実施校数	質問法（メディアや企業，学校，店等への聞き取り） 観察法（メディアごとの情報件数を記録する等） 文献調査（各種調査データや報告書）
周囲の支援・組織活動		家族や友人の協力の有無 職場や学校の協力の有無 提供されている公的・非公的なサービスの量と質 ＊地域組織の数，活動頻度など ＊民間団体による身近で専門家による相談が受けられる場 ＊健康づくりに関与する企業数	質問法 観察法 文献調査

表5.2　つづき

生活習慣・保健行動		身体活動，運動習慣，飲酒，喫煙，休養 健診の受診，治療行動，リハビリテーション行動	質問法，観察法 文献調査
生活環境，社会・経済・文化的環境，自然環境	人口等	地域の人口，人口構成	質問法 観察法 文献調査
	社会経済状態	産業，所得，教育水準，就労状況，職業など	
	文化的環境	伝統的文化，行事	
	物理的・生物学的環境	地理的条件，気象，水，土壌，空気，交通 農地面積，緑地面積	

対象のサイズ：個人，家族，職場・学校等機能集団，近隣，市町村，県，国，地球など。
時間の単位：1行動・1食，1日，1週・1ヵ月・1年，一生，人類史など。
＊「健康日本21（第二次）」で目標としてあげられている項目
出所）吉池信男・林宏一編：健康・栄養科学シリーズ　公衆栄養学　改訂第7版，南江堂（2020）

5.2.2　食事摂取基準の地域集団への活用

　集団の食事改善を目的とした食事摂取基準の活用の基本的概念を**図5.2**に示す。

　食事摂取基準では，食事摂取状況のアセスメントを行い，集団の摂取量の分布（distribution）から摂取不足や過剰摂取の可能性がある者の割合等を推定する。その結果に基づいて，食事摂取基準を適用し，摂取不足や過剰摂取を防ぎ，生活習慣病の発症予防のための適切なエネルギーや栄養素の摂取量について目標とする値を提案し，食事改善の計画，実施につなげる。

　また，目標とするBMIや栄養素摂取量に近づけるためには，そのための食行動・食生活や身体活動に関する改善目標の設定やそのモニタリング，改善のための効果的な各種事業の企画・実施等，公衆栄養計画の企画や実施，検証も併せて行うこととなる。

　集団の食事改善を目的とした食事摂取状況のアセスメント結果に基づき，食事摂取基準を活用した食事改善の計画と実施の概要を**図5.3**に示す。

　集団を対象とした食事改善を目的として食事摂取基

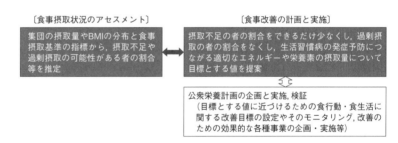

出所）厚生労働省：日本人の食事摂取基準（2020年版）（2019）

図5.2　集団の食事改善を目的とした食事摂取基準の活用の基本的概念

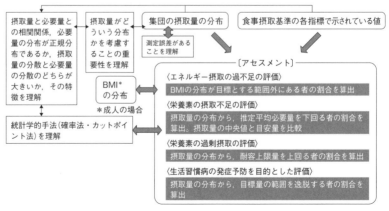

出所）図5.2に同じ

図5.3　食事改善（集団）を目的とした食事摂取基準の活用による食事摂取状況のアセスメント

表5.3　集団の食事改善を目的として食事摂取基準を活用する場合の基本的事項

目 的	用いる指標	食事摂取状況のアセスメント	食事改善の計画と実施
エネルギー摂取の過不足の評価	体重変化量 BMI	●体重変化量を測定 ●測定された BMI の分布から，BMI が目標とする BMI の範囲を下回っている，あるいは上回っている者の割合を算出	●BMI が目標とする範囲内に留まっている者の割合を増やすことを目的として計画を立案 （留意点）一定期間をおいて 2 回以上の評価を行い，その結果に基づいて計画を変更し，実施
栄養素の摂取不足の評価	推定平均必要量 目安量	●測定された摂取量の分布と推定平均必要量から，推定平均必要量を下回る者の割合を算出 ●目安量を用いる場合は，摂取量の中央値と目安量を比較し，不足していないことを確認	●推定平均必要量では，推定平均必要量を下回って摂取している者の集団内における割合をできるだけ少なくするための計画を立案 ●目安量では，摂取量の中央値が目安量付近かそれ以上であれば，その量を維持するための計画を立案 （留意点）摂取量の中央値が目安量を下回っている場合，不足状態にあるかどうかは判断できない
栄養素の過剰摂取の評価	耐容上限量	●測定された摂取量の分布と耐容上限量から，過剰摂取の可能性を有する者の割合を算出	●集団全員の摂取量が耐容上限量未満になるための計画を立案 （留意点）耐容上限量を超えた摂取は避けるべきであり，超えて摂取している者がいることが明らかになった場合は，問題を解決するために速やかに計画を修正，実施
生活習慣病の発症予防を目的とした評価	目 標 量	●測定された摂取量の分布と目標量から，目標量の範囲を逸脱する者の割合を算出する。ただし，発症予防を目的としている生活習慣病が関連する他の栄養関連因子ならびに非栄養性の関連因子の存在と程度も測定し，これらを総合的に配慮した上で評価	●摂取量が目標量の範囲に入る者又は近づく者の割合を増やすことを目的とした計画を立案 （留意点）発症予防を目的としている生活習慣病が関連する他の栄養関連因子及び非栄養性の関連因子の存在とその程度を明らかにし，これらを総合的に考慮した上で，対象とする栄養素の摂取量の改善の程度を判断。また，生活習慣病の特徴から考え，長い年月にわたって実施可能な改善計画の立案と実施が望ましい

出所）図 5.2 に同じ

準を用いる場合の基本的な事項を表5.3 に示す。

5.2.3　量的調査と質的調査の意義

公衆栄養活動の実施には，その根拠（evidence）を得るために，各種データの活用が必要である。

量的調査とは，数量を用いて調査することで。仮説の検証や予測をするために用いられる。質的調査とは，言語的な記録（はい・いいえ，ある・ない）などといった数量で表現できないデータを用いて調査することである。

一般に数値を用いたデータには，量的データ（比尺度と間隔尺度）と質的データ（順序尺度と名義尺度）があり，それぞれの意味を理解して活用する必要がある。

比尺度と間隔尺度は，いずれも数値の間隔および大小に意味がある。比尺度は比に意味があり「0（ゼロ）＝何もない」に意味がある。間隔尺度は「0（ゼロ）」に意味はない。

A さん体重 50kg と B さん 75kg を比較すると，B さんの方が A さんより体重は多く（重く），その差は 25kg である。B さんは A さんの体重の 1.5 倍である。気温は間隔尺度であるため，0℃は気温がないとはいえない。昨日

の気温が 10℃ で今日は 20℃ の場合，昨日より今日の方が暖かいことはいえるが，今日は昨日の気温の 2 倍であるとはいえない。

　順序尺度（例 1：良い，2：普通，3：悪い）は，単純に文字を数値に置き換えただけである。例では順番に意味はあるが，平均値を求めても意味はない。名義尺度は，スポーツ選手の背番号など便宜上数字で表したものである。番号には意味はない。

　食事調査においても，Q.「ほうれん草を食べるようにしてますか？」に A.「はい・いいえ」で回答してもらう質的調査と Q.「習慣的なほうれん草の摂取頻度と目安量に対する評価」を回答してもらう半定量的調査と Q.「ほうれん草の摂取量を秤量してください」と記録してもらう定量調査の違いを理解して地域診断に用いる必要がある。

5.2.4　観察法と活用

　社会調査の方法を**表 5.4** に示す。

　社会調査の方法には，まず実態調査と文献調査（既存資料の活用）に分けられる。実態調査は観察法と質問法に分類される。観察法は実際に対象者の状況を観察する方法である。観察を行う明確な目的があり，その目的を達成

表 5.4　社会調査法

調査方法			概　要	利　点	欠　点
実態調査	観察法	統制観察	実験室的に一定の操作を加えて特定の要因間の関係を純粋に取り出そうとする方法	定量化が可能	日常の条件下での結果と異なる
		非統制観察　参与観察　非参与観察	刺激をできるだけ避けて，あるがままの形で現象をとらえようとする方法 ・参与観察：研究者が調査対象の集団の生活にとけ込んで調査 ・非参与観察：視察・参観などのように部外者として調査	日常の条件下での現象が把握できる	技術の標準化，結果の定量化が難しい
	質問法	自計調査（質問紙法）　配票法　集合法　郵送法	文章によって質問し，文書で回答してもらう方法 ・配票法：質問紙を配布し回収してまわる ・集合法：被調査者に一同にあつまってもらう ・郵送法：郵送で配布回収を行う	時間と費用が少なく効率的，無記名での調査が可能	質問の意味を誤解する場合がある
		他計調査　面接法　電話法　グループディスカッション	口頭で質問し，口頭で回答してもらう方法 ・面接法：面接での調査 ・電話法：電話での調査 ・グループでのインタビュー，ディスカッション	質問の意味を問い返して理解してもらうことができるグループの場合は，他のメンバーとの相互作用で，本音や新しい意見が出る	調査者によるアドバイスがかかる可能性がある 時間と費用がかかる 回答者が特定されてしまう
文献調査（既存資料の活用）			他の目的で収集された既存の統計資料，記録，報告書，論文などを用いる方法	時間と費用がかからない	知りたい内容が調査，分析されていないことがある

出所）表 5.2 に同じ

するために統制された条件のもとで観察する方法（統制観察）とあるがままの様子を観察する非統制観察法（参与観察と非参与観察）がある。

5.2.5　質問調査の方法と活用；質問紙法，インタビュー法

実態調査の質問法は，自計調査と他計調査に分類される。調査者と対象者（被調査者）の関係から「文章により質問し，文章で回答してもらう」**自計調査**には，配票法，集合法，郵送法などがある。「口頭で質問し，口頭で回答してもらう」**他計調査**には，面接法，電話法，グループディスカッションなどがある。

食事調査における「食物摂取頻度調査法」では，アンケート用紙を郵送で送り郵送で回収する（郵送法）こともできるが，回収の際に対象者の自宅に訪問し記入漏れなどのチェックや書き方の質問等を受けることもある。また「秤量記録法」では，事前に会場で記録方法の説明を実施したのちに，自宅で調査日の秤量記録を実施する。ここまでは配票法であるが，調査期間中に対象者の自宅に調査者が訪問して，面接による秤量記録状況を確認する（面接法）ことも大切である。

5.2.6　既存資料活用の方法と留意点

表5.4に示した文献調査（既存資料の活用）では，既存の統計資料の他，各種調査結果や研究論文なども含まれる。公衆栄養アセスメントに用いる場合は，いずれも出典を確認し最新の情報を有効活用する必要がある。

公衆栄養アセスメントで用いられることが多い統計資料を**表5.5**に示す。

これらの統計資料を地域診断に用いる場合は，調査対象と地域対象者の特性が異なる場合にはそのまま活用できないこともある。性別や年齢の異なる既存資料の活用には注意が必要である。また，同じ質問内容であっても回答選択肢が異なる場合にも直接比較できない。Q.「牛乳の摂取頻度はどのくらいですか？」に対して回答例A.「1：ほとんど飲まない，2：週に1〜3回，3：週に4〜6回，4：毎日，5：1日2回以上」と回答例B.「1：全く飲まない，2：たまに飲む，3：週に1〜3回，4：週に4〜6回，5：毎日」では選択肢の数は同じであるが，回答の分布が異なる点に注意する。

地域における「運動習慣がある者」の状況を国民健康・栄養調査結果と比較する場合は，運動習慣が「ある・なし」だけではなく，①運動の実施頻度として週2日以上，②運動を行う日の平均運動時間として30分以上，③運動の継続期間として1年以上，①から③の3点すべてに該当する者を「運動習慣あり」と規定していることを把握しておく必要がある。

5.2.7　健康・栄養情報の収集と管理

2021（令和3）年3月に「人を対象とする生命科学・医学系研究に関する

表5.5　公衆栄養アセスメントに活用できる主な既存資料

区　分	調　査	内　容	実施年	関係省庁
人口・世帯	国勢調査	年齢階級別人口，世帯数，就業状況等	5年ごと	総務省
	人口動態調査	出生・死亡・婚姻・離婚および死産の人口動態事象死因別死亡数，死亡率等	毎年	厚生労働省
	生命表	ある期間における年齢別死亡率が今後変化しないと仮定したときの各年齢の者の平均寿命等	毎年(簡易)，5年ごと(完全)	厚生労働省
疾病状況	国民生活基礎調査	世帯，健康（通院者率，健康状態，健康診断・人間ドック受信状況），所得，貯蓄，年金，福祉の状況等	毎年（3年ごとに大規模調査）	厚生労働省
	患者調査	病院および診療所を利用する患者について，受療率，患者数，入院患者数等	3年ごと	厚生労働省
	国民医療費	当該年度内の医療関係機関における傷病の治療に要する費用を推計（診療費，調剤費，入院時食事・生活医療費，訪問看護医療費等）	毎年	厚生労働省
	感染症発生動向調査	感染症に関する情報を全国的規模で迅速に収集，解析，還元	毎週，毎年	厚生労働省
	食中毒統計調査	毎月，食中毒の患者数，死者数等	毎月	厚生労働省
健康・食生活	国民健康・栄養調査	国民の身体の状況，栄養摂取量および生活習慣の状況等	毎年	厚生労働省
	学校保健統計	幼児・児童・生徒の発育，健康状態等	毎年	文部科学省
	乳幼児身体発育調査	乳幼児の身体発育の状況等	10年ごと	厚生労働省
	食料需給表	食料自給率，供給エネルギー，栄養量，供給食料等	毎年	農林水産省
	家計調査	世帯の収入，食費や住居費等の消費支出，税金等の非消費支出，貯蓄，負債等	毎月	総務省
	都道府県や市町村の健康・栄養調査	身体の状況，栄養摂取量，生活習慣の状況等	自治体によって異なる	都道府県，市町村
保健・福祉行政	衛生行政報告例	各都道府県，指定都市および中核市における衛生行政の実態［給食施設数，食品衛生，生活衛生，母体保護，特定疾患（難病），薬事関係，精神保健福祉］	毎年	厚生労働省
	地域保健・健康増進事業報告(地域保健・老人保健事業報告)	保健所および市町村ごとの保健施策の状況等	毎年	厚生労働省
	介護給付費実態調査	介護サービスにかかる給付費の状況	毎月，毎年	厚生労働省

出所）表5.2に同じ

倫理指針」が施行された（令和3年3月23日公布／令和3年6月30日施行：経済産業省，文部科学省，厚生労働省）。この指針は，「人を対象とする医学系研究に関する倫理指針」と「ヒトゲノム・遺伝子解析研究に関する倫理指針」が統合されたものである。生命・医学系指針が適用される研究について，ゲノム指針及び医学系指針の適用範囲に，医学系以外の領域で行われる研究（工学系学部の医工連携による研究への参画や，人文社会学系学部が人類学的観点から行う研究など）も含むことに留意し，「人を対象とする生命科学・医学系研究」として，定義が新設された。すべての関係者は，次に掲げる事項を基本方針としてこの指針を遵守し，研究を進めなければならない。

① 社会的及び学術的意義を有する研究を実施すること。

② 研究分野の特性に応じた科学的合理性を確保すること。

③ 研究により得られる利益及び対象者への負担その他の不利益を比較考量すること。

④ 独立した公正な立場にある倫理審査委員会の審査を受けること。

⑤ 研究対象者への事前の十分な説明を行うとともに，自由な意思に基づく同意を得ること。

⑥ 社会的に弱い立場にある者への特別な配慮をすること。

⑦ 研究に利用する個人情報等を適切に管理すること。

⑧ 研究の質及び透明性を確保すること。

また，この指針では個人情報保護法等の改正に伴う倫理指針の見直しを実施している（平成 29 年一部改正）。

5.3　公衆栄養プログラムの目標設定

5.3.1　公衆栄養アセスメント結果からの状況把握

公衆栄養アセスメント結果を用いて初めて PDCA サイクルは廻る。アセスメントを実施することなしに計画は立てられない（とりあえずやってみるは不適切である）。現状を把握するための事前調査の方法は既存資料を活用することもできるが，直接対象地域の現状を把握することが有用である。地域診断を実施し，既存資料と比較することによって現状の問題点やニーズを把握する。また地域住民懇談会などの開催は，単にプログラムに住民の声を反映させるためだけでなく，健康づくりに対する住民の関心を高め，意識の向上・啓発，プログラムの目的の共有につながるため，非常に有用である。

5.3.2　改善課題の抽出

前述の通り地域診断を実施し，既存資料と比較することによって現状の問題点やニーズを把握する。身体状況の把握では，臨床検査値の基準値と比較することにより課題を抽出することができる。経年変化を検討する場合には，その年度ごとの調査方法や質問の方法についても注意を要する。国民健康・栄養調査では 2001（平成 13）年より調査方法を変更している。それまでの「精白米」での集計から「めし」への集計により米類の摂取量が見かけ上 2 倍となっている点に注意が必要である。このように把握した実態を客観的に整理・分析した後，実態を望ましい姿へ近づけるために，具体的な改善課題を抽出する。

5.3.3　課題設定の目的と相互の関連

課題設定は可能な限り科学的根拠に基づき，その目的，すなわち健康寿命の延伸や QOL の向上に向け，改善の可能性の検討も行った上で抽出する必要がある。また，評価に際しては達成度の変化がわかりやすいよう，目標はできるだけ数値化することが望ましい。一方で，科学的知見のみを踏まえて決定できるというものでもなく，住民自らがどういう姿を望んでいるか，実行の可能性はどの程度かなど，十分な吟味も必要である。

5.3.4　改善課題に基づく改善目標の設定

改善目標の例とその期間を**表5.6**に示した。

集団を対象とした公衆栄養分野における改善目標
の設定では，個人を対象とした場合の目標設定とは
その目標達成までの期間が異なる。中期目標は3〜
10年程度，長期目標の期間は10〜20年と長い。

改善目標の設定は6W1H「When（いつ），Where
（どこで），Who（誰が），What（何を），Whom（誰に），
Why（なぜ），How（どのように）」の各要素を明確にした詳細な検討が必要
である。一般的に目標のもつべき性格としてRUMBAの法則に則って設定
するとよい。

R（Real）……現実的な目標であること

U（Understandable）

　　　　……理解できる目標であること

M（Measurable）

　　　　……測定できる目標であること

B（Behaviorable）

　　　　……行動できる目標であること

A（Achievable）

　　　　……達成可能な目標であること

5.3.5　目標設定の優先順位

目標設定の優先順位は課題の重要度と改善（実
施）可能性を基本とするが，必要に応じて変更は
可能である。

目標設定の優先順位決定のマトリックスを**図
5.4**に示す。

表5.6　目標の考え方（例）

計　画	目標期間の目安	目標（例）
政策	10〜20年	QOL 死亡率
	3〜10年	健康状態 栄養状態
プログラム	1〜2年	食行動 食知識，食態度，食スキル

表5.2に同じ

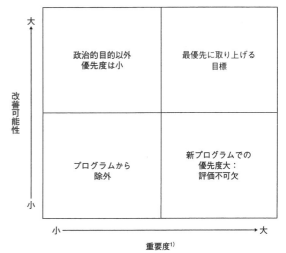

注1）重要度は，上位目標（QOLや健康目標）との関連性の強さと，
　　　働きかけを必要とする対象者の頻度を掛け合わせたもの。
出所）表5.2に同じ

図5.4　要因の優先順位決定マトリックス

いくつかの健康・栄養に対する課題がみられた場合には，最も重要度が大
きく，改善可能性が大きいものを優先課題として取り組むと良い。

5.4　公衆栄養プログラムの計画，実施，評価

公衆栄養プログラムの計画（Plan）→実施（Do）→評価（See）は以前は
PDSサイクルと呼ばれていたが，現在では計画（Plan）→実施（Do）→評価
（Check）→改善（Act）が加わりPDCAサイクルとなっている。現実的には
PDSサイクルにおける評価においても評価と見直しが実施されていたので
同じ内容である。

5.4.1 地域社会資源の把握と管理

公衆栄養プログラムにおける地域社会資源とは，保健・医療・福祉・介護などとの関連が深いため，行政（国・保健所・市町村保健センター）や健康関連施設，調査研究機関や地域の専門家，教育・文化に関係するすべてと地域住民の環境すべてが社会資源の対象となる。

地域の実態把握において健康課題，関係機関，関係者の意識や活動と併せて社会資源の把握が重要であり，社会資源をいかに有効に活用していくかが重要である。プログラムに関連する人的資源との協働や予算の確保も重要な鍵となる。

5.4.2 運営面・政策面のアセスメント

プログラムの計画策定には，アセスメント結果に基づくことが前提であるが，それらの課題の優先順位決定の際には，プログラムを実行する際の（1）運営面のアセスメントと（2）政策面のアセスメントが必要である。

第1章1.2.4(2)に示すプリシード・プロシード（Precede-Proceed）モデル（図1.4参照）では計画に関わる第4段階を「運営・政策アセスメントと介入調整」としている。

(1) 運営面のアセスメント

① 時間：実施時期や目標達成までに必要な期間等

② 予算：人件費，会場費の他媒体作成費等

③ 人的資源：計画実施に必要な職種の確認やマンパワーの確保等

④ 利用可能な資源：活動内容に適した施設・会場や物品，資料等

その他，実施の障害となる要因の有無を確認する。

(2) 政策面のアセスメント

① 関連法規との調整：**健康増進法**[*1]，**母子保健法**[*2]，**地域保健法**[*3]，**食育基本法**[*4]，学校保健安全法，高齢者医療確保法，介護保険法，食品衛生法，食品表示法等

② すでに実施されている各種計画との調整（整合性）：**健康日本21（第二次）**[*5]，健やか親子21（第2次），新オレンジプラン，第3次食育推進基本計画，食料・農業・農村基本計画，食事バランスガイドの活用等

これらの各種計画は，それぞれの計画ごとに改定が実施されるので，計画時のアセスメントでは最新の情報を入手しなければならない。

5.4.3 計画策定

健康計画策定においては，まず**ヘルスプロモーション**の考え方に立ち，前述した地域社会資源の協力を求め，幅広い支援体制を敷くことが重要である。このため，関係者には計画ができあがってからではなく，策定の初期段階か

[*1] **健康増進法** p.165参照。

[*2] **母子保健法** p.182参照。

[*3] **地域保健法** p.181参照。

[*4] **食育基本法** p.179参照。

[*5] **健康日本21（第二次）** pp.72-77参照。

らの参加が重要である。

　計画策定は，計画（P）から実施（D）までのプロセスのみならず，評価
（C）および事業の改善（A）までの一連の流れについて策定する。

5.4.4　住民参加

　これまでの公衆栄養活動では，地域の課題解決のための活動については行
政が主体となって実施していた。ヘルスプロモーションの考え方を踏まえて，
効果的な計画の実施には，住民やボランティア・**非営利団体**（non-profit
organization：NPO）*1 等の参加が重要になっている。ここでいう「参加」と
は「意見や情報を募集する（パブリックコメント）を述べる」のみならず，
計画策定の段階からの「連携・協働」までを含めた広い意味で用いる。

　コミュニティ・オーガニゼーション（community organization）の主要概念
のひとつに**エンパワメント**（empowerment）がある*2。公衆栄養プログラム
の目標達成のためには住民参加は欠かせない。健康づくりの主体はあくまで
住民自身であるため，住民のなかからリーダーシップをもつ人材をみつけ，
リーダーを育成することは不可欠であるが，公平性が保たれるよう，目的を
逸脱しないよう行政側のコーディネーター（coordinator）としての役割も欠
かせない。

*1 **非営利団体**　p.128参照。

*2 **エンパワメント**　p.4，14，46
参照。

5.4.5　プログラムに関連する関係者・機関の役割

　公衆栄養プログラムを実施するに当たっては，地域住民に動機付けを行い，
現状を気付かせ，改善に向けての行動変容を促すことである。このためには
国をはじめ栄養行政を行う機関として，地域に密着した保健所や市町村は住
民が主体的に取り組めるよう側面支援の役割を担っている。

(1)　国（厚生労働省）

　厚生労働省は，「国民生活の保障・向上」と「経済の発展」を目指すために，
社会福祉，社会保障，公衆衛生の向上・増進と，働く環境の整備，職業の安
定・人材の育成を総合的・一体的に推進するために設置された国の行政機関
である。英語表記は「Ministry of Health, Labour and Welfare」で，人が生
まれ，健康に（Health），働き（Labour），安心して生活を送る（Welfare）と
いう厚生労働行政の考え方に沿って決められた。

(2)　地方厚生局（厚生労働省の地方支分部局）

　地方厚生局は，厚生労働省の地方支分部局である。地域社会の身近な行政
機関として，厚生労働省と地域社会の架け橋の役割を担っている。都道府県
をそれぞれ管轄する7局（北海道・東北・関東信越・東海北陸・近畿・中国四
国・九州）と1支局（四国）が置かれている。

(3)　地方自治体（都道府県，政令指定都市*3，中核市，政令市*4，特別区）

　国の施策の地方版を実施する。保健所が都道府県等と連携して施策を展開

*3 **政令指定都市**　地方自治法施
行令による。

*4 **政令市**　地域保健法施行令に
よる。

する。

(4) その他の市町村

市町村保健センターが都道府県・保健所等と連携して地域に密着したニーズに沿った住民サービスを展開する。市町村保健センターは，住民に対し健康相談，保健指導および健康診査その他，地域保健に関する必要な事業を行うことを目的とする施設である。

(5) 保健医療従事者

保健医療従事者は保健医療サービスを提供する高度な専門技術を有するものをいう。管理栄養士，栄養士はもとより医師，歯科医師，薬剤師，保健師，助産師，看護師，准看護師，理学療法士（PT），作業療法士（OT），視能訓練士，言語聴覚士，義肢装具士，歯科衛生士，歯科技工士，診療放射線技師，臨床検査技師，臨床工学技士ほか法的に資格，業務が定められている。また地方公共団体において地域住民に対する栄養指導等に従事する管理栄養士等を**行政栄養士**[*1,*2] という。

(6) 地域住民

地域で暮らす住民の中からヘルスリーダー（複数名）として事業実施を担ってもらうことで，地域住民の視点が加わり，地域内の社会資源に関する情報や地域の食環境の情報の入手も容易になる。公衆栄養プログラムを継続的に実施し，プログラムの質を維持するためには，ヘルスリーダーが専門職として成長する環境づくりも重要である。

(7) 民間企業・職能団体・非営利団体（NPO）

外食や惣菜・加工食品の利用が増加する中で，さまざまな食の提供を展開する民間企業においても公衆栄養活動が盛んに実施されている。自治体が推進する計画に沿って食の安心・安全，食育等のイベントを実施することは，企業のイメージアップにつながることもある。

職能団体とは「専門的資格を持つ専門職従事者らが，自己の専門性の維持・向上や，専門職としての待遇や利益を保持・改善するための組織」である。医師・歯科医師の職能団体は日本医師会・日本歯科医師会であり，日本栄養士会（Japan Dietetic Association）は，管理栄養士・栄養士による職能団体である。日本栄養士会では，適正な食生活を支援する制度の整備などに取り組むことを通じて，人々の食環境の整備を推進するとともに，健康づくりに貢献する管理栄養士・栄養士の資質の向上を図るための生涯教育，地位・身分の向上や，さらに国際貢献なども行っている。

非営利団体（NPO）は，「Non-Profit Organization」または「Not-for-Profit Organization」の略称で，さまざまな社会貢献活動を行い，団体の構成員に対し，収益を分配することを目的としない団体の総称。したがって，収益を

*1 **行政栄養士**　健発0329第9号（平成25年3月29日）に厚生労働省健康局長より「地域における行政栄養士による健康づくり及び栄養・食生活の改善について」において地域における行政栄養士による健康づくり及び栄養・食生活の改善の一層の推進が通達された。これに加えて健が発0329第4号（平成25年3月29日）「地域における行政栄養士による健康づくり及び栄養・食生活の改善の基本指針について」[*2] 厚生労働省健康局がん対策・健康増進課長より，地域における健康づくり及び栄養・食生活の改善を推進するに当たり，行政栄養士が，都道府県，保健所設置市及び特別区，市町村において，「健康日本21（第二次）」の推進を踏まえ，健康づくりや栄養・食生活の改善に取り組むための基本的な考え方とその具体的な内容が示されている。

*2 「地域における行政栄養士による健康づくり及び栄養・食生活の改善の基本指針」を実践するための資料集「成果のみえる施策に取り組むために，地域社会・食・身体の構造をみる」厚生労働省健康局がん対策・健康増進課栄養指導室が平成25年4月に作成されている。平成28年8月に追加資料として「行政栄養士の人材育成ビジョンを考えるために」が作成され，平成29年3月に「市町村栄養士の人材育成ビジョンを考えるために～自らの成長をベースにした人材育成で，組織における政策づくりの担い手を目指す～」として追加資料が公開された。

目的とする事業を行うこと自体は認められるが，事業で得た収益は，さまざまな社会貢献活動に充てる。このうち，特定非営利活動促進法に基づき法人格を取得した法人を，「特定非営利活動法人（NPO法人）」という。NPOは法人格の有無を問わず，さまざまな分野（福祉，教育・文化，まちづくり，環境，国際協力など）で，社会の多様化したニーズに応える重要な役割を果たすことが期待されている。

特定非営利活動法人日本栄養改善学会（THE JAPANESE SOCIETY OF NUTRITION AND DIETETICS）は，栄養学の学術としての発展と活用を通して，日本人の健康の維持増進に寄与する活動をしている。

5.4.6　評価の意義と方法

公衆栄養プログラムの実施には，仮に完全な計画の基で実施されたとしても不十分な点や予想外の結果がつきまとうものである。したがってこれらの結果を検証・評価（Check）して，次期プログラムへの改善（Act）へとつながる。

評価の段階によりそれぞれの評価の内容は異なる。プリシード・プロシードモデルでは，第6段階を経過評価（process evaluation），第7段階を影響評価（impact evaluation），第8段階を成果評価（outcome evaluation）としている。

5.4.7　評価の実際

(1)　経過（過程）評価

プログラムのがどのように実施されているかを評価する。計画どおりにうまくいっているか，プログラムの進行状況，資源の活用状況，スタッフや対象者，関係機関等の反応などを観察やインタビューから把握する。満足度や意識・知識の変化などがこれにあたる。

(2)　影響評価

経過（過程）評価が実施の進捗状況に対する評価であるのに対して，影響評価は短期的な目標達成の状況であるといえる。対象者の態度・行動を含めたライフスタイルの変容と影響を与える環境について評価するものである。対象となる項目は，目標となる行動やその準備要因，実現要因，強化要因，あるいはその行動に影響のある環境要因などである。

(3)　結果評価

中・長期的な目標の達成を評価するもので，計画当初に設定した健康目標やQOL目標が達成されたかを評価する。これらの健康指標（特に慢性疾患対象のプログラムなど）についての最終的な評価には数年から数十年の追跡調査が必要な場合もある。ここでは，経済的な評価（費用効果：Cost/effectiveness，費用便益：Cost/benefit）も重要である。

【演習問題】

問1 保健統計に関する調査とそこから得られる情報の組合せである。正しいのはどれか。2つ選べ。 (2018年国家試験を改編)

(1) 家計調査 —————————— 世帯ごとの食品群別摂取量
(2) 学校保健統計調査 —————————— 児童・生徒の生活習慣
(3) 患者調査 —————————— 推計患者数（受療率）
(4) 国民生活基礎調査 —————————— 1日の身体活動量
(5) 乳幼児栄養調査 —————————— 幼児の朝食習慣

解答 （3）（5）

問2 公衆栄養マネジメントに関する記述である。正しいのはどれか。2つ選べ。 (2020年国家試験を改編)

(1) アセスメントでは，既存資料は必要でない。
(2) 活動計画の策定段階では，住民参加を求めない。
(3) 公衆栄養活動は，PDCAサイクルに従って進める。
(4) 評価では，投入した資源に対する効果を検討する。
(5) 目標値の設定には，改善の可能性は考慮しない。

解答 （3）（4）

問3 高齢者の介護予防を目的とした公衆栄養プログラムの評価項目と，評価の種類の組合せである。正しいのはどれか。2つ選べ。(2020年国家試験を改編)

(1) フレイルの者の割合が減少したか —————————— 影響評価
(2) プログラムの参加人数が増加しているか ————— 経過評価
(3) 企画の通りに進行しているか —————————— 企画評価
(4) QOLが向上したか —————————— 結果評価
(5) 目標設定は適切だったか —————————— 経過評価

解答 （2）（4）

【参考文献】

健康日本21，http://mhlw.go.jp/www1/topics/kenko21_11/top.html（2021/4/30）
吉池信男・林宏一ほか編：公衆栄養学　改訂第7版，南江堂（2020）
八倉巻和子編：公衆栄養学，建帛社（2005）

6 公衆栄養プログラムの展開

6.1 地域特性に対応したプログラムの展開

公衆栄養プログラムは，対象地域や集団の実態を把握し，ニーズや課題に基づき，地域の資源（人的・物的・自然等）を用いて実施する必要がある。つまり**地域特性**[*1]に対応したプログラムの展開が重要である。

6.1.1 健康づくり

(1) 健康づくり対策

わが国においては，健康づくりに関わる取り組みとして，「国民健康づくり対策」が1978（昭和53）年から数次にわたって展開されてきた。

第3次国民健康づくり対策「21世紀における国民健康づくり運動（健康日本21）」は，壮年期死亡，健康寿命の延伸等の実現を目的とし，関係機関・関係団体などをはじめとして，国民が一体となって取り組む健康づくり運動である。この運動の特長のひとつとして，健康づくりを効果的に推進するために，**地方公共団体**[*2]において，地域の実情や特性に応じた「地方計画」（**健康増進法第8条**[*3]の規定による）が策定されていることが挙げられる。

「健康日本21」最終評価を踏まえ，第4次健康づくり対策「**健康日本21（第二次）**」[*4]が2013（平成25）年に開始された。第2次計画においても，地域特性に応じた地方計画を策定し，社会全体で地域づくりを進めることが求められており，各地域でソーシャルキャピタルを活用した活動が進められている。

健康づくりは，地域だけでなく企業も取り組んでいる。厚生労働省は，健康寿命の延伸に向け，企業との連携を主体とした取り組みとして，2011（平成23）年に「スマート・ライフ・プロジェクト」を開始した。スマート・ライフ・プロジェクトは，「健康寿命をのばしましょう」をスローガンに，国民全体が人生の最後まで元気に健康で楽しく毎日が送れることを目標とした国民運動である。運動，食生活，禁煙の3分野をテーマに，具体的なアクションの呼びかけを行い，2014（平成26）年度からは，健診・検診の受診を新たに加えて，企業・団体・地方公共団体と連携して取り組んでいる。

(2) 地域における展開

地方公共団体では，それぞれの地域の特性に応じた健康づくり計画が策定され，各種プログラムが展開されているが，ここでは香川県と倉敷市の事例を紹介する。

香川県では，2013（平成25）年から「健康長寿かがわの実現」を目指し，

「健やか香川 21 ヘルスプラン（第 2 次）」を推進している。第 2 次計画では，栄養・食生活の活動指針の小項目に「うどんにも添えよう野菜などの副食を」がある。

　香川県が 2008（平成 20）年患者調査で，糖尿病**受療率**[*1]全国ワースト 1 位，2010（平成 22）年国民健康・栄養調査で，女性の野菜摂取量が全国ワースト 1 位という課題に対し，2011（平成 23）年香川県民健康栄養調査では，男性の 4 割，女性の 3 割が週 2 回以上うどんを食べているという食文化を踏まえ，「うどん県，うどんだけじゃなく野菜もね」キャンペーンの実施や，旬の野菜をたっぷり使ったうどん店を紹介する「ヘルシーうどん店 MAP」を作成するなど，地域特性に応じた健康づくり協力店事業を展開している。

　倉敷市では，2011（平成 23）年から「健康くらしき 21・Ⅱ」を推進している。倉敷市は，前計画での最終評価において，肥満者の増加や運動習慣者の割合の減少という課題が残ったため，「健康くらしき 21・Ⅱ」では運動分野に重点をおいている。運動分野では，誰でもいつでもできるウォーキングに着目し，健康づくりボランティアと協働で，"歩いて健康！ 歩いて倉敷のいいとこ発見！"と「くらしき　まち歩き　さと歩きマップ」を作成している。マップは追加・改訂が行われ，2019（平成 31）年 3 月末現在，55 学区で個性的な手作りマップが揃い，地域で健康づくりと地域振興を目的に，ウォーキング大会や健康づくり講座などを活発に開催している。

6.1.2　食　　育

　国は，2005（平成 17）年に**食育基本法**[*2]を施行，翌 2006（平成 18）年に食育推進基本計画を策定し，国民が一体となった食育を推進している。

　食育基本法の目的は，「食育に関する施策を総合的かつ計画的に推進し，現在及び将来にわたる健康で文化的な国民の生活と豊かで活力のある社会の実現に寄与すること」としている。国の食育推進は農林水産省が他の省庁との連携のもと，政府として一体的に行っている。

　本法においても，「地方公共団体は，その区域の特性を生かした自主的な施策を策定し，実施する責務を有する」と規定するなど地域特性に応じた食育の重要性が示されている。

(1)　食育の推進

　食育を国民運動として推進していくためには，国，地方公共団体による取り組みとともに，学校，保育所，農林漁業者，食品関連事業者，ボランティア等のさまざまな立場の関係者の緊密な連携・協力のもとに，各地域の食の課題を踏まえ，地域特性に応じた食育の推進が極めて重要である。

　2016（平成 28）年 3 月に，過去 5 年間の食育に関する取り組みの成果と課題を踏まえ，「第 3 次食育推進基本計画」が決定された。この基本計画では，

*1 受療率　ある特定の日に，疾病治療のために，いずれかの医療施設に入院あるいは通院，または往診を受けた患者数と，人口10万人との比率を「受療率」という。患者調査によって，病院あるいは診療所に入院または外来患者として治療のために通院した患者の全国推計患者数を把握し，「受療率」を算出する。

*2 食育基本法　p.179参照。

2016（平成28）年度から2020（令和2）年度までの5年間を対象とし，新たな食育の推進に関する基本的な方針や食育の推進に当たっての目標値を掲げるとともに，食育の総合的な促進に関する事項として取り組むべき施策などを提示している。

国の動向を受けて，2020（令和2）年3月末時点で，食育推進基本計画が策定・推進されている地方公共団体は，都道府県100％，市町村87.5％であった。

(2) 地域における展開

2006（平成18）年から内閣府（現在は農林水産省）が発刊している食育白書*1には，地域における食育活動が数多く紹介されている。そのなかから高知県と三島市の活動を紹介する。

高知県では，食事の提供を通じて，さまざまな機能が期待される子ども食堂が県内に広がるよう，「高知家子ども食堂」という登録制度を設け，情報発信や財政的な支援等を開始した。2018（平成30）年には，地元のスーパーマーケットと包括協定を結び，食材を子ども食堂に提供する仕組みを構築した。登録されている高知市の「えいや家」では，さまざまな体験を通して「自立した」大人へと成長できる場となることを目指し，毎週水曜日に，子ども食堂を開催。子どもたちは，夕食の準備や後片付けも一緒にしている。

三島市では，三島市食育基本計画の重点プロジェクトのひとつとして，毎月19日（食育の日*2）を「三島市家族団らんの日」と設定した。この事業では，家族団らんの機会を増やすため，「ノー残業デー」の創設など，事業所代表が「我が社の行動宣言」をして，積極的に啓発を行ってきた。第3次三島市食育推進計画では，家族に加えて友人や職場，地域の人々などさまざまな人との共食を進めるため，「みしまおうちごはんの日」と改め，楽しく食事をとることを働きかけて，豊かな心を育む食育を推進している。

6.1.3 在宅療養，介護支援

加齢に伴う疾病等により日常生活に支障が生じた人に介護サービスを提供する介護保険制度が2000（平成12）年4月にスタートしている。介護保険制度の仕組みは図6.1のとおりで要介護認定を受けた加入者が介護を受け，その費用は税金と保険料で賄われており，保険者（市町村）が介護サービス事業者に介護費用を支払うものである。

介護サービスを利用する場合は，利用者*3が市町村窓口に申請することからはじまる。現行の介護サービス利用の流れは図6.2のとおりである。要介護者が在宅での介護サービスを利用する場合は，居宅サービス計画（ケアプラン）の作成を居宅介護支援事業者*4に依頼する。介護予防サービスを利用する場合は，地域包括支援センター*5により介護予防サービス計画（介護予防

*1 白書　政府各省庁が所管の行政活動の現状，問題，対策，そして将来の展望などを国民に知らせるために発行する刊行物。イギリス政府が外交に関する報告書を白表紙（white paper）で発行したのがきっかけで，白書の名がつけられている。

*2 食育の日　毎月19日は食育の日。食育推進運動を継続的に展開し，食育の一層の定着を図るための機会として，「食育推進基本計画」により定められている。また，毎年6月は食育月間。国，地方公共団体，関係機関等が協力して，食育推進運動を重点的かつ効果的に実施し，食育の国民への浸透を図るための月間として，同計画により定められている。

*3 利用者（介護保険対象者）
①65歳以上で要介護または要支援状態と判断された者。
②40～65歳未満で老化に起因する疾病に罹患し，要介護または要支援状態と判断された者。

*4 居宅介護支援事業者　介護支援専門員（ケアマネージャー）が勤務しており，在宅介護者の介護申請の代行，ケアプランの作成や居宅介護サービス事業所と連絡・調整を行う事業者。

*5 地域包括支援センター　地域住民の保健・医療・福祉の向上のため包括的支援を行う拠点として，高齢者の虐待防止，介護予防マネジメントなどを総合的に行う機関である。各市町村に設置されている。

133

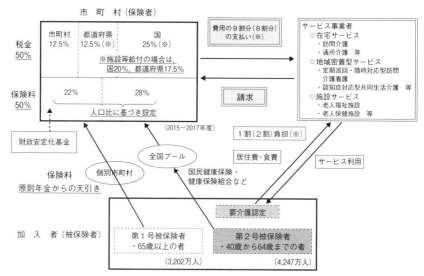

出所）厚生労働省：公的介護保険制度の現状と今後の役割（2015）

図 6.1　介護保険制度の仕組み

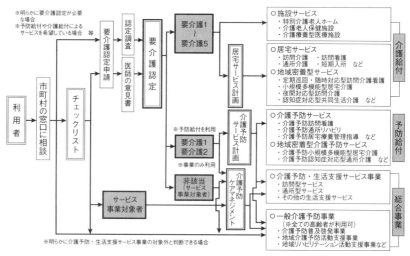

出所）厚生労働省：公的介護保険制度の現状と今後の役割（2015）

図 6.2　介護サービスの利用の手続き

ケアプラン）が作成される。

　介護保険制度は，介護サービスの適正化や制度維持等のため 3 年ごとに見直しが行われている。2006（平成 18）年第 3 期には，地域支援事業や新予防給付が創設され，予防重視型システムへと大幅な改正が行われ新たなサービス体系となった。その後団塊の世代が 75 歳以上となる 2025 年を目途に，介護状態になった場合でも，住み慣れた地域で自分らしい暮らしを続けることができるよう，2011（平成 23）年に介護保険法が改正され，2012（平成 24）年第 5 期から，地域包括ケアシステムの実現を目指した取り組みがはじまっ

た。2015（平成 27）年第 6 期には，地域包括システムの構築（後述）に向けた地域支援事業の充実を図るため，介護予防・日常生活支援総合事業（図6.2）（以下「総合事業」）が導入された。2018（平成 30）年第 7 期では，①地域包括ケアシステムを推進する，②自立支援，重度化防止の取り組みを強化して質の高い介護サービスを実現する，③介護人材の確保を目指し，生産性を向上させる，④介護サービスを適正化し，介護保険制度の安定性・持続可能性を確保する，という 4 つの考え方を基本として，さまざまな制度変更や介

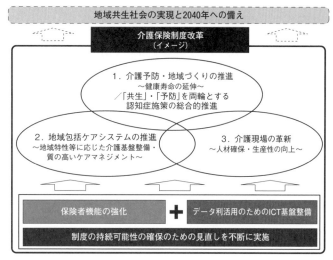

図 6.3　2020（令和 2）年介護保険改正の概要

護報酬改定などが行われた。2020（令和 2）年改正，2021（令和 3）年開始予定の第 8 期では，2040 年に介護サービスの需要が増加，多様化することを見据え，地域共生社会の実現に向けて，介護予防・地域づくりの推進，地域包括ケアシステムの推進，介護現場の革新が改革の 3 つの柱となっている（図 6.3）。

(1)　地域支援事業

　市町村が地域の実情に応じた事業を展開するため，介護予防サービスのうち訪問介護や通所リハビリ，福祉用具貸与等を除く，介護予防訪問介護と介護予防通所介護が地域支援事業に設けられた総合事業で進められている。総合事業は，訪問型・通所型サービス（運動・口腔・栄養改善事業含む），その他の生活支援サービス（配食サービスなど）および一般介護予防事業（住民参加の集いの場，地域リハビリテーション活動支援事業）に分類され，すべての市町村でこの総合事業が取り組まれている。なお，栄養改善を目的とした配食サービスは，その他の生活支援サービスとして推進している。

　栄養改善サービスも市町村が地域の実情に応じた取り組みを行っている。既存の介護事業所による既存のサービスに加えて，NPO，民間企業，ボランティアなど地域の多様な主体を活用して高齢者を支援している。

　また，地域における介護予防の取り組みを強化するために，通所・訪問・**地域ケア会議**＊，サービス担当者会議，住民運営の通いの場等へのリハビリテーション専門職（管理栄養士・栄養士を含む）等の関与を促進している。

(2)　地域における展開

　神奈川県大和市では，高齢者の低栄養やフレイル予防対策として 2013（平

＊**地域ケア会議**　高齢者個人への支援の充実化とそれを支える社会基盤の整備を同時に進めていく地域包括システムの実現にむけた手法。具体的には多職種で話し合う場を設け問題解決にあたるものである。

成 25) 年からモデル地区を対象に管理栄養士による訪問相談事業に取り組んでいる。介護予防アンケートにより体重が 6 か月で 2 ～ 3 kg 以上減少，BMI 18.5 未満の 2 項目に該当する高齢者がフレイルの可能性が高いと判断し訪問相談の対象（要介護認定者，拒否した者除く）としている。訪問相談は初回訪問から 3 か月ごとに実施している。2 年間訪問相談した結果，特定健康診査結果から体重の増減について調べたところ，モデル地区は改善した高齢者の割合が他地区に比べて 2 倍という結果が出ている。この結果を踏まえ，2015（平成 27）年から 6 地区に，2016（平成 28）年からは全域に規模を拡大して訪問相談を行っている。

6.1.4　地域包括ケアシステムの構築

団塊の世代が 75 歳以上となる 2025（令和 7）年以降は，国民の医療や介護の需要が，さらに増加することが見込まれている。このため，厚生労働省においては，2025 年を目途に，高齢者の尊厳の保持と自立生活の支援の目的のもとで，重度な要介護状態となっても可能な限り住み慣れた地域で，自分らしい暮らしを人生の最後まで続けることができるよう，住まい・医療・介護・予防・生活支援が一体的に提供される地域包括ケアシステムの構築を目指している（**図 6.4**）。

(1)　地域包括ケアシステム構築のプロセス

市町村では，2025 年に向けて，3 年ごとの介護保険事業計画の策定・実施を通じて，地域の自主性や主体性に基づき，地域の特性に応じた地域包括ケアシステムの構築を目指している。**図 6.5** は，市町村における地域包括システム構築のプロセス（概念図）である。Plan（計画）→ Do（実施）→ Check（評価）→ Act（改善）の 4 段階を繰り返すことによって，業務を継続的に改善することを目指すものである。

(2)　地域包括ケアシステムにおける行政管理栄養士の役割

市町村では，地域包括ケアシステムの考え方を基本に，高齢者が要支援・要介護状態にならないように，あるいはその状態が悪化しないように，そして住み慣れた地域で生き生きと生活することができることを目的に，総合事業において地域特性に応じたさまざまな栄養改善サービスを実施している。

今後，行政管理栄養士は，地域特性に応じた地域包括ケアシステムの構築のために，地域ケア会議・介護連携会議等に積極的に関与し，地域の実態から「栄養・食生活改善の課題・必要性」を見える化し，その課題を他職種と広く共有して，改善に向けた対策を検討・推進する必要がある（**図 6.6**）。

(3)　地域における展開

岡山県備前保健所東備支所では，2009（平成 21）年から「食」でつくる地域のつながりを目指す高齢者対策を推進している。保健所管理栄養士が地域

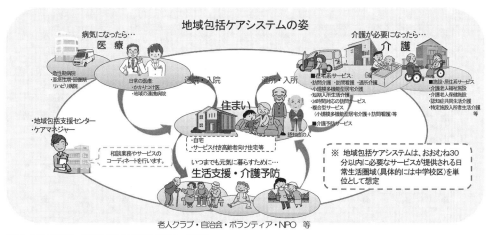

出所）厚生労働省：地域包括ケア研究会報告書（2013）

図 6.4　地域包括ケアシステムの概要

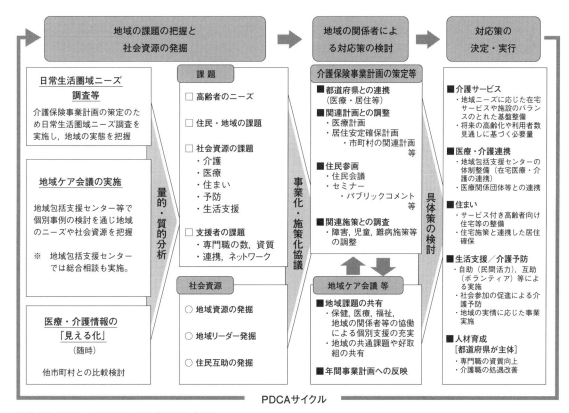

出所）厚生労働省：地域包括ケア研究会報告書（2013）

図 6.5　市町村における地域包括システム構築のプロセス（概念図）

の高齢者に関する健康課題を把握し，管内市町管理栄養士や食生活改善推進
員（以下「推進員」）等と話し合い，協働事業を立ち上げた。まず，男性一人
暮らし高齢者の食の問題に対し，1週間分の買い物で簡単にできる「おいし
い・かんたん・料理レシピ」を作成し，推進員がそれを活用して管内全地域

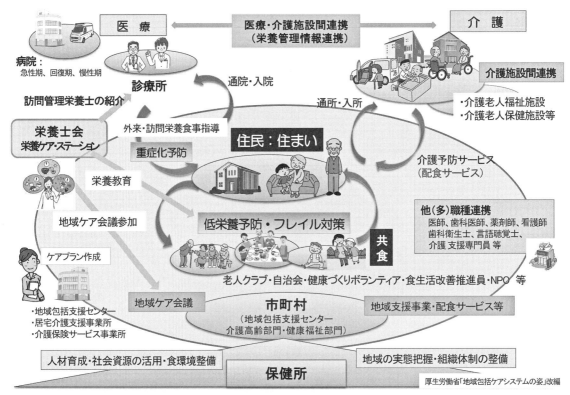

図中テキスト:

医療

医療・介護施設間連携
（栄養管理情報連携）

介 護

病院：
急性期、回復期、慢性期

診療所

通院・入院

通所・入所

介護施設間連携

・介護老人福祉施設
・介護老人保健施設等

訪問管理栄養士の紹介

栄養士会
栄養ケア・ステーション

外来・訪問栄養食事指導

重症化予防

住民：住まい

介護予防サービス
（配食サービス）

栄養教育

他（多）職種連携
医師、歯科医師、薬剤師、看護師
歯科衛生士、言語聴覚士、
介護 支援専門員 等

地域ケア会議参加

低栄養予防・フレイル対策

共食

ケアプラン作成

老人クラブ・自治会・健康づくりボランティア・食生活改善推進員・NPO 等

地域ケア会議

市町村
（地域包括支援センター
介護高齢部門・健康福祉部門）

地域支援事業・配食サービス等

・地域包括支援センター
・居宅介護支援事業所
・介護保険サービス事業所

人材育成・社会資源の活用・食環境整備

地域の実態把握・組織体制の整備

保健所

厚生労働省「地域包括ケアシステムの姿」改編

出所）厚生労働省：平成 30 年度都道府県等栄養施策等担当者会議資料（2018）

図 6.6 地域包括ケアシステムにおける栄養・食生活支援体制

で講習会を実施することから始まった。継続的に取り組んでいる事業は，内容が充実し，ネットワークも広がって，管内市町の特性に応じた柔軟な活動となっている。現在は，老人クラブや自治会など，地域の関係者や関係団体とつながって，推進員の支援を受けた高齢者自身が担い手となる活動になり，地域で見守り助け合える地域づくりへと発展している。

6.1.5 健康，食生活の危機管理と食支援

(1) 健康・食生活の危機管理の目的

健康危機管理[*]対策の目的は，国民の健康危機の発生および拡大の防止とともに，風評被害や精神的な不安による被害の拡大防止にある。そのなかで食生活の危機管理において中核的存在となる行政管理栄養士・栄養士は，いつ発生するかわからない健康・食生活危機に備え，平常時の取り組みが重要であるとともに，災害時は平常時以上の判断力や応用力など，より高度な専門的スキルの発揮が求められる。

(2) 食支援の内容

健康危機管理として管理栄養士・栄養士が行う公衆栄養活動は，その内容や規模によって異なる。ここでは自然災害に対応した公衆栄養活動を取り上

＊健康危機管理 医薬品，食中毒，感染症，飲料水その他何らかの原因による国民の生命，健康を脅かす事態に対して行われる，健康被害の発生予防，拡大防止，治療などに関する業務である。

138

げる。

1）平常時の公衆栄養活動

　平常時の活動としては，食生活支援マニュアル等の作成・整備，関係機関・団体とのネットワークの構築，災害時を想定した訓練も含めた研修，特定給食施設における災害時対策の指導，関係団体の確保，食生活改善推進員などのボランティアの確保と資質の向上などが挙げられる。また，住民に対しては，健康教育や研修などを通じて，災害に対する危機意識を高めるとともに，非常用の食料や飲料水を備蓄するよう啓発することが大切である。

　給食施設に対しては特別の配慮が必要である。特に，病院，福祉施設等1日3食提供している施設では，災害が発生しても，個人に適した給食を提供し続けることが必要である。そのためには，平常時からの危機管理体制の整備が大切であり，次の事項については災害時に迅速な対応ができるよう，平常時から備えておく必要がある。

① 災害時対応マニュアルの整備とマニュアルに基づくシミュレーション

② 配食可能で広域的な給食支援ネットワークの構築（保健所，市町村，**ライフライン事業者***，給食施設などの相互支援体制など）

③ 備蓄など災害時食料の確保と運用のための献立などの作成

2）災害時の公衆栄養活動

　災害時の食支援活動は，被災者の食生活の早期平常化を図るため，自治体の各部局と関係機関・団体および多数の専門職が強力な連携体制をとり，それぞれの機能や専門知識を活かして，迅速かつ的確に行わなければならない。管理栄養士・栄養士は，被災後の限られた人的・物的資源（食材・ライフライン・調理機材など）のなかで，他分野の専門職などと連携して，ニーズに応じた適切な食生活支援を行うことが重要である。避難所における栄養改善対策の考え方と食支援例を**表6.1**に示す。

　災害発生直後は，できるだけ早い段階で被災地に食料供給体制を整備することが必要である。市町村災害対策本部が中心に対応を進めるが，保健所および市町村の管理栄養士・栄養士は，被災住民の栄養確保の視点から専門性を活かした助言を行う。避難所には，食物アレルギーのある人，疾病による食事制限が必要な人（腎臓病，糖尿病，高血圧など），乳幼児，妊婦，授乳婦，嚥下困難な高齢者など食事に特別な配慮が必要な人もいる。これらの人を早期に把握し，個人に適した食支援や栄養指導など適切な対応を行う必要がある。

（3）地域における活動の展開

　2011（平成23）年3月の東日本大震災において，岩手県一関保健所は避難所・仮設住宅生活者への食生活支援の取り組みを次のように紹介している。

　保健所では発災直後から，県内で一番被害が甚大な陸前高田市の栄養・食

*ライフライン事業者　ライフライン（lifeline）は，元は英語で「命綱」の意味である。災害の場合，ライフライン事業者とは，電気・ガス・水道等の公共公益設備や電話やインターネット等の通信設備，圏内外に各種物品を搬出入する運送や人の移動に用いる鉄道等の物流など，生活機能を維持し人々が日常生活を送る上で必須の諸設備に関係する事業者のことを指す。

表 6.1　避難所における栄養改善対策の考え方と食支援例

基本姿勢	1．長期的視野をもちつつ，時期を逃さず対応する 2．科学と実践の調整を図る→現場である程度の精度が確保できる方法で食事アセスメントの実施が必要 　→自治体実施の被災地における健康・食生活調査結果を活用			
	1ヶ月未満	1〜3ヶ月未満	3〜6ヶ月未満	6ヶ月以上
被災後の各時期での栄養改善対策の考え方	●水分およびエネルギーの確保	●最低限の必要量の確保 ※体内貯蔵期間が短い栄養素等（エネルギー，たんぱく質，ビタミンB_1，B_2，C）の補給を優先 ●食事回数，食事量の確保 ●栄養素添加食品（強化米など）の利用も視野に入れる	●対象特性に応じた栄養素（カルシウム，ビタミンA，鉄）の摂取不足への配慮 ●エネルギーや特定の栄養素の過剰摂取への配慮 ●主食・主菜・副菜が揃う食事の確保	●生活習慣病の一次予防への配慮 ●各人の健康課題に対応した主食，主菜，副菜が揃う食事の確保
食支援例	●情報収集・状況把握・情報提供 ●庁（所）内体制整備・連絡調整 ●被災者への食支援体制整備 ●巡回栄養・食生活相談の実施 ●特別用途食品・病者用食品等の入手・手配 ●避難所の栄養管理支援 ●派遣管理栄養士の活動体制支援 ●仮設住宅移行に伴う自立食生活支援	●地域の復旧状況および被災住宅の健康・食生活状況の把握 ●長期健康・食生活活動実施 ●災害対策マニュアルおよび体制の評価・改善 ●情報の共有化		

出所）厚生労働省：避難所における栄養改善の考え方（2011）

生活支援活動をスタートした。一番の支援課題は「食料の確保」だった。4月下旬に，全国自治体派遣の管理栄養士，岩手県栄養士会，県立高田病院，陸前高田市，地元保健所との連携による「栄養・食生活支援サポートチーム」を立ち上げた。避難民の一人ひとりの実情に応じた栄養指導と炊き出しの内容の確認・調査を行った。支援食料は穀類やカップ麺，菓子類が多く，たんぱく質食品が少ないこと，また，アレルギーなど対応食品が届かないことから，栄養の偏りが問題となった。

　5月に入ると仮設住宅が建設され，避難所は徐々に閉鎖された。すると今度は，仮設住宅生活者は自力で食料を確保することとなり，自家用車をもたない高齢者にとっては難しい問題となったので，業者に仮設住宅地図などを送り販売を促進した。さらに，食生活改善推進員の協力を得て「食べて元気カー」と名づけたキッチンカーを運行し，食生活支援を続けた（表6.2，図6.7）。

　平常時の活動として，岡山県美作保健所勝英支所では「みんなでつくる災害時の食生活支援ネットワーク」事業を実施している。災害時には乳幼児や高齢者，糖尿病などの生活習慣病，食物アレルギーのある者などでは，避難所で提供されるおにぎりや弁当を食べることができないこともあり，健康状態を悪化させることにつながる可能性があることから，2010（平成22）年度からこの事業を開始している。ネットワーク事業の構成メンバーは被災経験者や自主防災組織のほか，難病患者の会，栄養士会，食生活改善推進員などの団体代表者からなり，勝英地域における災害時の食生活支援体制の構築に取り組んでいる。

表 6.2　東日本大震災時の目標量

1人1日当りの 目標量*	エネルギー　kcal	たんぱく質　g	ビタミン B₁　mg	ビタミン B₂　mg	ビタミン C　mg
	2,000	55.0	1.1	1.2	100
4月上旬 n=49	1,506 ± 297	47.1 ± 18.3	0.62 ± 0.32	0.68 ± 0.31	51 ± 29
6月下旬 n=21	1,946 ± 274	65.1 ± 12.9	0.99 ± 0.33	1.17 ± 0.33	73 ± 4.1

避難所食生活調査でカロリー，たんぱく質，ビタミン不足，炊き出し体制，冷蔵庫不備があったが，ビタミン強化米配布，簡単料理レシピ配布，冷蔵庫配置，弁当業者の指導等により，健康保持のための栄養の質と量が確保できた。
※目標量は，平成 23 年 4 月 21 日付厚生労働省生活習慣病対策室：避難所における食事提供の計画・評価のために当面の目標とする栄養の参照量について（2011）より。
出所）内閣府：平成 24 年版　食育白書

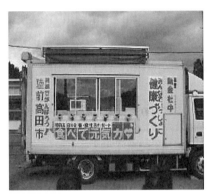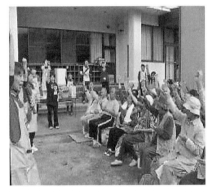

出所）内閣府：平成 24 年版食育白書（2012）
図 6.7　食べて元気カーの取り組み（岩手県）

　これまでに，「災害時の食生活支援のための手引き」や災害現場でも手早く作れる献立集「食事ホッとカード」を作成し，手引きを基にモデル地区で実際の災害時の対応を想定した内容を盛り込んだ炊き出しなどのシミュレーションを行っている（図 6.8）。

◆災害時の食生活支援のための
　手引き
　　個人・家庭（自助），地域・
　　自主防災組織（共助），行政
　　（公助）の役割をフェイズ毎に
　　明確に記載

◆食事ホッとカード
　・被災現場でも簡単に手早く作れる料理を記載
　　した献立集を作成
　・ライフラインの
　　復旧状況にも
　　対応

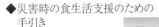

モ デ ル 地 区 で の 演 習

・「災害時の食生活支援のための手引き」や「食事ホッとカード」を使って，
　災害時を想定した食生活支援の演習を行った。
【日時】　平成23年10月16日（日）　10時〜14時
【場所】　美作市土居地区　西町コミュニティセンター
【参加】　129名
【想定】　災害発生後72時間以内（フェイズ1）

出所）岡山県ホームページ
図 6.8　「みんなでつくる災害時の食生活支援ネットワーク事業」（岡山県）

6.2　食環境整備のためのプログラムの展開

　わが国では，生活習慣病の増加が健康課題となっている。健康寿命の延伸
および生活の質の向上を実現することを目的とした「健康日本21」が推進
される中，地域住民の食生活の向上には，個人の行動変容とそれを支援する
環境整備が重要であるという意識が広まり，国，地方公共団体，関係団体，
民間企業，ボランティア，NPO等それぞれの立場での取り組みがある。そ
れぞれが連携しながら統一性，整合性をもった食環境整備の推進が重要であ
る（図6.9）。

6.2.1　食物・食情報へのアクセスと食環境整備

(1)　食物へのアクセスと情報へのアクセス

　食物へのアクセスとは，農業・漁業から，食品製造業・食品卸売業，食
品小売業・外食産業等，そして消費者の食料消費まで全体をひとつのシステ
ムとしてとらえる考え方である。健康的な食物選択の可能性が高まるような
食物の生産，食品の製造，食事の提供を推進する必要性がある。
　情報へのアクセスとは，地域における栄養や食生活関連の情報，並びに健康
に関する情報の流れ，そのシステム全体を意味している。
　情報の受発信の場は，家庭（家族），保育所，学校や職場などの帰属集団，

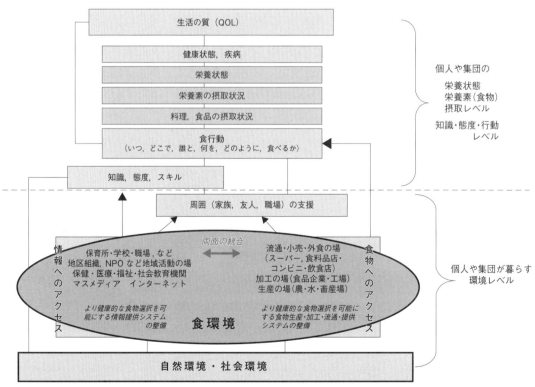

出所）厚生労働省：健康づくりのための食環境整備に関する検討会報告書（2004）

図6.9　健康づくりと食環境との関係

保健・医療・福祉・社会教育機関，地区組織や非営利民間組織（NPO）等の地域活動の場，マスメディア，インターネットなど多様であり，国内のみならず国外からの情報も含まれる。栄養素，食品，料理など健康的な食物が選択できる学習環境や情報提供が必要である。

　食物へのアクセスと情報へのアクセスの統合は，より健康な食物が，わかりやすく正しい情報を伴って提供されるような仕組みづくりである。人間は，自ら進んで健康や食生活に関する情報を求めない場合でも，生きている限り食事をしており，食物を入手している。したがって，適切な情報と共に健康的な食物を入手する両者の統合は，国民の健康づくりに重要な位置付けとなる。

(2)　食物へのアクセスと情報へのアクセスの現状と課題

　栄養・食生活に関する情報提供と普及啓発に資するツール（学習教材，媒体）を，図 6.10 に示す。

　食物へのアクセスは，さまざまな取り組みが行われているにかかわらず，国民の認識として，外食の場等で健康的な食物提供・情報提供が十分に行われていないと認識するものは多い。特に外食や市販の持ち帰り弁当においては野菜を取りにくい，脂肪が多い，食塩が多いという状況にある。また 1 食あたりの量が適切でない食事も少なくない。これが食べ過ぎやゴミの増加などの環境問題にもつながり，健康づくりの視点だけではない課題も生じている。こうした食物へのアクセス面の整備の推進には，食品製造業従事者や外食産業従事者等への健康づくりの認識を高めるとともに食の安全・安心にもつながるよう，取り組みの必要性を理解するような学習の場や情報提供を積極的に行わなければならない。

　情報へのアクセスは，外食料理等に栄養成分表示などの健康的な食物選択に役立つ情報が付随されても，それを理解し利用できなければ行動変容にはつながらない。したがって，栄養に関する正確な知識やスキルがなかったり，関心が低かったりする人々に対して，食生活に関する学習の機会や生活習慣にあわせて学習教材・媒体が適切に選択し活用でき理解できるような情報の提供が必要である。さら

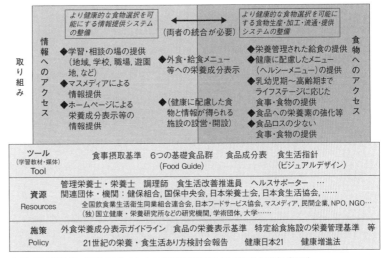

出所）厚生労働省：健康づくりのための食環境整備に関する検討会報告書（2004）

図 6.10　食環境整備に関する施策，資源，ツール，取り組みの現状

に取り組みに参加した業者や企業の経営上の利益につながるようなマスメディア等による広報も必要となる。

両者の統合では，給食施設や外食産業，小売店等において，提供する食事や食品のうち健康に配慮した品揃えを増やし，同時に選択する人，食べる人の健康づくりにとって，それがどう役立つのかを短時間で理解できる情報を付随する方策が考えられる。意見交換の実施や，モデル事業の実施などの具体的な取り組みを行うことも必要である。

(3) 食環境整備のための基盤づくり

一般消費者が健康的な食物を選択する際の具体的かつわかりやすいツール（学習教材・媒体）を広く国民に対して普及させていくことは必要である。①何をどれだけ食べたらよいか等，適切な食事量を理解し，実際の食物選択（特に外食等）の補助となるツール（フードガイド等の学習教材・媒体）の作成，②健康づくりのための料理のサービングサイズ（ポーションサイズ；1食当たりもしくは1回当たりの提供量）の検討および視覚的媒体の作成，③健康的な選択を補助するための外食料理の栄養成分表示等の指針の見直し，④対象特性別の食生活指針の見直しなどがある。健康づくりの面からの栄養・食生活に関する取り組みのひとつとして，国，地方公共団体，食品関係団体，民間企業，ボランティア，NPO等の関係者が連携し，健康づくりのための栄養・食生活に関する環境づくり（食環境整備）が推進されることが期待される。

6.2.2　栄養成分の表示の活用

食品の原材料や栄養成分，原産地，添加物などの食品表示は，消費者にとって重要な情報である。これらの一般的なルールを定めている法律には，食品衛生法，JAS法および健康増進法が関わり，目的の異なる3法の表示制

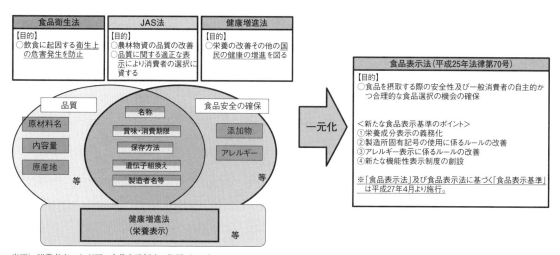

出所）消費者庁：わが国の食品表示制度の概要（2018）

図 6.11　食品表示の一元化について

度は複雑でわかりにくいものであった。その後, 手続きは消費者庁に一元化され, 2013 年食品の表示に関する規定を統合した食品表示制度「食品表示法」が成立し, 2015 年に「食品表示基準」が施行された（図6.11）。

上記の措置期間を終えた 2020 年から, 消費者に販売される容器包装に入れられた加工食品および添加物において,「食品表示法」に基づく栄養成分表示が義務付けられた（図6.12, 6.13）。

(1)　栄養成分表示

表示が義務付けられている栄養成分は「熱量（エネルギー）」「たんぱく質」「脂質」「炭水化物」「ナトリウム（食塩相当量）」の5つで, 順に一定の値または下限値および上限値で表示し, 食塩相当量は

ナトリウム(mg)×2.54÷食塩相当量(g)÷1000

の計算式で求める（図6.14左）。また食品は単位当たり（例：100ml 当たり, 1 包装当たり, 1 食（100g）当たり等）で示される。推奨されている栄養成分表示には飽和脂肪酸, 食物繊維などがあり, 任意で表示されている栄養成分にはミネラル（亜鉛, カリウム, カルシウムなど）, ビタミン（ビタミンA, ビタ

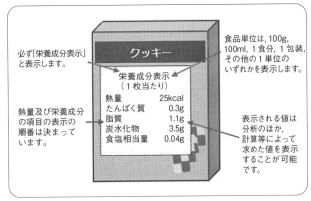

	加工食品	生鮮食品	添加物
一般用	義務	任意	義務
業務用	任意	任意	任意

出所）栄養成分表示の活用促進について（消費者庁）
図 6.12　食品表示基準における栄養成分表示の対象食品

出所）栄養成分表示の活用促進について（消費者庁）
図 6.13　具体的な表示の例

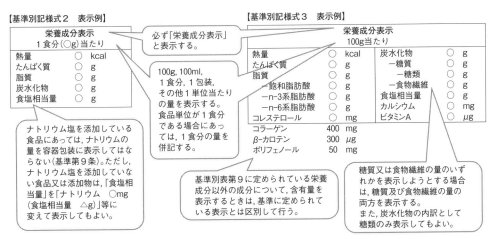

※　枠を表示することが困難な場合には, 枠を省略することができる。別記様式3の表示例にあるように, 別記様式2又は別記様式3が入らない場合, 分割した様式や横に並べて表示することができる。また, 脂質や炭水化物の内訳を表示する場合, 内訳と分かりやすい表示であれば,「－」を省略して差し支えない。

出所）栄養成分表示および栄養強調表示とは（食品表示基準）（消費者庁）
図 6.14　義務表示の栄養成分及び熱量（様式2）と任意表示の栄養成分（様式3）

義務表示 （食品表示 基準第3条 及び第32条）	熱量，たんぱく質，脂質，炭水化物，ナトリウム（食塩相当量に換算したもの）
推奨表示 （同第6条）	飽和脂肪酸，食物繊維
任意表示 （同第7条）	n-3系脂肪酸，n-6系脂肪酸，コレステロール，糖質，糖類（単糖類又は二糖類であって，糖アルコールでないものに限る。），ナイアシン，パントテン酸，ビオチン，ビタミンA，ビタミンB₁，ビタミンB₂，ビタミンB₆，ビタミンB₁₂，ビタミンC，ビタミンD，ビタミンE，ビタミンK，葉酸，亜鉛，カリウム，カルシウム，クロム，セレン，鉄，銅，マグネシウム，マンガン，モリブデン，ヨウ素，リン

 義務表示 食品関連事業者が容器包装に入れられた一般用加工食品及び一般用の添加物を販売する際には，定められた表示の方法に従い表示しなければならない。

 推奨表示 食品関連事業者は，一般用加工食品を販売する際には，表示を積極的に推進するよう努めなければならない。

 任意表示 食品関連事業者が一般用加工食品及び一般用の添加物を販売する際に，当該一般用加工食品及び一般用の添加物の容器包装に上の表の任意表示の欄に掲げる成分を表示する場合には，定められた表示の方法に従い表示しなければならない。

出所）消費者庁：栄養成分表示の活用促進について

図 6.15　栄養成分表示の対象成分の表示ルール

① 補給ができる旨の表示（食品表示基準第7条，第21条，別表第12）
～栄養成分の量が多いことを強調～

強調表示の種類	高い旨	含む旨	強化された旨
	絶対表示		相対表示
表現例	高〇〇 △△豊富 □□たっぷり	〇〇含有 △△源 □□入り	〇〇 30％アップ △△ 2倍
該当する栄養成分等	たんぱく質，食物繊維，亜鉛，カリウム，カルシウム，鉄，銅，マグネシウム，ナイアシン，パントテン酸，ビオチン，ビタミンA，ビタミンB₁，ビタミンB₂，ビタミンB₆，ビタミンB₁₂，ビタミンC，ビタミンD，ビタミンE，ビタミンK，葉酸		

② 適切な摂取ができる旨の表示（食品表示基準第7条，第21条，別表第13）
～栄養成分の量又は熱量が少ないことを強調～

強調表示の種類	含まない旨	低い旨	低減された旨
	絶対表示		相対表示
表現例	無〇〇 △△ゼロ ノン□□	低〇〇 △△ひかえめ □□ライト	〇〇 30％カット △△ 10g オフ □□ハーフ
該当する栄養成分等	熱量，脂質，飽和脂肪酸，コレステロール，糖類，ナトリウム		

③ 添加していない旨の表示（食品表示基準第7条）
～無添加を強調～

強調表示の種類	無添加強調表示
表現例	〇〇無添加 △△不使用
該当する栄養成分等	糖類，ナトリウム塩

出所）東京都福祉保健局：食品衛生の窓

図 6.16　栄養強調表示

ミンB₁，ビタミンCなど）などがある（**図6.14右**）。栄養成分表示の対象成分の表示ルールを**図6.15**に示す。

（2）栄養強調表示

熱量（エネルギー）表示は，生活習慣病予防や虚弱予防のために適正体重を維持するために，自分の体格（BMI）に見合ったエネルギーの食品選択が可能となる。たんぱく質，脂質，炭水化物の表示は，生活習慣病予防のために栄養的な特徴の違う食品を組み合わせて選ぶことが可能となる。また食塩相当量は，高血圧予防のために，普段からよく食べている食品や調味料からの食塩摂取量を減らすことが可能となる。これらの情報は，栄養強調食品表示も消費者にはわかりやすく，食品の選択の参考になる（**図6.16**）。

（3）アレルギーに関する表示

アレルギー表示は，特定の食物が原因でアレルギー症状を起こす消費者の健康を守るための情報提供である。過去に生じたアレルギーの程度や頻度から，特に発症数が多い乳，卵，小麦，えび，かに，重篤な症状に至ることが

多いそば，落花生を加えた7品目を「特定原材料」といい，食品表示が義務化されている。また，発症数や重篤な症状数が特定原材料より少ない食品21品目を「特定原材料に準ずるもの」といい，「可能な限り表示をするよう努める」とされる（**表6.3**）。アレルギー表示は，2008年にえび，かにが特定原材料に追加され，特定原材料に準ずるものに2013年にごま，カシューナッツ，2019年にアーモンドが追加されるなど，消費者庁による原因物質の調査・研究は常に行われている（**図6.17**）。

アレルギー表示の対象範囲は，特定原材料7品目を原材料とする箱，袋，缶，瓶など容器包装された加工食品，および原材料に由来する添加物とされており，店頭で計り売りされる惣菜やパン，アルコールなどは含まれない。またアレルギー表示は，個別表示または一括表示が認められている（**表6.4**）。

(4) 遺伝子組換え食品とゲノム編集食品に関する表示

食生活を豊かにする農作物や家畜などの多くは，人間の手によって品種改良されて現在に至っている。交配や突然変異などの従来法に加えて，特定の遺伝子のみを「組み込む」技術を用いた「**遺伝子組換え食品**[*1]」や，近年は特定の遺伝子のみを「編集する」技術を用いた「**ゲノム編集技術応用食品（ゲノム編集食品）**[*2]」などの，新しいバイオテクノロジーが登場している。これらを用いた技術によって起こるDNAの配列の変化を**図6.18**に示す。ランダム

表6.3　特定原材料等

根拠規定	特定原材料等の名称	理　由	表示の義務
食品表示基準 （特定原材料）	えび，かに，小麦，そば，卵，乳，落花生（ピーナッツ）	特に発症数，重篤度から勘案して表示する必要性の高いもの。	表示義務
消費者庁次長通知 （特定原材料に準ずるもの）	アーモンド，あわび，いか，いくら，オレンジ，カシューナッツ，キウイフルーツ，牛肉，くるみ，ごま，さけ，さば，大豆，鶏肉，バナナ，豚肉，まつたけ，もも，やまいも，りんご，ゼラチン	症例数や重篤な症状を呈する者の数が継続して相当数みられるが，特定原材料に比べると少ないもの。特定原材料とするか否かについては，今後，引き続き調査を行うことが必要。	表示を推奨

出所）消費者庁

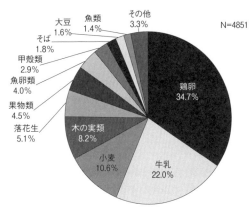

出所）平成30年度即時型食物アレルギーによる健康被害に関する全国実態調査（独立行政法人国立病院機構相模原病院）

図6.17　アレルギーの原因物質

表6.4　個別表示と一般表示（例）

（アレルギー表示は，原則，個別表示。例外として，一括表示も可。）

【個別表示する場合】

原材料名：じゃがいも，にんじん，ハム（卵・豚肉を含む），マヨネーズ（卵・大豆を含む），たんぱく加水分解物（牛肉・さけ・さば・ゼラチンを含む）／調味料（アミノ酸等）

【一括表示する場合】

原材料名：じゃがいも，にんじん，ハム，マヨネーズ，たんぱく加水分解物／調味料（アミノ酸等），（一部に卵・豚肉・大豆・牛肉・さけ・さば・ゼラチンを含む）

出所）アレルギー表示に関する情報（消費者庁ホームページ：https://www.caa.go.jp/policies/policy/food_labeling/food_sanitation/allergy/）

[*1] **遺伝子組換え食品**　これにより，除草剤に強い作物や害虫に強い作物を開発し，またとうもろこしの遺伝子をイネに組み込んだビタミンAが豊富なゴールデンライスが開発されたりしている（p.25側注[*1]，[*2]参照）。

[*2] **ゲノム編集技術応用食品**　狙った遺伝子を切断する技術で品種改良された食品。毒素のないジャガイモや特定の栄養の多いトマトや収量の多いイネ，肉付きのいいマダイなどの開発が進んでいる（p.25側注[*3]参照）。

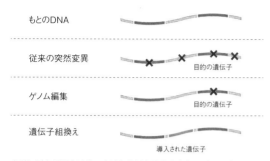

もとのDNA

従来の突然変異
目的の遺伝子

ゲノム編集
目的の遺伝子

遺伝子組換え
導入された遺伝子

出所）厚生労働省医薬・生活衛生局食品基準審査課（2020.3）

図6.18 ゲノム編集と遺伝子組換えのDNA配列の違い

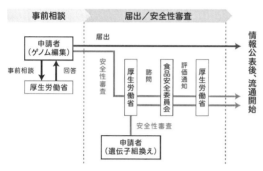

事前相談　　　届出／安全性審査

申請者（ゲノム編集）　届出　　情報公表後，流通開始

事前相談　回答

厚生労働省　安全性審査

厚生労働省　諮問　食品安全委員会　評価通知　厚生労働省

安全性審査

申請者（遺伝子組換え）

出所）厚生労働省医薬・生活衛生局食品基準審査課（2020.3）

図6.19 ゲノム編集技術応用食品の届出制度等に関するフロー図

*1 **カルタヘナ法**　遺伝子組換え生物等の使用等の規制による生物の多様性の確保に関する法律。

*2 ゲノム編集食品は自然に起こる突然変異や従来の育種技術などによるものと化学的に区別がつかないこと，またゲノム編集食品が規制されていない輸入品を原材料にした加工食品は表示が難しいことから，義務化はされていない（p.25側注*3参照）。

に生じる従来の突然変異に対して，ゲノム編集技術は目的の遺伝子を変化させ，遺伝子組換え技術は他の生物の遺伝子のDNA配列を組み込んでいる。

1）安全性の確保

食品としての安全性は「食品安全基本法」と「食品衛生法」，飼料としての安全性は「食品安全基本法」と「飼料安全法」，生物多様性への影響は「**カルタヘナ法***1」に基づいており，安全性が確認されたものだけが輸入，流通，生産される。遺伝子組換え食品は外部から加えた遺伝子があるため，厚生労働省の食品安全委員会の審査を経て公表される。一方，ゲノム編集食品は，厚生労働省への事前相談を経て届け出を行うと安全性に関する情報の公表手続きが行われる。しかしゲノム編集時に外来遺伝子の導入がある場合は，遺伝子組換え食品と同様の手続きが求められる（**図6.19**）。

2）表示義務

遺伝子組換え表示制度は，食品表示基準（平成27年内閣府令第10号）によって定められている。義務対象は，安全性診査を経て流通が認められた食品で，大豆，とうもろこし，ばれいしょ，菜種，綿実，アルファルファ，てん菜およびパパイヤの8種類の農産物，これらを原材料とした加工食品33食品群および高オレイン酸遺伝子組換え大豆およびこれを原材料として使用した加工食品（大豆油等）である。「遺伝子組換えである」「遺伝子組換え不分別である」旨の表示が義務付けられている。ゲノム編集食品の表示については，現在，消費者庁は表示を義務化せずホームページなどを利用した任意の情報提供のみとしている*2。

6.2.3　特別用途食品の活用

（1）保健機能食品制度

健康食品とは，一般的に健康に良いことをうたった食品全般のことをいう。市場にはさまざまな健康食品があるが，本来の健康の維持・増進の基本は「栄養バランスのとれた食事，適度な運動，十分な休養」であり，健康食品が補助的なものであることに変わりはない。健康食品には，国が定めた安全性と効果に関する基準に従って機能性が表示されている「保健機能食品」があり，保健機能食品はさらに「特定保健用食品」「栄養機能食品」「機能性表示食品」の3つに分類される（**図6.20**）。

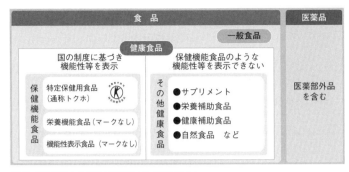

出所）消費者庁：食品安全に関する総合情報サイト

図 6.20　健康食品

1）特定保健用食品（食品表示基準，健康増進法）

　食品のもつ特定の保健の用途を表示して販売される食品であり，消費者庁の許可を受けたものに，特定保健用食品および条件付き特定保健用食品に許可マークが付される。特定保健用食品の 9 つの必要記載事項を**表 6.5**に示す。

　特定保健用食品は 4 つに分類される。

　特定保健用食品（**図 6.21**）は，食生活において特定の保健の目的で摂取する表示ができる食品である。特定保健用食品（疾病リスク低減表示）は，関与成分の疾病リスク低減効果の科学的根拠が医学的・栄養学的に広く認められ確立されている場合に認められる。特定保健用食品（規格基準型）は，特定保健用食品としての許可実績が十分あるなど，科学的根拠が蓄積されている関与成分について規格基準を定め，消費者庁において審査を行う。条件付き特定保健用食品（**図 6.22**）は，特定保健用食品の審査で要求している科学的根拠のレベルには届かないものの一定の有効性が確認される食品について，限定的な科学的根拠であると表示する条件で許可する。許可表示例として「○○を含んでおり，根拠は必ずしも確立されていないが△△に適している可能性がある食品です」などである。

2）栄養機能食品（食品表示基準）

　栄養機能食品の対象となる食品区分は，容器包装に入れられた一般消費者向けの加工食品および生鮮食品である。栄養成分の機能の表示は，1 日当たりの摂取目安量に含まれる栄養成分量が，国が定めた下限・上限値の基準に適合していることが必要である。栄養成分の機能の表示のほか，摂取する上での注意事項や消費者庁長官の個別の審査を受けたものではない旨等，表示しなければならない事項が定められているが，国

表 6.5　特定保健用食品の必要記載事項

1．特定保健用食品である
2．許可を受けた表示の内容
3．栄養成分（関与成分を含む）の量及び熱量
4．1 日当たりの摂取目標量
5．摂取の方法
6．摂取をする上での注意事項
7．バランスのとれた食生活の普及啓発を図る文言
8．関与成分について栄養素表示基準値が示されているものにあっては，1 日当たりの摂取目標量に含まれる当該関与成分の栄養素表示基準に対する割合
9．調理又は保存の方法に関し特に注意を必要とするものにあっては当該注意事項を記載する。

〈特定保健用食品の許可マーク〉
（疾病リスク低減表示・規格基準型を含む。）

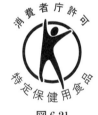

図 6.21

〈条件付き特定保健用食品の許可マーク〉

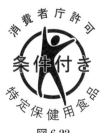

図 6.22

表6.6 栄養成分表示項目

脂肪酸（1種類）：n-3系脂肪酸
ミネラル類（6種類）：亜鉛，カリウム（錠剤，カプセル剤等の形状の加工食品にあっては，カリウムを除く），カルシウム，鉄，銅，マグネシウム
ビタミン類（13種類）：ナイアシン，パントテン酸，ビオチン，ビタミンA，ビタミンB₁，ビタミンB₂，ビタミンB₆，ビタミンB₁₂，ビタミンC，ビタミンD，ビタミンE，ビタミンK，葉酸

への許可申請や届出の必要はない。機能に関する表示を行うことができる栄養成分を**表6.6**に示す。

3）機能性表示食品（食品表示基準）

機能性表示食品は，安全性および機能性に関する一定の科学的根拠に基づき，食品関連事業者の責任において，疾病に罹患していないもの者（未成年，妊産婦（妊娠を計画しているものを含む）および授乳婦を除く）に対し，機能性関与成分によって健康の維持および増進に資する特定の保健の目的（疾病リスクの低減に係るものを除く）が期待できる旨を容器包装に表示する食品であり，消費者庁長官に届ける必要がある。

（2）特別用途食品制度（健康増進法）

特別用途食品とは，乳児・幼児の発育や，妊産婦，授乳婦，嚥下困難者，病者などの健康の保持・回復などに適するという特別の用途について表示を行うもので，**健康増進法第43条第1項***に規定されている。特別用途食品として食品を販売するには，その表示について消費者庁の許可を受ける必要がある（**図6.23**）。許可マークの区分欄には，『乳児食品』，『幼児用食品』，『妊産婦用食品』，『病者用食品』などと記載される。

（左欄）*健康増進法第43条第1項 p.170参照。

病者用食品には，腎臓病患者用のたんぱく質含有量の少ない低たんぱく食，主に牛乳アレルギー（ミルクアレルギー）患者用の調製粉乳や育児用ミルクであるアレルゲン除去食，また主に乳糖不耐症やガラクトース血症患者に適した乳幼児用調整粉乳の無乳糖食品がある。疾患等により通常の食事で十分な栄養を取ることが難しい人のための総合栄養食品があり，必要な栄養素がバランスよく含まれている。その他，個別評価型の病者用食品には，脱水時の経口補水液や潰瘍性大腸炎患者用の食品がある。えん下困難者用食品の主要な水分補給用のゼリーに加えて，2018（平成30）年4月にとろみ調整用食品が追加された。特別用途食品には，前述の特定保健用食品が含まれる。

（3）誇大表示の禁止（健康増進法）

誇大表示とは，ある食品について健康の保持増進等が必ずしも実証されていないにもかかわらず，その効果を期待させるような虚偽表示をいう（**図6.24**）。表示を信じた国民が，適切な診療機会を逸してしまう等の

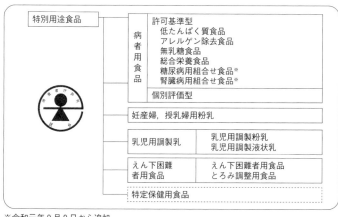

※令和元年9月9日から追加。

図6.23 特別用途食品（消費者庁）

健康に重大な支障を起こ
さないための規制である。

6.2.4 健康な食事

「健康な食事」とは，
健康な心身の維持・増進
に必要とされる栄養バラ
ンスを基本とする食生活
が，無理なく持続してい
る状態を意味する。日本
人の平均寿命が世界でも
高い水準を示しているこ
とは，日本人の食事が一
助であると考えられてい
る。日本の食事の特徴は，
気候と地形の多様性に恵
まれた旬の食べ物や地域
産物があり，その食べ物
を組み合わせて調理した
料理を揃えていることで
あり，このバランスのと
れた食事をおいしく食べ
ながら続けていくことが，

健康増進法では，次のような事項について，虚偽誇大表示を行うことは禁止されています。
　虚偽誇大であるかを問わず，医薬品医療機器等法（旧薬事法）や景品表示法上も問題となる場合があるので，詳細は各法令をご確認ください。

健康保持増進効果等	表示例
① 疾病の治療又は予防を目的とする効果	『糖尿病，高血圧，動脈硬化の人に』『末期がんが治る』『虫歯にならない』『肥満の解消』　等
② 身体の組織機能の一般的増強，増進を主たる目的とする効果	『疲労回復』『強精（強性）強壮』『体力増強』『食欲増進』『老化防止』『免疫機能の向上』　等
③ 特定の保健の用途に適する旨の効果	『本品は，おなかの調子を整えます』『この製品は，血圧が高めの方に適する』　等
④ 栄養成分の効果	『カルシウムは，骨や歯の形成に必要な栄養素です』　等
⑤ 人の身体を美化し，魅力を増し，容ぼうを変え，又は皮膚若しくは毛髪をすこやかに保つことに資する効果	『皮膚にうるおいを与えます』『美しい理想の体形に』　等
⑥ 名称又はキャッチフレーズにより表示するもの	『ほね元気』，『延命○○』，『快便食品（特許第○○号）』，『血糖下降茶』，『血液サラサラ』等
⑦ 含有成分の表示及び説明により表示するもの	『ダイエットの効果で知られる○○をx x mg配合』　等
⑧ 起源，由来等の説明により表示するもの	『○○という古い自然科学書をみるとx x は肥満を防止し消化を助けるとある。こうした経験が昔から伝えられていたが故に食膳に必ず備えられたものである。』　等
⑨ 新聞，雑誌等の記事，医師，学者等の談話，学説，経験談などを引用又は掲載することにより表示するもの	『健康 太郎（○○県△△歳）「x x を3か月間毎朝続けて食べたら9 kgやせました。」』　等
⑩ 行政機関や研究機関等により，効果等に関して認められている旨を表示するもの	『x x 国政府認可○○食品』『△△研究所推薦○○食品』

※「健康保持増進効果等」について，禁止の対象となる「誇大表示」に該当するか否かの判断は。一般消費者が表示から受ける印象・認識が基準となるため，表示内容全体から個別に判断されます。

図6.24　消費者庁：特定保持増進効果等に該当する表示例

日本人の長寿を支える「健康な食事」であるいう
考え方である。厚生労働省は2015（平成27）年
に「健康な食事」の栄養素としてたんぱく質，脂
質，飽和脂肪酸，炭水化物，食物繊維，ナトリウ
ムおよびカリウムの目標量を設定し，これらの栄
養素が充足される主食・主菜・副菜を組み合わせ
た料理を基本とする適切な「食事」を日常的に繰
り返して食べることで健康的な食習慣の定着を図
ることに着目した（図6.25）。

　2018年に，栄養改善学会，高血圧学会などの
各学会が参加した「健康な食事・食環境」コンソ
ーシアムが，「健康な食事・食環境」認証制度
「スマートミール」をスタートした。この制度は，
外食，中食，事業所給食において，厚生労働省の

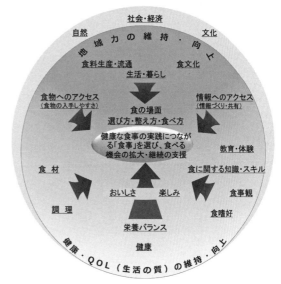

出所）厚生労働省健康局

図6.25　「健康な食事」の食事パターン

「生活習慣予防その他の健康増進を目的として提供する食事の目安」（平成27年）や食事摂取基準2015年版を基本とした基準に適合したスマートミールを継続的に実施し，かつ健康的な空間（栄養情報の提供や受動喫煙防止等に取り組んでいる環境）で提供している店舗や事業所を認証している。

6.3 地域集団の特性別プログラムの展開

　胎児期から高齢期に至るまで生涯を通じて健康であるために，日々の食事は重要な役割を担っており，各ライフステージの特性や課題に応じて栄養プログラムを展開する必要がある。また，各種関係機関や多職種と連携のもと，実施内容や方法を検討し，PDCAサイクル*による効率的・効果的なプログラムを実施することが重要である。

*PDCAサイクル　p.1, 116参照。

6.3.1 妊娠期・授乳期・新生児期・乳児期

　わが国の母子保健対策は，思春期から妊娠・出産期，新生児期，乳幼児期を通じて一貫した体系のもとに総合的に進めることを目指しており，妊娠の届出および母子健康手帳の交付，妊産婦等を対象とした保健指導，妊産婦および乳幼児の健康診査等それぞれの時期に最もふさわしいサービスが行われるよう，体系化が図られている（**図6.26**）。

　近年，わが国では，少子高齢化や核家族化が進み，晩婚化・晩産化，育児の孤立化など妊産婦等を取り巻く環境が変化している。このような状況の中，2015（平成27）年からは，21世紀の母子保健における課題解決に向け，関係者，関係機関・団体が一体となって推進する国民運動計画の第2次計画である「健やか親子21（第2次）」が新たに開始された（第1次計画は2001～2014年に実施）。「すべての子どもが健やかに育つ社会」が目標に掲げられ，「切れ目ない妊産婦・乳幼児への保健対策」を図っていくことが基盤課題のひとつとして位置づけられている。

　妊娠期・授乳期においては，母子の健康の確保のために適切な食習慣の確立を図ることが極めて重要である。近年，20歳代および30歳代の女性において食事の偏りややせ（低体重）など健康上の問題が指摘されており，妊娠中の適切な体重増加量や食生活改善に関する知識の普及や支援の充実が求められる。また，授乳期・離乳期においては，妊婦健康診査や両親学級，3～4か月健康診査等の母子保健事業等の機会を通じて，授乳方法や離乳開始時期等，妊娠から離乳完了までの各時期に必要な情報を適切に提供し支援していくことが重要である。さらに，乳幼児の発育は，出生体重，栄養方法，子どもの状態等により変わってくるため，一人ひとりの状況に応じた，きめ細かな支援が求められる。

　これらの対策として，厚生労働省では，妊娠期・授乳期における望ましい

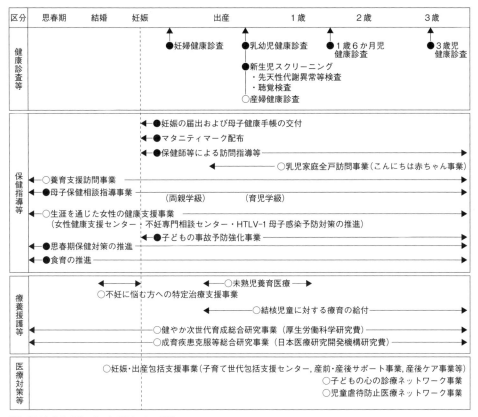

注）○国庫補助事業　●一般財源による事業
出所）厚生労働統計協会：国民衛生の動向 2020/2021，110（2020）

図 6.26 母子保健対策の体系

食生活の実現に向け，何をどれだけ食べたら良いかがわかりやすく伝わるよう食事の望ましい組合せや量を示した「**妊産婦のための食事バランスガイド**」や，妊婦個々の体格に応じて適切な体重増加量が確保されるよう妊娠中の推奨体重増加量を示した「**妊産婦のための食生活指針**」を公表している。また，授乳や離乳の適切な支援の推進にむけては，授乳・離乳を取り巻く最新の科学的知見や社会環境等の変化を踏まえて改定された「**授乳・離乳の支援ガイド（2019 年改定版）**」において具体的な支援の方向性が示されている。

6.3.2　成長期（学童期・思春期）

成長期は心身の発育・発達に重要な時期であるが，学童期における肥満や思春期におけるやせが増加している。また，これらの栄養状態に関連する食習慣の課題として，朝食の欠食，栄養バランスの悪い食事の摂取，早食いなどが挙げられ，学校・家庭・地域が連携した食育の推進が求められる。

文部科学省は，食育基本法，学校給食法，学校教育法に基づく学習指導要領等を踏まえ，学校における食育を推進する観点から作成した「食に関する指導の手引（第二次改訂版）」を公表した。本手引では，学校における食育の

表 6.7　食に関する指導の目標

（知識・技能） 食事の重要性や栄養バランス，食文化等についての理解を図り，健康で健全な食生活に関する知識や技能を身に付けるようにする。 （思考力・判断力・表現力等） 食生活や食の選択について，正しい知識・情報に基づき，自ら管理したり判断したりできる能力を養う。 （学びに向かう力・人間性等） 主体的に，自他の健康な食生活を実現しようとし，食や食文化，食料の生産等に関わる人々に対して感謝する心を育み，食事のマナーを通じた人間関係形成能力を養う。

出所）文部科学省：食に関する指導の手引き―第二次改訂版―（平成 31 年 3 月），http://www.mext.go.jp/a_menu/sports/syokuiku/1292952.htm

必要性，食に関する指導の目標，食に関する指導の全体計画，食に関する指導の基本的な考え方や指導方法，食育の評価について示されている（**表 6.7**）。食育は，知育，徳育および体育の基礎とされており，子どもたちが健全な食生活を自ら営むことができる知識および態度を養えるよう，学校給食を「生きた教材」として活用するとともに，栄養教諭等を中核として，食育を体系的・継続的に実施することが重要である。

6.3.3　成人期

　成人期は生活習慣病が顕在化する時期であり，対象者の生活習慣（栄養・食生活，身体活動・運動，休養，飲酒，喫煙等）や健康上の課題に応じた支援を通じて，生活習慣病の発症・重症化予防を推進することが求められる。生活習慣病に対する発症予防の具体的な施策としては，壮年期死亡の減少，健康寿命の延伸と生活の質の向上を目的とし，がん・心臓病・脳卒中・糖尿病などの生活習慣病に関する目標値を設定した，21 世紀における国民健康づくり運動（健康日本 21）が 2000 年度から 2012 年度まで実施され，2013（平成 25）年 4 月からは新たに**健康日本 21（第二次）***が進められている。健康日本 21（第二次）（2013 〜 2022 年度）における，国民の健康増進の推進に関する基本的な方向として，①健康寿命の延伸と健康格差の縮小，②生活習慣病の発症予防と重症化予防の徹底（NCD（非感染性疾患）の予防），③社会生活を営むために必要な機能の維持および向上，④健康を支え，守るための社会環境の整備，⑤栄養・食生活，身体活動・運動，休養，飲酒，喫煙および歯・口腔の健康に関する生活習慣および社会環境の改善を示し，これらの 5 つの基本的な方向に対応して，53 項目にわたる目標が設定されている。

　生活習慣病の発症は，食生活と密接に関連することから，健康的な食生活の実践により，疾病の発症そのものを予防する「一次予防」の推進とともに，合併症の発症や症状の進展を防ぐ「重症化予防」が重要となる。健康的な食生活の実践にむけて，個人の行動変容とともに，それを支援する環境づくりを含めた取り組みが求められる。職域との連携のもと，健康や食生活に関す

***健康日本 21（第二次）**　p.72参照。

る適切な情報提供・行動変容の支援や，**特定健康診査・特定保健指導**の実施などの対策により，健康づくりおよび栄養・食生活の改善を推進することが重要である。

6.3.4　高齢期

　高齢期は，複数疾患の合併のみならず，加齢に伴う諸臓器の機能低下を基盤としたフレイルやサルコペニア，認知症等が進行するなど，健康上の不安が大きくなる。そのため，高齢期は，壮年期における肥満対策に重点を置いた生活習慣病対策（**特定保健指導等**[*1]）から，体重や筋肉量の減少を主因とした低栄養や口腔機能，運動機能，認知機能の低下等のフレイルに着目した対策に徐々に転換することが必要である。また，健康上の不安を取り除き，住み慣れた地域で自立した生活ができる期間の延伸や，QOL の維持向上を図るためには，高齢者の特性を踏まえた健康支援を，多くの関係者と連携し地域ぐるみで行うことが重要である。

　これまで生活習慣病対策・フレイル対策としての**保健事業**（**後期高齢者医療制度**[*2]）と介護予防（介護保険制度）は制度ごとに実施されてきたものの，保健事業と介護予防の連携の必要性等を踏まえ，高齢者の保健事業と介護予防を一体的に実施するための枠組みが構築された（「医療保険制度の適正かつ効率的な運営を図るための健康保険法等の一部を改正する法律」2020（令和 2）年 4 月 1 日施行）。また，厚生労働省は，高齢者の保健事業と介護予防の一体的実施のあり方を示すために「高齢者の特性を踏まえた保健事業ガイドライン第 2 版」を策定した。本ガイドラインでは，後期高齢者医療広域連合（広域連合）が実施することが望ましい健康診査や保健指導などの保健事業の内容や手順について，科学的知見を踏まえて提示されているほか，広域連合と市町村が協働して，高齢者の健康づくりや介護予防等の事業と連携しながら，高齢者の特性を踏まえた保健事業を実施する場合の役割分担や留意点が示されている。また，フレイル等の高齢者の特性を把握するための質問票として「後期高齢者の質問票」（**図 6.27**）が策定された。本質問票は主に健診の際に活用されることが想定されているが，市町村の介護予防・日常生活支援総合事業における通いの場やかかりつけ医の医療機関等，さまざまな場面での活用が可能である。本質問票を活用し，健康状態の評価を実施し，把握した健康課題等をもとに必要な支援へつなぐことが求められる（**図 6.28**）。さらに，高齢者の保健事業を効果的・効率的に進めるためには，地域の健康課題を，KDB システム等を用いたデータ分析により把握し，目標設定，事業評価を行い，**PDCA サイクル**[*3]（計画（plan）⇒実施（do）⇒評価（check）⇒改善（action））の構築に努める必要がある。

　このほか，高齢者の食環境の整備においては，配食事業の役割が注目され，

[*1] **特定保健指導等**　p.52参照。

[*2] **後期高齢者医療制度**　p.52参照。

[*3] **PDCA サイクル**　p.1, 116参照。

類 型 名	No	質 問 文	回 答
健康状態	1	あなたの現在の健康状態はいかがですか	①よい ②まあよい ③ふつう ④あまりよくない ⑤よくない
心の健康状態	2	毎日の生活に満足していますか	①満足 ②やや満足 ③やや不満 ④不満
食習慣	3	1日3食きちんと食べていますか	①はい ②いいえ
口腔機能	4	半年前に比べて固いものが食べにくくなりましたか ※さきいか、たくあんなど	①はい ②いいえ
	5	お茶や汁物等でむせることがありますか	①はい ②いいえ
体重変化	6	6カ月間で2～3kg以上の体重減少がありましたか	①はい ②いいえ
運動・転倒	7	以前に比べて歩く速度が遅くなってきたと思いますか	①はい ②いいえ
	8	この1年間に転んだことがありますか	①はい ②いいえ
	9	ウォーキング等の運動を週に1回以上していますか	①はい ②いいえ
認知機能	10	周りの人から「いつも同じことを聞く」などの 物忘れがあると言われていますか	①はい ②いいえ
	11	今日が何月何日かわからない時がありますか	①はい ②いいえ
喫煙	12	あなたはたばこを吸いますか	①吸っている ②吸っていない ③やめた
社会参加	13	週に1回以上は外出していますか	①はい ②いいえ
	14	ふだんから家族や友人と付き合いがありますか	①はい ②いいえ
ソーシャルサポート	15	体調が悪いときに、身近に相談できる人がいますか	①はい ②いいえ

出所）厚生労働省：高齢者の特性を踏まえた保健事業ガイドライン第2版
　　　https://www.mhlw.go.jp/content/12401000/000580230.pdf（2020 年 12 月 1 日閲覧）

図 6.27　後期高齢者の質問票

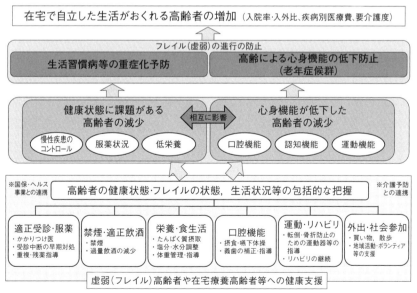

出所）厚生労働省：高齢者の特性を踏まえた保健事業ガイドライン第2版
　　　https://www.mhlw.go.jp/content/12401000/000580230.pdf（2020 年 12 月 1 日閲覧）

図 6.28　高齢者の保健事業目標設定の考え方

厚生労働省は，2017（平成29）年に「地域高齢者等の健康支援を推進する配食事業の栄養管理に関する検討会報告書」を取りまとめ，報告書を踏まえた事業者向けガイドラインが公表された。また，日本人の食事摂取基準（2020年版）においては，高齢化の進展を踏まえて，高齢者の低栄養予防やフレイル予防を視野に入れた策定が行われ，食事摂取基準（2020年版）を活用した国民向けのフレイル予防の普及啓発ツール（パンフレット，普及啓発用紙芝居等）も公表されている。これらのガイドラインおよびツールの普及により，高齢者の食環境整備やフレイル予防の取り組みが推進されることが期待される。

6.3.5 生活習慣病ハイリスク集団

生活習慣病対策の充実・強化を図るため，2008（平成20）年4月から高齢者の医療の確保に関する法律に基づき，保険者に対して，内臓脂肪の蓄積に起因した生活習慣病に関する健康診査（特定健診）および特定健診の結果により健康の保持に努める必要がある者に対する保健指導（特定保健指導）の実施が義務付けられた。特定健診・特定保健指導の実施率の向上を図るとともに，データ分析に基づく取り組みを実施していくことは，健康日本21（第二次）を着実に推進し，社会保障制度を持続可能なものとするためにも重要である。厚生労働省は，効果的・効率的な健診・保健指導，事業評価が可能となるよう「標準的な健診・保健指導プログラム」を作成した。本プログラムでは，健診・保健指導に関わる者（医師，保健師，管理栄養士等）が理解しておくべき基本的な考え方や，実施する際の留意点等が示されている。

現在の健診・保健指導は，主として内臓脂肪の蓄積に着目し，健診および個別の保健指導を通じて，生活習慣を改善し，生活習慣病予防を行うことを目的としている。対象者個人のリスクを分析し，対象者に応じた効率的・効果的な保健事業の展開にあたっては，健診データをはじめ，レセプトデータや介護保険データ，そのほか統計資料等に基づいて健康課題を分析し，対策の焦点や優先すべき課題を明確化しながら，PDCAサイクルに基づく保健事業を展開していくことが求められる（**図 6.29**）。

生活習慣病予防のための標準的な健診・保健指導の進め方は，①計画の作成，②健診，③保健指導対象者の階層化・結果の通知，④保健指導，⑤評価の一連のプロセスにまとめられる（**図 6.30**）。保健指導では，健診受診者全員に対し情報提供を行い，健診結果から生活習慣のリスクに応じて，**階層化した保健指導**（「**動機づけ支援**」または「**積極的支援**」）を行う。健診結果に基づき，対象者自身が，身体状況や生活習慣の改善の必要性を理解したうえで，生活習慣の改善を選択し，行動変容につなげることが重要であり，対象者の個別性を重視した支援が求められる。また，保健指導が終了した後も，対象者が健康的な生活習慣を維持し，さらなる改善に取り組めるよう，社会資源の活

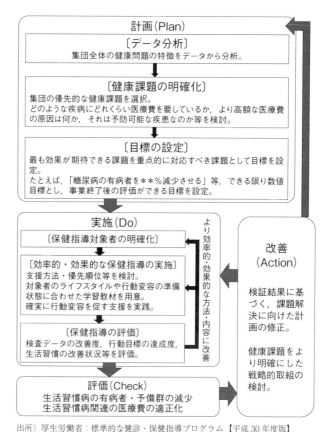

出所）厚生労働省：標準的な健診・保健指導プログラム【平成 30 年度版】
https://www.mhlw.go.jp/content/10900000/000496784.pdf（2020 年 12 月
1 日閲覧）

図 6.29　保健事業（健診・保健指導）の PDCA サイクル

用やポピュレーションアプローチによる支援を行う。さらに，健診・保健指
導の成果をあげるためには，健診・保健指導の結果やレセプトデータ等を用
いて予め設定した評価指標・評価方法を基に，**ストラクチャー（構造）評価，
プロセス（過程）評価，アウトプット（事業実施量）評価，アウトカム（結果）評価
を含めた総合的な評価**を行い，健康課題を明確化した戦略的な取り組みの実
施や健診・保健指導計画の見直しにつなげる。これらの実施体制については，
市町村は国保部門・衛生部門・介護保険部門間の連携強化を図るとともに，
医師会や委託事業者，地域の住民組織や団体等と協働した体制づくりが重要
である。職域では，産業医や保健師，管理栄養士等の専門職を中心に，健診
機関や委託事業者も含めた体制の構築が求められる。

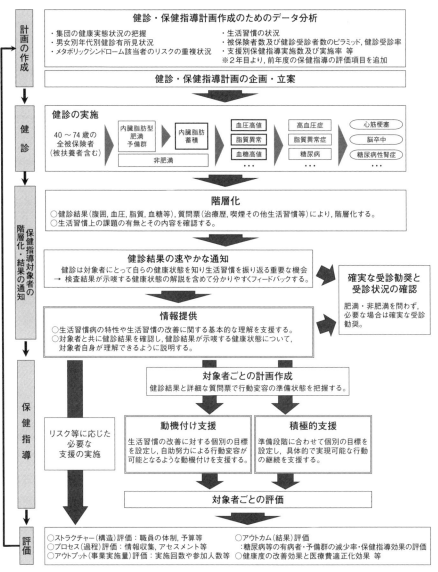

縦ラベル（左側）：
計画の作成／健診／階層化・結果の通知／保健指導対象者の／保健指導／評価

健診・保健指導計画作成のためのデータ分析
・集団の健康実態状況の把握
・男女別年代別健診有所見状況
・メタボリックシンドローム該当者のリスクの重複状況
・生活習慣の状況
・被保険者数及び健診受診者数のピラミッド, 健診受診率
・支援別保健指導実施数及び実施率　等
※2年目より, 前年度の保健指導の評価項目を追加

健診・保健指導計画の企画・立案

健診の実施
40～74歳の全被保険者（被扶養者含む）
内臓脂肪型肥満予備群
内臓脂肪蓄積
非肥満
血圧高値／脂質異常／血糖高値　…
高血圧症／脂質異常症／糖尿病　…
心筋梗塞／脳卒中／糖尿病性腎症　…

階層化
○健診結果（腹囲, 血圧, 脂質, 血糖等）, 質問票（治療歴, 喫煙その他生活習慣等）により, 階層化する。
○生活習慣上の課題の有無とその内容を確認する。

健診結果の速やかな通知
健診は対象者にとって自らの健康状態を知り生活習慣を振り返る重要な機会
→ 検査結果が示唆する健康状態の解説を含めて分かりやすくフィードバックする。

確実な受診勧奨と受診状況の確認
肥満・非肥満を問わず, 必要な場合は確実な受診勧奨。

情報提供
○生活習慣病の特性や生活習慣の改善に関する基本的な理解を支援する。
○対象者と共に健診結果を確認し, 健診結果が示唆する健康状態について, 対象者自身が理解できるように説明する。

対象者ごとの計画作成
健診結果と詳細な質問票で行動変容の準備状態を把握する。

リスク等に応じた必要な支援の実施

動機付け支援
生活習慣の改善に対する個別の目標を設定し, 自助努力による行動変容が可能となるような動機付けを支援する。

積極的支援
準備段階に合わせて個別の目標を設定し, 具体的で実現可能な行動の継続を支援する。

対象者ごとの評価

○ストラクチャー（構造）評価：職員の体制, 予算等
○プロセス（過程）評価：情報収集, アセスメント等
○アウトプット（事業実施量）評価：実施回数や参加人数等
○アウトカム（結果）評価
　：糖尿病等の有病者・予備群の減少率・保健指導効果の評価
○健康度の改善効果と医療費適正化効果　等

出所）厚生労働省：標準的な健診・保健指導プログラム【平成30年度版】
　　　https://www.mhlw.go.jp/content/10900000/000496784.pdf（2020年12月1日閲覧）

図 6.30　生活習慣病予防のための標準的な健診・保健指導計画の流れ（イメージ）

━━ コラム 6　日本人の食事摂取基準（2020 年版）とフレイル予防 ━━

　日本人の食事摂取基準（2020 年版）では, 高齢者の低栄養予防やフレイル予防も視野に入れて策定が行われ, たんぱく質, ビタミンDといった栄養素に対してはフレイル予防を図る上での留意事項が記載された。たんぱく質は骨格筋とその機能維持に関わる栄養素として重要であり, 高齢者のたんぱく質の目標量（総エネルギー摂取量に占める割合として設定）の下限については, フレイル予防の観点から, 13%エネルギーから 15%エネルギーに引き上げられた。また, ビタミンDについては, 日常生活において可能な範囲内で適度な日照を心がけるとともに, ビタミンDの摂取については, 日照時間を考慮に入れることが重要であることが示されている。フレイル予防を図る上での留意事項をふまえた食事摂取基準の適切な活用が求められる。

【演習問題】

問1 A市において，食育推進計画を第二次から第三次へと改定するために，行政が最初に取り組むべきものである。最も適切なのはどれか。1つ選べ。

（2018年国家試験を改変）

(1) 第三次食育推進計画の策定
(2) 各組織における食育実施計画の作成
(3) 第二次食育推進計画の評価
(4) 生産者と市民の食育フェスティバルの開催
(5) 新しい連携組織の開拓

　解答 (3)

問2 A市保健センターでは，高齢者の自立と社会参加を目的に，男性料理教室を計画している。プログラムの運営方法として最も適切なのはどれか。1つ選べ。 （2017年国家試験を改変）

(1) メニューづくりは，全期間を通して管理栄養士が行う。
(2) 使用する食材は，手に入りにくい，珍しい食材を使う。
(3) 食事づくりに必要な知識に関する講義時間を多くする。
(4) 他者との交流促進のための会食会を計画に入れる。
(5) 参加者全員に調理の役割分担を決める。

　解答 (4)

問3 行政栄養士が行う災害発生に備えた準備に関する記述である。誤っているのはどれか。1つ選べ。 （2015年国家試験）

(1) 地域防災計画へ栄養・食生活支援の具体的内容を位置づける。
(2) 災害時の栄養・食生活支援マニュアルを作成する。
(3) 被災地への管理栄養士派遣の仕組みを整備する。
(4) 家庭における食料備蓄推進の普及啓発活動を行う。
(5) 管内の給食施設に対し，食料の備蓄は1日分を推奨する。

　解答 (5)

問4 大学における食環境づくりに関する記述である。食物へのアクセスの整備として，正しいのはどれか。1つ選べ。 （2019年国家試験）

(1) 大学内の学生掲示板に，食事バランスガイドのポスターを貼る。
(2) 大学ホームページに，食堂のメニューとその栄養成分値を掲載する。
(3) 食堂のモニターに，朝食用の簡単レシピを紹介する動画を流す。
(4) 食堂のメニューに，地場野菜使用と表示し，その野菜を食堂で販売する。
(5) 大学のSNSに，学生が考案したバランスランチメニューを配信する。

　解答 (4)

問5 A市保健センターでは，高齢者の介護予防を目的とした集団栄養教育プログラムを5年間実施した。プログラムの効果を判定するための指標である。正しいのはどれか。1つ選べ。 （2016年国家試験）

(1) プログラムへの参加者数
(2) 対象者の参加理由
(3) ロコモティブシンドロームを認知している者の割合
(4) 配食サービスの利用者数
(5) 低栄養状態にある者の割合

　　解答　（5）

問6　特定健康診査・特定保健指導における評価指標と評価の種類の組み合わせ
　　である。正しいのはどれか。1つ選べ。　　　　　（2016年国家試験）

（1）特定健康診査の実施率—ストラクチャー評価

（2）特定保健指導の実施率—プロセス評価

（3）腹囲が基準値以上の者の割合—プロセス評価

（4）糖尿病有病者の割合—アウトカム評価

（5）生活習慣病関連の医療費—アウトプット評価

　　解答　（4）

問7　特定健康診査・特定保健指導の企画に関する記述である。誤っているのは
　　どれか。1つ選べ。　　　　　　　　　　　　　　（2016年国家試験）

（1）ハイリスクアプローチに位置づける。

（2）健診未受診者対策を含める

（3）受診勧奨とされた者の医療機関受診率向上を目標に含める。

（4）企画を外部機関に委託できる。

（5）医療保険のレセプトデータを活用する。

　　解答　（4）

【参考文献】

栄養調理関係法令研究会編：栄養調理六法（令和2年版），新日本法規出版（2020）

岡山県：災害時の食生活支援のための手引き（2012）

岡山県ホームページ，http://www.pref. okayama.jp/（2021/6/21）

香川県ホームページ，http://www.pref.kagawa.lg.jp/（2021/6/21）

倉敷市保健所ホームページ，
　　http://www.city.kurashiki.okayama.jp/dd.aspx?menuid=1235（2021/6/21）

厚生労働省：健康や栄養に関する表示の制度について，
　　http://www.mhlw.go.jp/topics/bukyoku/iyaku/syoku-anzen/hokenkinou/
　　hyouziseido.html（2021/6/21）

厚生労働省：授乳・離乳の支援ガイド（平成19年3月）

厚生労働省：健康づくりのための食環境整備に関する検討会報告書について，
　　http://www.mhlw.go.jp/shingi/2004/12/s1202-4.html

厚生科学審議会地域保健健康増進栄養部会：健康日本21（第2次）の推進に関する参
　　考資料（2012）

厚生労働省：「介護予防マニュアル」分担研究班：栄養改善マニュアル（改訂版）（2009）

厚生労働省：介護予防日常生活支援総合事業のガイドライン（2015）

厚生労働省：公的介護保険制度の現状と今後の役割（2015）

厚生労働省：地域包括ケア研究会報告書　（2013）

厚生労働省：平成30年度都道府県等栄養施策等担当者会議資料（2018）

厚生労働省：次期介護保険制度改正について（2019）

厚生労働省：平成29年版厚生白書（2017）

厚生労働省：「妊産婦のための食生活指針」の策定について
　　https://www.mhlw.go.jp/houdou/2006/02/h0201-3.html（2021/6/21）

厚生労働省：妊産婦のための食事バランスガイド
　　https://www.mhlw.go.jp/houdou/2006/02/dl/h0201-3b02.pdf（2021/6/21）

厚生労働省：授乳・離乳の支援ガイド（2019年改定版）
　　https://www.mhlw.go.jp/stf/newpage_04250.html（2021/6/21）

厚生労働省：健康日本 21（第二次）

  https://www.mhlw.go.jp/stf/seisakunitsuite/bunya/kenkou_iryou/kenkou/
  kenkounippon21.html（2021/6/21）

厚生労働省：高齢者の特性を踏まえた保健事業ガイドライン第 2 版

  https://www.mhlw.go.jp/stf/shingi2/0000204952_00002.html

厚生労働省：地域高齢者等の健康支援を推進する配食事業の栄養管理

  https://www.mhlw.go.jp/stf/seisakunitsuite/bunya/0000158814.html（2021/6/21）

厚生労働省：高齢者のフレイル予防事業

  https://www.mhlw.go.jp/stf/seisakunitsuite/bunya/0000089299_00002.html
  （2021/6/21）

厚生労働省：標準的な健診・保健指導プログラム【平成 30 年度版】

  https://www.mhlw.go.jp/stf/seisakunitsuite/bunya/0000194155.html（2021/6/21）

国立研究開発法人　医薬基盤・健康・栄養研究所　国立健康・栄養研究所：令和元年度
  子ども・子育て支援推進調査研究事業

国立健康・栄養研究所ホームページ

  https://www.nibiohn.go.jp/eiken/（2021/6/21）

  https://www.nibiohn.go.jp/eiken/ninsanpu/index.html（2021/6/21）

内閣府：平成 21 年版食育白書（2009）

内閣府：平成 24 年版食育白書（2012）

農林水産省：平成 30 年度食育白書（2018）

三島市ホームページ，https://www.city.mishima.shizuoka.jp/（2021/6/21）

文部科学省：食に関する指導の手引―第二次改訂版―（平成 31 年 3 月）

  https://www.mext.go.jp/a_menu/sports/syokuiku/1292952.htm

八倉巻和子，井上浩一編：四訂公衆栄養学，建帛社（2012）

資　料

（いずれも各法律の一部を抜粋した）

栄養士法

昭和 22 年 12 月 29 日法律第 245 号

最終改正：平成 19 年 6 月 27 日法律第 96 号

第 1 条　この法律で栄養士とは，都道府県知事の免許を受けて，栄養士の名称を用いて栄養の指導に従事することを業とする者をいう。

2　この法律で管理栄養士とは，厚生労働大臣の免許を受けて，管理栄養士の名称を用いて，傷病者に対する療養のため必要な栄養の指導，個人の身体の状況，栄養状態等に応じた高度の専門的知識及び技術を要する健康の保持増進のための栄養の指導並びに特定多数人に対して継続的に食事を供給する施設における利用者の身体の状況，栄養状態，利用の状況等に応じた特別の配慮を必要とする給食管理及びこれらの施設に対する栄養改善上必要な指導等を行うことを業とする者をいう。

第 2 条　栄養士の免許は，厚生労働大臣の指定した栄養士の養成施設（以下「養成施設」という。）において 2 年以上栄養士として必要な知識及び技能を修得した者に対して，都道府県知事が与える。

2　養成施設に入所することができる者は，学校教育法（昭和 22 年法律第 26 号）第 90 条に規定する者とする。

3　管理栄養士の免許は，管理栄養士国家試験に合格した者に対して，厚生労働大臣が与える。

第 3 条　次の各号のいずれかに該当する者には，栄養士又は管理栄養士の免許を与えないことがある。

一　罰金以上の刑に処せられた者

二　前号に該当する者を除くほか，第 1 条に規定する業務に関し犯罪又は不正の行為があつた者

第 3 条の 2　都道府県に栄養士名簿を備え，栄養士の免許に関する事項を登録する。

2　厚生労働省に管理栄養士名簿を備え，管理栄養士の免許に関する事項を登録する。

第 4 条　栄養士の免許は，都道府県知事が栄養士名簿に登録することによって行う。

2　都道府県知事は，栄養士の免許を与えたときは，栄養士免許証を交付する。

3　管理栄養士の免許は，厚生労働大臣が管理栄養士名簿に登録することによって行う。

4　厚生労働大臣は，管理栄養士の免許を与えたときは，管理栄養士免許証を交付する。

第 5 条　栄養士が第 3 条各号のいずれかに該当するに至つたときは，都道府県知事は，当該栄養士に対する免許を取り消し，又は 1 年以内の期間を定めて栄養士の名称の使用の停止を命ずることができる。

2　管理栄養士が第 3 条各号のいずれかに該当するに至つたときは，厚生労働大臣は，当該管理栄養士に対する免許を取り消し，又は 1 年以内の期間を定めて管理栄養士の名称の使用の停止を命ずることができる。

3　都道府県知事は，第 1 項の規定により栄養士の免許を取り消し，又は栄養士の名称の使用の停止を命じたときは，速やかに，その旨を厚生労働大臣に通知しなければならない。

4　厚生労働大臣は，第 2 項の規定により管理栄養士の免許を取り消し，又は管理栄養士の名称の使用の停止を命じたときは，速やかに，その旨を当該処分を受けた者が受けている栄養士の免許を与えた都道府県知事に通知しなければならない。

第 5 条の 2　厚生労働大臣は，毎年少なくとも 1 回，管理栄養士として必要な知識及び技能について，管理栄養士国家試験を行う。

第 5 条の 3　管理栄養士国家試験は，栄養士であって次の各号のいずれかに該当するものでなければ，受けることができない。

一　修業年限が 2 年である養成施設を卒業して栄養士の免許を受けた後厚生労働省令で定める施設において 3 年以上栄養の指導に従事した者

二　修業年限が 3 年である養成施設を卒業して栄養士の免許を受けた後厚生労働省令で定める施設において 2 年以上栄養の指導に従事した者

三　修業年限が 4 年である養成施設を卒業して栄養士の免許を受けた後厚生労働省令で定める施設において 1 年以上栄養の指導に従事した者

四　修業年限が 4 年である養成施設であって，学校（学校教育法第 1 条の学校並びに同条の学校の設置者が設置している同法第 124 条の専修学校及び同法第 134 条の各種学校をいう。以下この号において同じ。）であるものにあっては文部科学大臣及び厚生労働大臣が，学校以外のものにあっては厚生労働大臣が，政令で定める基準により指定したもの（以下「管理栄養士養成施設」という。）を卒業した者

第 5 条の 5　管理栄養士は，傷病者に対する療養のため必要な栄養の指導を行うに当たっては，主治の医師の指導を受けなければならない。

第 6 条　栄養士でなければ，栄養士又はこれに類似する名称を用いて第 1 条第 1 項に規定する業務を行つてはならない。

2　管理栄養士でなければ，管理栄養士又はこれに類似する名称を用いて第 1 条第 2 項に規定する業務を行つてはならない。

第6条の2　管理栄養士国家試験に関する事務をつかさどらせるため，厚生労働省に管理栄養士国家試験委員を置く。

第6条の3　管理栄養士国家試験委員その他管理栄養士国家試験に関する事務をつかさどる者は，その事務の施行に当たって厳正を保持し，不正の行為がないようにしなければならない。

第7条の2　第6条の3の規定に違反して，故意若しくは重大な過失により事前に試験問題を漏らし，又は故意に不正の採点をした者は，6月以下の懲役又は50万円以下の罰金に処する。

健康増進法

平成14年8月2日法律第103号
最終改正：平成30年7月25日法律第78号

第1章　総則

（目的）

第1条　この法律は，我が国における急速な高齢化の進展及び疾病構造の変化に伴い，国民の健康の増進の重要性が著しく増大していることにかんがみ，国民の健康の増進の総合的な推進に関し基本的な事項を定めるとともに，国民の栄養の改善その他の国民の健康の増進を図るための措置を講じ，もって国民保健の向上を図ることを目的とする。

第2章　基本方針等

（基本方針）

第7条　厚生労働大臣は，国民の健康の増進の総合的な推進を図るための基本的な方針（以下「基本方針」という。）を定めるものとする。

2　基本方針は，次に掲げる事項について定めるものとする。

一　国民の健康の増進の推進に関する基本的な方向

二　国民の健康の増進の目標に関する事項

三　次条第1項の都道府県健康増進計画及び同条第2項の市町村健康増進計画の策定に関する基本的な事項

四　第10条第1項の国民健康・栄養調査その他の健康の増進に関する調査及び研究に関する基本的な事項

五　健康増進事業実施者間における連携及び協力に関する基本的な事項

六　食生活，運動，休養，飲酒，喫煙，歯の健康の保持その他の生活習慣に関する正しい知識の普及に関する事項

七　その他国民の健康の増進の推進に関する重要事項

（都道府県健康増進計画等）

第8条　都道府県は，基本方針を勘案して，当該都道府県の住民の健康の増進の推進に関する施策についての基本的な計画（以下「都道府県健康増進計画」という。）を定めるものとする。

2　市町村は，基本方針及び都道府県健康増進計画を勘案して，当該市町村の住民の健康の増進の推進に関する施策についての計画（以下「市町村健康増進計画」という。）を定めるよう努めるものとする。

3　国は，都道府県健康増進計画又は市町村健康増進計画に基づいて住民の健康増進のために必要な事業を行う都道府県又は市町村に対し，予算の範囲内において，当該事業に要する費用の一部を補助することができる。

第3章　国民健康・栄養調査等

（国民健康・栄養調査の実施）

第10条　厚生労働大臣は，国民の健康の増進の総合的な推進を図るための基礎資料として，国民の身体の状況，栄養摂取量及び生活習慣の状況を明らかにするため，国民健康・栄養調査を行うものとする。

3　都道府県知事（保健所を設置する市又は特別区にあっては，市長又は区長。以下同じ。）は，その管轄区域内の国民健康・栄養調査の執行に関する事務を行う。

（調査世帯）

第11条　国民健康・栄養調査の対象の選定は，厚生労働省令で定めるところにより，毎年，厚生労働大臣が調査地区を定め，その地区内において都道府県知事が調査世帯を指定することによって行う。

2　前項の規定により指定された調査世帯に属する者は，国民健康・栄養調査の実施に協力しなければならない。

（国民健康・栄養調査員）

第12条　都道府県知事は，その行う国民健康・栄養調査の実施のために必要があるときは，国民健康・栄養調査員を置くことができる。

2　前項に定めるもののほか，国民健康・栄養調査員に関し必要な事項は，厚生労働省令でこれを定める。

（生活習慣病の発生の状況の把握）

第16条　国及び地方公共団体は，国民の健康の増進の総合的な推進を図るための基礎資料として，国民の生活習慣とがん，循環器病その他の政令で定める生活習慣病（以下単に「生活習慣病」という。）との相関関係を明らかにするため，生活習慣病の発生の状況の把握に努めなければならない。

（食事摂取基準）

第16条の2　厚生労働大臣は，生涯にわたる国民の

栄養摂取の改善に向けた自主的な努力を促進するため，国民健康・栄養調査その他の健康の保持増進に関する調査及び研究の成果を分析し，その分析の結果を踏まえ，食事による栄養摂取量の基準（以下この条において「食事摂取基準」という。）を定めるものとする。

2　食事摂取基準においては，次に掲げる事項を定めるものとする。

一　国民がその健康の保持増進を図る上で摂取することが望ましい熱量に関する事項

二　国民がその健康の保持増進を図る上で摂取することが望ましい次に掲げる栄養素の量に関する事項

イ　国民の栄養摂取の状況からみてその欠乏が国民の健康の保持増進を妨げているものとして厚生労働省令で定める栄養素

ロ　国民の栄養摂取の状況からみてその過剰な摂取が国民の健康の保持増進を妨げているものとして厚生労働省令で定める栄養素

3　厚生労働大臣は，食事摂取基準を定め，又は変更したときは，遅滞なく，これを公表するものとする。

第4章　保健指導等

（市町村による生活習慣相談等の実施）

第17条　市町村は，住民の健康の増進を図るため，医師，歯科医師，薬剤師，保健師，助産師，看護師，准看護師，管理栄養士，栄養士，歯科衛生士その他の職員に，栄養の改善その他の生活習慣の改善に関する事項につき住民からの相談に応じさせ，及び必要な栄養指導その他の保健指導を行わせ，並びにこれらに付随する業務を行わせるものとする。

2　市町村は，前項に規定する業務の一部について，健康保険法第63条第3項各号に掲げる病院又は診療所その他適当と認められるものに対し，その実施を委託することができる。

（都道府県による専門的な栄養指導その他の保健指導の実施）

第18条　都道府県，保健所を設置する市及び特別区は，次に掲げる業務を行うものとする。

一　住民の健康の増進を図るために必要な栄養指導その他の保健指導のうち，特に専門的な知識及び技術を必要とするものを行うこと。

二　特定かつ多数の者に対して継続的に食事を供給する施設に対し，栄養管理の実施について必要な指導及び助言を行うこと。

三　前二号の業務に付随する業務を行うこと。

2　都道府県は，前条第1項の規定により市町村が行う業務の実施に関し，市町村相互間の連絡調整を行い，及び市町村の求めに応じ，その設置する保健所による技術的事項についての協力その他当該市町村に対する必要な援助を行うものとする。

（栄養指導員）

第19条　都道府県知事は，前条第1項に規定する業務（同項第一号及び第三号に掲げる業務については，栄養指導に係るものに限る。）を行う者として，医師又は管理栄養士の資格を有する都道府県，保健所を設置する市又は特別区の職員のうちから，栄養指導員を命ずるものとする。

第5章　特定給食施設

（特定給食施設の届出）

第20条　特定給食施設（特定かつ多数の者に対して継続的に食事を供給する施設のうち栄養管理が必要なものとして厚生労働省令で定めるものをいう。以下同じ。）を設置した者は，その事業の開始の日から1月以内に，その施設の所在地の都道府県知事に，厚生労働省令で定める事項を届け出なければならない。

2　前項の規定による届出をした者は，同項の厚生労働省令で定める事項に変更を生じたときは，変更の日から1月以内に，その旨を当該都道府県知事に届け出なければならない。その事業を休止し，又は廃止したときも，同様とする。

（特定給食施設における栄養管理）

第21条　特定給食施設であって特別の栄養管理が必要なものとして厚生労働省令で定めるところにより都道府県知事が指定するものの設置者は，当該特定給食施設に管理栄養士を置かなければならない。

2　前項に規定する特定給食施設以外の特定給食施設の設置者は，厚生労働省令で定めるところにより，当該特定給食施設に栄養士又は管理栄養士を置くように努めなければならない。

3　特定給食施設の設置者は，前2項に定めるもののほか，厚生労働省令で定める基準に従って，適切な栄養管理を行わなければならない。

（指導及び助言）

第22条　都道府県知事は，特定給食施設の設置者に対し，前条第1項又は第3項の規定による栄養管理の実施を確保するため必要があると認めるときは，当該栄養管理の実施に関し必要な指導及び助言をすることができる。

（勧告及び命令）

第23条　都道府県知事は，第21条第1項の規定に違反して管理栄養士を置かず，若しくは同条第3項の規定に違反して適切な栄養管理を行わず，又は正当な理由がなくて前条の栄養管理をしない特定給食施

設の設置者があるときは，当該特定給食施設の設置者に対し，管理栄養士を置き，又は適切な栄養管理を行うよう勧告をすることができる。

2　都道府県知事は，前項に規定する勧告を受けた特定給食施設の設置者が，正当な理由がなくてその勧告に係る措置をとらなかったときは，当該特定給食施設の設置者に対し，その勧告に係る措置をとるべきことを命ずることができる。

（立入検査等）

第24条　都道府県知事は，第21条第1項又は第3項の規定による栄養管理の実施を確保するため必要があると認めるときは，特定給食施設の設置者若しくは管理者に対し，その業務に関し報告をさせ，又は栄養指導員に，当該施設に立ち入り，業務の状況若しくは帳簿，書類その他の物件を検査させ，若しくは関係者に質問させることができる。

2　前項の規定により立入検査又は質問をする栄養指導員は，その身分を示す証明書を携帯し，関係者に提示しなければならない。

第6章　受動喫煙防止

第1節　総則

（国及び地方公共団体の責務）

第25条　国及び地方公共団体は，望まない受動喫煙が生じないよう，受動喫煙に関する知識の普及，受動喫煙の防止に関する意識の啓発，受動喫煙の防止に必要な環境の整備その他の受動喫煙を防止するための措置を総合的かつ効果的に推進するよう努めなければならない。

（関係者の協力）

第26条　国，都道府県，市町村，多数の者が利用する施設（敷地を含む。以下この章において同じ。）及び旅客運送事業自動車等の管理権原者（施設又は旅客運送事業自動車等の管理について権原を有する者をいう。以下この章において同じ。）その他の関係者は，望まない受動喫煙が生じないよう，受動喫煙を防止するための措置の総合的かつ効果的な推進を図るため，相互に連携を図りながら協力するよう努めなければならない。

（喫煙をする際の配慮義務等）

第27条　何人も，特定施設及び旅客運送事業自動車等（以下この章において「特定施設等」という。）の第29条第1項に規定する喫煙禁止場所以外の場所において喫煙をする際，望まない受動喫煙を生じさせることがないよう周囲の状況に配慮しなければならない。

2　特定施設等の管理権原者は，喫煙をすることができる場所を定めようとするときは，望まない受動喫煙を生じさせることがない場所とするよう配慮しなければならない。

（定義）

第28条　この章において，次の各号に掲げる用語の意義は，当該各号に定めるところによる。

一　たばこ　たばこ事業法（昭和五十九年法律第六十八号）第2条第3号に掲げる製造たばこであって，同号に規定する喫煙用に供されるもの及び同法第38条第2項に規定する製造たばこ代用品をいう。

二　喫煙　人が吸入するため，たばこを燃焼させ，又は加熱することにより煙（蒸気を含む。次号及び次節において同じ。）を発生させることをいう。

三　受動喫煙　人が他人の喫煙によりたばこから発生した煙にさらされることをいう。

四　特定施設　第一種施設，第二種施設及び喫煙目的施設をいう。

五　第一種施設　多数の者が利用する施設のうち，次に掲げるものをいう。

　イ　学校，病院，児童福祉施設その他の受動喫煙により健康を損なうおそれが高い者が主として利用する施設として政令で定めるもの

　ロ　国及び地方公共団体の行政機関の庁舎（行政機関がその事務を処理するために使用する施設に限る。）

六　第二種施設　多数の者が利用する施設のうち，第一種施設及び喫煙目的施設以外の施設をいう。

七　喫煙目的施設　多数の者が利用する施設のうち，その施設を利用する者に対して，喫煙をする場所を提供することを主たる目的とする施設として政令で定める要件を満たすものをいう。

八　旅客運送事業自動車等　旅客運送事業自動車，旅客運送事業航空機，旅客運送事業鉄道等車両及び旅客運送事業船舶をいう。

九　旅客運送事業自動車　道路運送法（昭和26年法律第183号）による旅客自動車運送事業者が旅客の運送を行うためその事業の用に供する自動車をいう。

十　旅客運送事業航空機　航空法（昭和27年法律第231号）による本邦航空運送事業者（旅客の運送を行うものに限る。）が旅客の運送を行うためその事業の用に供する航空機をいう。

十一　旅客運送事業鉄道等車両　鉄道事業法（昭和61年法律第92号）による鉄道事業者（旅客の運送を行うものに限る。）及び索道事業者（旅客の運送を行うものに限る。）並びに軌道法（大正10年法律第76号）による軌道経営者（旅客の運送

を行うものに限る。）が旅客の運送を行うためその事業の用に供する車両又は搬器をいう。

十二　旅客運送事業船舶　海上運送法（昭和24年法律第187号）による船舶運航事業者（旅客の運送を行うものに限る。）が旅客の運送を行うためその事業の用に供する船舶（船舶法（明治32年法律第46号）第1条に規定する日本船舶に限る。）をいう。

十三　特定屋外喫煙場所　第一種施設の屋外の場所の一部の場所のうち、当該第一種施設の管理権原者によって区画され、厚生労働省令で定めるところにより、喫煙をすることができる場所である旨を記載した標識の掲示その他の厚生労働省令で定める受動喫煙を防止するために必要な措置がとられた場所をいう。

十四　喫煙関連研究場所　たばこに関する研究開発（喫煙を伴うものに限る。）の用に供する場所をいう。

第2節　受動喫煙を防止するための措置

（特定施設等における喫煙の禁止等）

第29条　何人も、正当な理由がなくて、特定施設等においては、次の各号に掲げる特定施設等の区分に応じ、当該特定施設等の当該各号に定める場所（以下この節において「喫煙禁止場所」という。）で喫煙をしてはならない。

一　第一種施設　次に掲げる場所以外の場所
　イ　特定屋外喫煙場所
　ロ　喫煙関連研究場所

二　第二種施設　次に掲げる場所以外の屋内の場所
　イ　第33条第3項第一号に規定する喫煙専用室の場所
　ロ　喫煙関連研究場所

三　喫煙目的施設　第35条第3項第一号に規定する喫煙目的室以外の屋内の場所

四　旅客運送事業自動車及び旅客運送事業航空機内部の場所

五　旅客運送事業鉄道等車両及び旅客運送事業船舶　第33条第3項第一号に規定する喫煙専用室以外の内部の場所

2　都道府県知事は、前項の規定に違反して喫煙をしている者に対し、喫煙の中止又は同項第一号から第三号までに掲げる特定施設の喫煙禁止場所からの退出を命ずることができる。

（特定施設等の管理権原者等の責務）

第30条　特定施設等の管理権原者等（管理権原者及び施設又は旅客運送事業自動車等の管理者をいう。以下この節において同じ。）は、当該特定施設等の喫煙禁止場所に専ら喫煙の用に供させるための器具及び設備を喫煙の用に供することができる状態で設置してはならない。

2　特定施設の管理権原者等は、当該特定施設の喫煙禁止場所において、喫煙をし、又は喫煙をしようとする者に対し、喫煙の中止又は当該喫煙禁止場所からの退出を求めるよう努めなければならない。

3　旅客運送事業自動車等の管理権原者等は、当該旅客運送事業自動車等の喫煙禁止場所において、喫煙をし、又は喫煙をしようとする者に対し、喫煙の中止を求めるよう努めなければならない。

4　前2項に定めるもののほか、特定施設等の管理権原者等は、当該特定施設等における受動喫煙を防止するために必要な措置をとるよう努めなければならない。

（特定施設等の管理権原者等に対する指導及び助言）

第31条　都道府県知事は、特定施設等の管理権原者等に対し、当該特定施設等における受動喫煙を防止するために必要な指導及び助言をすることができる。

（特定施設等の管理権原者等に対する勧告、命令等）

第32条　都道府県知事は、特定施設等の管理権原者等が第30条第1項の規定に違反して器具又は設備を喫煙の用に供することができる状態で設置しているときは、当該管理権原者等に対し、期限を定めて、当該器具又は設備の撤去その他当該器具又は設備を喫煙の用に供することができないようにするための措置をとるべきことを勧告することができる。

2　都道府県知事は、前項の規定による勧告を受けた特定施設等の管理権原者等が、同項の期限内にこれに従わなかったときは、その旨を公表することができる。

3　都道府県知事は、第1項の規定による勧告を受けた特定施設等の管理権原者等が、その勧告に係る措置をとらなかったときは、当該管理権原者等に対し、期限を定めて、その勧告に係る措置をとるべきことを命ずることができる。

（喫煙専用室）

第33条　第二種施設等（第二種施設並びに旅客運送事業鉄道等車両及び旅客運送事業船舶をいう。以下この条及び第37条第1項第一号において同じ。）の管理権原者は、当該第二種施設等の屋内又は内部の場所の一部の場所であって、構造及び設備がその室外の場所（特定施設等の屋内又は内部の場所に限る。）へのたばこの煙の流出を防止するための基準として厚生労働省令で定める技術的基準に適合した室（次項及び第3項第一号において「基準適合室」という。）の場所を専ら喫煙をすることができる場

所として定めることができる。

2　第二種施設等の管理権原者は，前項の規定により
当該第二種施設等の基準適合室の場所を専ら喫煙を
することができる場所として定めようとするときは，
厚生労働省令で定めるところにより，当該場所の出
入口の見やすい箇所に，次に掲げる事項を記載した
標識（以下この節において「喫煙専用室標識」とい
う。）を掲示しなければならない。

一　当該場所が専ら喫煙をすることができる場所で
ある旨

二　当該場所への20歳未満の者の立入りが禁止さ
れている旨

三　その他厚生労働省令で定める事項

3　第二種施設等の管理権原者は，前項の規定により
喫煙専用室標識を掲示したときは，厚生労働省令で
定めるところにより，直ちに，当該第二種施設等の
主たる出入口の見やすい箇所に，次に掲げる事項を
記載した標識（以下この節において「喫煙専用室設
置施設等標識」という。）を掲示しなければならない。
ただし，当該第二種施設等の主たる出入口の見やす
い箇所に，既に喫煙専用室設置施設等標識が掲示さ
れている場合は，この限りでない。

一　喫煙専用室（前項の規定により喫煙専用室標識
が掲示されている基準適合室をいう。以下この条
及び次条第1項において同じ。）が設置されてい
る旨

二　その他厚生労働省令で定める事項

4　喫煙専用室が設置されている第二種施設等（以下
この節において「喫煙専用室設置施設等」とい
う。）の管理権原者は，当該喫煙専用室設置施設等
の喫煙専用室の構造及び設備を第1項の厚生労働省
令で定める技術的基準に適合するように維持しなけ
ればならない。

5　喫煙専用室設置施設等の管理権原者等は，20歳未
満の者を当該喫煙専用室設置施設等の喫煙専用室に
立ち入らせてはならない。

6　喫煙専用室設置施設等の管理権原者は，喫煙専用
室の場所を専ら喫煙をすることができる場所としな
いこととしようとするときは，当該喫煙専用室にお
いて掲示された喫煙専用室標識を除去しなければな
らない。

7　喫煙専用室設置施設等の管理権原者は，当該喫煙
専用室設置施設等の全ての喫煙専用室の場所を専ら
喫煙をすることができる場所としないこととしたと
きは，直ちに，当該喫煙専用室設置施設等において
掲示された喫煙専用室設置施設等標識を除去しなけ
ればならない。

（喫煙目的室）

第35条　喫煙目的施設の管理権原者は，当該喫煙目
的施設の屋内の場所の全部又は一部の場所であって，
構造及び設備がその室外の場所（特定施設等の屋内
又は内部の場所に限る。）へのたばこの煙の流出を
防止するための基準として厚生労働省令で定める技
術的基準に適合した室（次項及び第3項第一号にお
いて「基準適合室」という。）の場所を喫煙をする
ことができる場所として定めることができる。

2　喫煙目的施設の管理権原者は，前項の規定により
当該喫煙目的施設の基準適合室の場所を喫煙をする
ことができる場所として定めようとするときは，厚
生労働省令で定めるところにより，当該場所の出入
口の見やすい箇所に，次に掲げる事項を記載した標
識（以下この節において「喫煙目的室標識」とい
う。）を掲示しなければならない。

一　当該場所が喫煙を目的とする場所である旨

二　当該場所への20歳未満の者の立入りが禁止さ
れている旨

三　その他厚生労働省令で定める事項

3　喫煙目的施設の管理権原者は，前項の規定により
喫煙目的室標識を掲示したときは，厚生労働省令で
定めるところにより，直ちに，当該喫煙目的施設の
主たる出入口の見やすい箇所に，次に掲げる事項を
記載した標識（以下この節において「喫煙目的室設
置施設標識」という。）を掲示しなければならない。
ただし，当該喫煙目的施設の主たる出入口の見やす
い箇所に，既に喫煙目的室設置施設標識が掲示され
ている場合は，この限りでない。

一　喫煙目的室（前項の規定により喫煙目的室標識
が掲示されている基準適合室をいう。以下この条
及び次条において同じ。）が設置されている旨

二　その他厚生労働省令で定める事項

4　喫煙目的室が設置されている喫煙目的施設（以下
この節において「喫煙目的室設置施設」という。）
の管理権原者は，当該喫煙目的室設置施設が第28
条第七号の政令で定める要件を満たすように維持し
なければならない。

5　喫煙目的室設置施設の管理権原者は，当該喫煙目
的室設置施設の喫煙目的室の構造及び設備を第1項
の厚生労働省令で定める技術的基準に適合するよう
に維持しなければならない。

6　喫煙目的室設置施設（喫煙目的室において客に飲
食をさせる営業が行われる施設その他の政令で定め
る施設に限る。以下この項及び第8項において同
じ。）の管理権原者は，帳簿を備え，当該喫煙目的
室設置施設の第28条第七号の政令で定める要件に

関し厚生労働省令で定める事項を記載し，これを保存しなければならない。

7 喫煙目的室設置施設の管理権原者等は，20歳未満の者を当該喫煙目的室設置施設の喫煙目的室に立ち入らせてはならない。

8 喫煙目的室設置施設の管理権原者等は，当該喫煙目的室設置施設の営業について広告又は宣伝をするときは，厚生労働省令で定めるところにより，当該喫煙目的室設置施設が喫煙目的室設置施設である旨を明らかにしなければならない。

9 喫煙目的室設置施設の管理権原者は，喫煙目的室の場所を喫煙をすることができる場所としないこととしようとするときは，当該喫煙目的室において掲示された喫煙目的室標識を除去しなければならない。

10 喫煙目的室設置施設の管理権原者は，当該喫煙目的室設置施設の全ての喫煙目的室の場所を喫煙をすることができる場所としないこととしたときは，直ちに，当該喫煙目的室設置施設において掲示された喫煙目的室設置施設標識を除去しなければならない。

（立入検査等）

第38条 都道府県知事は，この節の規定の施行に必要な限度において，特定施設等の管理権原者等に対し，当該特定施設等の喫煙禁止場所における専ら喫煙の用に供させるための器具及び設備の撤去その他の受動喫煙を防止するための措置の実施状況に関し報告をさせ，又はその職員に，特定施設等に立ち入り，当該措置の実施状況若しくは帳簿，書類その他の物件を検査させ，若しくは関係者に質問させることができる。

2 前項の規定により立入検査又は質問をする職員は，その身分を示す証明書を携帯し，関係者に提示しなければならない。

3 第1項の規定による権限は，犯罪捜査のために認められたものと解釈してはならない。

（適用関係）

第39条 第一種施設の場所に第一種施設以外の特定施設に該当する場所がある場合においては，当該場所については，第一種施設の場所としてこの章の規定を適用する。

2 旅客運送事業鉄道等車両の場所又は旅客運送事業船舶の場所において現に運行している旅客運送事業自動車の内部の場所については，旅客運送事業自動車に関するこの章の規定を適用する。

3 旅客運送事業自動車の場所又は旅客運送事業航空機の場所に特定施設に該当する場所がある場合においては，当該場所については，旅客運送事業自動車の場所又は旅客運送事業航空機の場所としてこの章

の規定を適用する。

4 旅客運送事業鉄道等車両の場所又は旅客運送事業船舶の場所に特定施設に該当する場所がある場合においては，当該場所については，特定施設の場所としてこの章の規定を適用する。

5 特定施設の場所において現に運行している旅客運送事業自動車等の内部の場所については，旅客運送事業自動車等に関するこの章の規定を適用する。

（適用除外）

第40条 次に掲げる場所については，この節の規定（第30条第4項及びこの条の規定を除く。以下この条において同じ。）は，適用しない。

一 人の居住の用に供する場所（次号に掲げる場所を除く。）

二 旅館業法（昭和23年法律第138号）第2条第1項に規定する旅館業の施設の客室の場所（同条第3項に規定する簡易宿所営業の施設及び同条第4項に規定する下宿営業の施設の客室（個室を除く。）の場所を除く。）

三 その他前二号に掲げる場所に準ずる場所として政令で定めるもの

2 特定施設等の場所に前項各号に掲げる場所に該当する場所がある場合においては，当該特定施設等の場所（当該同項各号に掲げる場所に該当する場所に限る。）については，この節の規定は，適用しない。

3 特定施設等の場所において一般自動車等（旅客運送事業自動車等以外の自動車，航空機，鉄道車両又は船舶をいう。）が現に運行している場合における当該一般自動車等の内部の場所については，この節の規定は，適用しない。

（受動喫煙に関する調査研究）

第41条 国は，受動喫煙に関する調査研究その他の受動喫煙の防止に関する施策の策定に必要な調査研究を推進するよう努めなければならない。

（経過措置）

第42条 この章の規定に基づき政令又は厚生労働省令を制定し，又は改廃する場合においては，それぞれ，政令又は厚生労働省令で，その制定又は改廃に伴い合理的に必要と判断される範囲内において，所要の経過措置（罰則に関する経過措置を含む。）を定めることができる。

第7章　特別用途表示等

（特別用途表示の許可）

第43条 販売に供する食品につき，乳児用，幼児用，妊産婦用，病者用その他内閣府令で定める特別の用途に適する旨の表示（以下「特別用途表示」という。）をしようとする者は，内閣総理大臣の許可を

受けなければならない。

2　前項の許可を受けようとする者は，製品見本を添え，商品名，原材料の配合割合及び当該製品の製造方法，成分分析表，許可を受けようとする特別用途表示の内容その他内閣府令で定める事項を記載した申請書を内閣総理大臣に提出しなければならない。

3　内閣総理大臣は，研究所又は内閣総理大臣の登録を受けた法人（以下「登録試験機関」という。）に，第1項の許可を行うについて必要な試験（以下「許可試験」という。）を行わせるものとする。

4　第1項の許可を申請する者は，実費（許可試験に係る実費を除く。）を勘案して政令で定める額の手数料を国に，研究所の行う許可試験にあっては許可試験に係る実費を勘案して政令で定める額の手数料を研究所に，登録試験機関の行う許可試験にあっては当該登録試験機関が内閣総理大臣の認可を受けて定める額の手数料を当該登録試験機関に納めなければならない。

5　内閣総理大臣は，第1項の許可をしようとするときは，あらかじめ，厚生労働大臣の意見を聴かなければならない。

6　第1項の許可を受けて特別用途表示をする者は，当該許可に係る食品（以下「特別用途食品」という。）につき，内閣府令で定める事項を内閣府令で定めるところにより表示しなければならない。

7　内閣総理大臣は，第1項又は前項の内閣府令を制定し，又は改廃しようとするときは，あらかじめ，厚生労働大臣に協議しなければならない。

（特別用途食品の検査及び収去）

第61条　内閣総理大臣又は都道府県知事は，必要があると認めるときは，当該職員に特別用途食品の製造施設，貯蔵施設又は販売施設に立ち入らせ，販売の用に供する当該特別用途食品を検査させ，又は試験の用に供するのに必要な限度において当該特別用途食品を収去させることができる。

2　前項の規定により立入検査又は収去をする職員は，その身分を示す証明書を携帯し，関係者に提示しなければならない。

3　第1項に規定する当該職員の権限は，食品衛生法第30条第1項に規定する食品衛生監視員が行うものとする。

4　第1項の規定による権限は，犯罪捜査のために認められたものと解釈してはならない。

5　内閣総理大臣は，研究所に，第1項の規定により収去された食品の試験を行わせるものとする。

（誇大表示の禁止）

第65条　何人も，食品として販売に供する物に関し

て広告その他の表示をするときは，健康の保持増進の効果その他内閣府令で定める事項について，著しく事実に相違する表示をし，又は著しく人を誤認させるような表示をしてはならない。

2　内閣総理大臣は，前項の内閣府令を制定し，又は改廃しようとするときは，あらかじめ，厚生労働大臣に協議しなければならない。

第九章　罰則

第70条　国民健康・栄養調査に関する事務に従事した公務員，研究所の職員若しくは国民健康・栄養調査員又はこれらの職にあった者が，その職務の執行に関して知り得た人の秘密を正当な理由がなく漏らしたときは，1年以下の懲役又は100万円以下の罰金に処する。

2　職務上前項の秘密を知り得た他の公務員又は公務員であった者が，正当な理由がなくその秘密を漏らしたときも，同項と同様とする。

3.4　省略

第72条　次の各号のいずれかに該当する者は，50万円以下の罰金に処する。

一　第23条第2項の規定に基づく命令に違反した者

二　第43条第1項の規定に違反した者

三　省略

第74条　次の各号のいずれかに該当する者は，30万円以下の罰金に処する。

一　第24条第1項の規定による報告をせず，若しくは虚偽の報告をし，又は同項の規定による検査を拒み，妨げ，若しくは忌避し，若しくは同項の規定による質問に対して答弁をせず，若しくは虚偽の答弁をした者

二　省略

第75条　法人の代表者又は法人若しくは人の代理人，使用人その他の従業者が，その法人又は人の業務に関し，第72条又は前条の違反行為をしたときは，行為者を罰するほか，その法人又は人に対して各本条の刑を科する。

第76条　次の各号のいずれかに該当する者は，50万円以下の過料に処する。

一　第32条第3項，第34条第3項又は第36条第4項の規定に基づく命令に違反した者

二　第33条第3項，第35条第3項又は第37条の規定に違反した者

第77条　次の各号のいずれかに該当する者は，30万円以下の過料に処する。

一　第29条第2項の規定に基づく命令に違反した者

二　第33条第7項又は第35条第10項の規定に違
　　反した者
第78条　次の各号のいずれかに該当する者は，20万
　円以下の過料に処する。
　一　第35条第6項の規定による帳簿を備え付けず，
　　帳簿に記載せず，若しくは虚偽の記載をし，又は
　　帳簿を保存しなかった者
　二　第38条第1項の規定による報告をせず，若し
　　くは虚偽の報告をし，又は同項の規定による検査
　　を拒み，妨げ，若しくは忌避し，若しくは同項の
　　規定による質問に対して答弁をせず，若しくは虚
　　偽の答弁をした者
　三　省略

食品衛生法

昭和 22 年 12 月 24 日法律第 233 号
最終改正：平成 30 年 6 月 13 日法律第 46 号
令和 3 年 6 月 1 日施行

第 1 章　総則

第1条　この法律は，食品の安全性の確保のために公
　衆衛生の見地から必要な規制その他の措置を講ずる
　ことにより，飲食に起因する衛生上の危害の発生を
　防止し，もつて国民の健康の保護を図ることを目的
　とする。
第2条　国，都道府県，地域保健法（昭和 22 年法律
　第 101 号）第 5 条第 1 項の規定に基づく政令で定め
　る市（以下「保健所を設置する市」という。）及び
　特別区は，教育活動及び広報活動を通じた食品衛生
　に関する正しい知識の普及，食品衛生に関する情報
　の収集，整理，分析及び提供，食品衛生に関する研
　究の推進，食品衛生に関する検査の能力の向上並び
　に食品衛生の向上にかかわる人材の養成及び資質の
　向上を図るために必要な措置を講じなければならな
　い。
2　国，都道府県，保健所を設置する市及び特別区は，
　食品衛生に関する施策が総合的かつ迅速に実施され
　るよう，相互に連携を図らなければならない。
3　国は，食品衛生に関する情報の収集，整理，分析
　及び提供並びに研究並びに輸入される食品，添加物，
　器具及び容器包装についての食品衛生に関する検査
　の実施を図るための体制を整備し，国際的な連携を
　確保するために必要な措置を講ずるとともに，都道
　府県，保健所を設置する市及び特別区（以下「都道
　府県等」という。）に対し前 2 項の責務が十分に果
　たされるように必要な技術的援助を与えるものとす
　る。

第3条　食品等事業者（食品若しくは添加物を採取し，
　製造し，輸入し，加工し，調理し，貯蔵し，運搬し，
　若しくは販売すること若しくは器具若しくは容器包
　装を製造し，輸入し，若しくは販売することを営む
　人若しくは法人又は学校，病院その他の施設におい
　て継続的に不特定若しくは多数の者に食品を供与す
　る人若しくは法人をいう。以下同じ。）は，その採
　取し，製造し，輸入し，加工し，調理し，貯蔵し，
　運搬し，販売し，不特定若しくは多数の者に授与し，
　又は営業上使用する食品，添加物，器具又は容器包
　装（以下「販売食品等」という。）について，自ら
　の責任においてそれらの安全性を確保するため，販
　売食品等の安全性の確保に係る知識及び技術の習得，
　販売食品等の原材料の安全性の確保，販売食品等の
　自主検査の実施その他の必要な措置を講ずるよう努
　めなければならない。
2　食品等事業者は，販売食品等に起因する食品衛生
　上の危害の発生の防止に必要な限度において，当該
　食品等事業者に対して販売食品等又はその原材料の
　販売を行つた者の名称その他必要な情報に関する記
　録を作成し，これを保存するよう努めなければなら
　ない。
3　食品等事業者は，販売食品等に起因する食品衛生
　上の危害の発生を防止するため，前項に規定する記
　録の国，都道府県等への提供，食品衛生上の危害の
　原因となつた販売食品等の廃棄その他の必要な措置
　を適確かつ迅速に講ずるよう努めなければならない。
第4条　この法律で食品とは，全ての飲食物をいう。
　ただし，医薬品，医療機器等の品質，有効性及び安
　全性の確保等に関する法律（昭和 35 年法律第 145
　号）に規定する医薬品，医薬部外品及び再生医療等
　製品は，これを含まない。
2　この法律で添加物とは，食品の製造の過程におい
　て又は食品の加工若しくは保存の目的で，食品に添
　加，混和，浸潤その他の方法によつて使用する物を
　いう。
3　この法律で天然香料とは，動植物から得られた物
　又はその混合物で，食品の着香の目的で使用される
　添加物をいう。
4　この法律で器具とは，飲食器，割ぽう具その他食
　品又は添加物の採取，製造，加工，調理，貯蔵，運
　搬，陳列，授受又は摂取の用に供され，かつ，食品
　又は添加物に直接接触する機械，器具その他の物を
　いう。ただし，農業及び水産業における食品の採取
　の用に供される機械，器具その他の物は，これを含
　まない。
5　この法律で容器包装とは，食品又は添加物を入れ，

又は包んでいる物で，食品又は添加物を授受する場合そのままで引き渡すものをいう。

6　この法律で食品衛生とは，食品，添加物，器具及び容器包装を対象とする飲食に関する衛生をいう。

7　この法律で営業とは，業として，食品若しくは添加物を採取し，製造し，輸入し，加工し，調理し，貯蔵し，運搬し，若しくは販売すること又は器具若しくは容器包装を製造し，輸入し，若しくは販売することをいう。ただし，農業及び水産業における食品の採取業は，これを含まない。

8　この法律で営業者とは，営業を営む人又は法人をいう。

9　この法律で登録検査機関とは，第33条第1項の規定により厚生労働大臣の登録を受けた法人をいう。

第2章　食品及び添加物

第5条　販売（不特定又は多数の者に対する販売以外の授与を含む。以下同じ。）の用に供する食品又は添加物の採取，製造，加工，使用，調理，貯蔵，運搬，陳列及び授受は，清潔で衛生的に行われなければならない。

第6条　次に掲げる食品又は添加物は，これを販売し（不特定又は多数の者に授与する販売以外の場合を含む。以下同じ。），又は販売の用に供するために，採取し，製造し，輸入し，加工し，使用し，調理し，貯蔵し，若しくは陳列してはならない。

　一　腐敗し，若しくは変敗したもの又は未熟であるもの。ただし，一般に人の健康を損なうおそれがなく飲食に適すると認められているものは，この限りでない。

　二　有毒な，若しくは有害な物質が含まれ，若しくは付着し，又はこれらの疑いがあるもの。ただし，人の健康を損なうおそれがない場合として厚生労働大臣が定める場合においては，この限りでない。

　三　病原微生物により汚染され，又はその疑いがあり，人の健康を損なうおそれがあるもの。

　四　不潔，異物の混入又は添加その他の事由により，人の健康を損なうおそれがあるもの。

第7条　厚生労働大臣は，一般に飲食に供されることがなかつた物であつて人の健康を損なうおそれがない旨の確証がないもの又はこれを含む物が新たに食品として販売され，又は販売されることとなつた場合において，食品衛生上の危害の発生を防止するため必要があると認めるときは，薬事・食品衛生審議会の意見を聴いて，それらの物を食品として販売することを禁止することができる。

2　厚生労働大臣は，一般に食品として飲食に供されている物であつて当該物の通常の方法と著しく異なる方法により飲食に供されているものについて，人の健康を損なうおそれがない旨の確証がなく，食品衛生上の危害の発生を防止するため必要があると認めるときは，薬事・食品衛生審議会の意見を聴いて，その物を食品として販売することを禁止することができる。

3　厚生労働大臣は，食品によるものと疑われる人の健康に係る重大な被害が生じた場合において，当該被害の態様からみて当該食品に当該被害を生ずるおそれのある一般に飲食に供されることがなかつた物が含まれていることが疑われる場合において，食品衛生上の危害の発生を防止するため必要があると認めるときは，薬事・食品衛生審議会の意見を聴いて，その食品を販売することを禁止することができる。

4　厚生労働大臣は，前3項の規定による販売の禁止をした場合において，厚生労働省令で定めるところにより，当該禁止に関し利害関係を有する者の申請に基づき，又は必要に応じ，当該禁止に係る物又は食品に起因する食品衛生上の危害が発生するおそれがないと認めるときは，薬事・食品衛生審議会の意見を聴いて，当該禁止の全部又は一部を解除するものとする。

5　厚生労働大臣は，第1項から第3項までの規定による販売の禁止をしたとき，又は前項の規定による禁止の全部若しくは一部の解除をしたときは，官報で告示するものとする。

第8条　食品衛生上の危害の発生を防止する見地から特別の注意を必要とする成分又は物であつて，厚生労働大臣が薬事・食品衛生審議会の意見を聴いて指定したもの（第3項及び第64条第1項において「指定成分等」という。）を含む食品（以下この項において「指定成分等含有食品」という。）を取り扱う営業者は，その取り扱う指定成分等含有食品が人の健康に被害を生じ，又は生じさせるおそれがある旨の情報を得た場合は，当該情報を，厚生労働省令で定めるところにより，遅滞なく，都道府県知事，保健所を設置する市の市長又は特別区の区長（以下「都道府県知事等」という。）に届け出なければならない。

2　都道府県知事等は，前項の規定による届出があつたときは，当該届出に係る事項を厚生労働大臣に報告しなければならない。

3　医師，歯科医師，薬剤師その他の関係者は，指定成分等の摂取によるものと疑われる人の健康に係る被害の把握に努めるとともに，都道府県知事等が，食品衛生上の危害の発生を防止するため指定成分等の摂取によるものと疑われる人の健康に係る被害に

関する調査を行う場合において，当該調査に関し必要な協力を要請されたときは，当該要請に応じ，当該被害に関する情報の提供その他必要な協力をするよう努めなければならない。

第9条 厚生労働大臣は，特定の国若しくは地域において採取され，製造され，加工され，調理され，若しくは貯蔵され，又は特定の者により採取され，製造され，加工され，調理され，若しくは貯蔵される特定の食品又は添加物について，第26条第1項から第3項まで又は第28条第1項の規定による検査の結果次に掲げる食品又は添加物に該当するものが相当数発見されたこと，生産地における食品衛生上の管理の状況その他の厚生労働省令で定める事由からみて次に掲げる食品又は添加物に該当するものが相当程度含まれるおそれがあると認められる場合において，人の健康を損なうおそれの程度その他の厚生労働省令で定める事項を勘案して，当該特定の食品又は添加物に起因する食品衛生上の危害の発生を防止するため特に必要があると認めるときは，薬事・食品衛生審議会の意見を聴いて，当該特定の食品又は添加物を販売し，又は販売の用に供するために，採取し，製造し，輸入し，加工し，使用し，若しくは調理することを禁止することができる。

一　第6条各号に掲げる食品又は添加物

二　第12条に規定する食品

三　第13条第1項の規定により定められた規格に合わない食品又は添加物

四　第13条第1項の規定により定められた基準に合わない方法により添加物を使用した食品

五　第13条第3項に規定する食品

2　厚生労働大臣は，前項の規定による禁止をしようとするときは，あらかじめ，関係行政機関の長に協議しなければならない。

3　厚生労働大臣は，第1項の規定による禁止をした場合において，当該禁止に関し利害関係を有する者の申請に基づき，又は必要に応じ，厚生労働省令で定めるところにより，当該禁止に係る特定の食品又は添加物に起因する食品衛生上の危害が発生するおそれがないと認めるときは，薬事・食品衛生審議会の意見を聴いて，当該禁止の全部又は一部を解除するものとする。

4　厚生労働大臣は，第1項の規定による禁止をしたとき，又は前項の規定による禁止の全部若しくは一部の解除をしたときは，官報で告示するものとする。

第10条 第一号若しくは第三号に掲げる疾病にかかり，若しくはその疑いがあり，第1号若しくは第3号に掲げる異常があり，又はへい死した獣畜（と畜場法

（昭和28年法律第104号）第3条第1項に規定する獣畜及び厚生労働省令で定めるその他の物をいう。以下同じ。）の肉，骨，乳，臓器及び血液又は第2号若しくは第3号に掲げる疾病にかかり，若しくはその疑いがあり，第2号若しくは第3号に掲げる異常があり，又はへい死した家きん（食鳥処理の事業の規制及び食鳥検査に関する法律（平成2年法律第70号）第2条第1号に規定する食鳥及び厚生労働省令で定めるその他の物をいう。以下同じ。）の肉，骨及び臓器は，厚生労働省令で定める場合を除き，これを食品として販売し，又は食品として販売の用に供するために，採取し，加工し，使用し，調理し，貯蔵し，若しくは陳列してはならない。ただし，へい死した獣畜又は家きんの肉，骨及び臓器であつて，当該職員が，人の健康を損なうおそれがなく飲食に適すると認めたものは，この限りでない。

一　と畜場法第14条第6項各号に掲げる疾病又は異常

二　食鳥処理の事業の規制及び食鳥検査に関する法律第15条第4項各号に掲げる疾病又は異常

三　前2号に掲げる疾病又は異常以外の疾病又は異常であつて厚生労働省令で定めるもの

2　獣畜の肉，乳及び臓器並びに家きんの肉及び臓器並びに厚生労働省令で定めるこれらの製品（以下この項において「獣畜の肉等」という。）は，輸出国の政府機関によつて発行され，かつ，前項各号に掲げる疾病にかかり，若しくはその疑いがあり，同項各号に掲げる異常があり，又はへい死した獣畜の肉，乳若しくは臓器若しくは家きんの肉若しくは臓器又はこれらの製品でない旨その他厚生労働省令で定める事項（以下この項において「衛生事項」という。）を記載した証明書又はその写しを添付したものでなければ，これを食品として販売の用に供するために輸入してはならない。ただし，厚生労働省令で定める国から輸入する獣畜の肉等であつて，当該獣畜の肉等に係る衛生事項が当該国の政府機関から電気通信回線を通じて，厚生労働省の使用に係る電子計算機（入出力装置を含む。）に送信され，当該電子計算機に備えられたファイルに記録されたものについては，この限りでない。

第11条 食品衛生上の危害の発生を防止するために特に重要な工程を管理するための措置が講じられていることが必要なものとして厚生労働省令で定める食品又は添加物は，当該措置が講じられていることが確実であるものとして厚生労働大臣が定める国若しくは地域又は施設において製造し，又は加工されたものでなければ，これを販売の用に供するために

輸入してはならない。

2 第6条各号に掲げる食品又は添加物のいずれにも該当しないことその他厚生労働省令で定める事項を確認するために生産地における食品衛生上の管理の状況の証明が必要であるものとして厚生労働省令で定める食品又は添加物は，輸出国の政府機関によつて発行され，かつ，当該事項を記載した証明書又はその写しを添付したものでなければ，これを販売の用に供するために輸入してはならない。

第12条 人の健康を損なうおそれのない場合として厚生労働大臣が薬事・食品衛生審議会の意見を聴いて定める場合を除いては，添加物（天然香料及び一般に食品として飲食に供されている物であつて添加物として使用されるものを除く。）並びにこれを含む製剤及び食品は，これを販売し，又は販売の用に供するために，製造し，輸入し，加工し，使用し，貯蔵し，若しくは陳列してはならない。

第13条 厚生労働大臣は，公衆衛生の見地から，薬事・食品衛生審議会の意見を聴いて，販売の用に供する食品若しくは添加物の製造，加工，使用，調理若しくは保存の方法につき基準を定め，又は販売の用に供する食品若しくは添加物の成分につき規格を定めることができる。

2 前項の規定により基準又は規格が定められたときは，その基準に合わない方法により食品若しくは添加物を製造し，加工し，使用し，調理し，若しくは保存し，その基準に合わない方法による食品若しくは添加物を販売し，若しくは輸入し，又はその規格に合わない食品若しくは添加物を製造し，輸入し，加工し，使用し，調理し，保存し，若しくは販売してはならない。

3 農薬（農薬取締法（昭和23年法律第82号）第2条第1項に規定する農薬をいう。次条において同じ。），飼料の安全性の確保及び品質の改善に関する法律（昭和28年法律第35号）第2条第3項の規定に基づく農林水産省令で定める用途に供することを目的として飼料（同条第2項に規定する飼料をいう。）に添加，混和，浸潤その他の方法によつて用いられる物及び医薬品，医療機器等の品質，有効性及び安全性の確保等に関する法律第2条第1項に規定する医薬品であつて動物のために使用されることが目的とされているものの成分である物質（その物質が化学的に変化して生成した物質を含み，人の健康を損なうおそれのないことが明らかであるものとして厚生労働大臣が定める物質を除く。）が，人の健康を損なうおそれのない量として厚生労働大臣が薬事・食品衛生審議会の意見を聴いて定める量を超えて残

留する食品は，これを販売の用に供するために製造し，輸入し，加工し，使用し，調理し，保存し，又は販売してはならない。ただし，当該物質の当該食品に残留する量の限度について第1項の食品の成分に係る規格が定められている場合については，この限りでない。

<h3>第3章　器具及び容器包装</h3>

第15条 営業上使用する器具及び容器包装は，清潔で衛生的でなければならない。

第16条 有毒な，若しくは有害な物質が含まれ，若しくは付着して人の健康を損なうおそれがある器具若しくは容器包装又は食品若しくは添加物に接触してこれらに有害な影響を与えることにより人の健康を損なうおそれがある器具若しくは容器包装は，これを販売し，販売の用に供するために製造し，若しくは輸入し，又は営業上使用してはならない。

第18条 厚生労働大臣は，公衆衛生の見地から，薬事・食品衛生審議会の意見を聴いて，販売の用に供し，若しくは営業上使用する器具若しくは容器包装若しくはこれらの原材料につき規格を定め，又はこれらの製造方法につき基準を定めることができる。

2 前項の規定により規格又は基準が定められたときは，その規格に合わない器具若しくは容器包装を販売し，販売の用に供するために製造し，若しくは輸入し，若しくは営業上使用し，その規格に合わない原材料を使用し，又はその基準に合わない方法により器具若しくは容器包装を製造してはならない。

3 器具又は容器包装には，成分の食品への溶出又は浸出による公衆衛生に与える影響を考慮して政令で定める材質の原材料であつて，これに含まれる物質（その物質が化学的に変化して生成した物質を除く。）について，当該原材料を使用して製造される器具若しくは容器包装に含有されることが許容される量又は当該原材料を使用して製造される器具若しくは容器包装から溶出し，若しくは浸出して食品に混和することが許容される量が第1項の規格に定められていないものは，使用してはならない。ただし，当該物質が人の健康を損なうおそれのない量として厚生労働大臣が薬事・食品衛生審議会の意見を聴いて定める量を超えて溶出し，又は浸出して食品に混和するおそれがないように器具又は容器包装が加工されている場合（当該物質が器具又は容器包装の食品に接触する部分に使用される場合を除く。）については，この限りでない。

<h3>第4章　表示及び広告</h3>

第19条 内閣総理大臣は，一般消費者に対する器具又は容器包装に関する公衆衛生上必要な情報の正確

な伝達の見地から，消費者委員会の意見を聴いて，前条第1項の規定により規格又は基準が定められた器具又は容器包装に関する表示につき，必要な基準を定めることができる。

2　前項の規定により表示につき基準が定められた器具又は容器包装は，その基準に合う表示がなければ，これを販売し，販売の用に供するために陳列し，又は営業上使用してはならない。

3　販売の用に供する食品及び添加物に関する表示の基準については，食品表示法（平成25年法律第70号）で定めるところによる。

第20条　食品，添加物，器具又は容器包装に関しては，公衆衛生に危害を及ぼすおそれがある虚偽の又は誇大な表示又は広告をしてはならない。

第5章　食品添加物公定書

第21条　厚生労働大臣及び内閣総理大臣は，食品添加物公定書を作成し，第13条第1項の規定により基準又は規格が定められた添加物及び食品表示法第4条第1項の規定により基準が定められた添加物につき当該基準及び規格を収載するものとする。

第6章　監視指導

第21条の2　国及び都道府県等は，食品，添加物，器具又は容器包装に起因する中毒患者又はその疑いのある者（以下「食中毒患者等」という。）の広域にわたる発生又はその拡大を防止し，及び広域にわたり流通する食品，添加物，器具又は容器包装に関してこの法律又はこの法律に基づく命令若しくは処分に係る違反を防止するため，その行う食品衛生に関する監視又は指導（以下「監視指導」という。）が総合的かつ迅速に実施されるよう，相互に連携を図りながら協力しなければならない。

第21条の3　厚生労働大臣は，監視指導の実施に当たつての連携協力体制の整備を図るため，厚生労働省令で定めるところにより，国，都道府県等その他関係機関により構成される広域連携協議会（以下この条及び第60条の2において「協議会」という。）を設けることができる。

2　協議会は，必要があると認めるときは，当該協議会の構成員以外の都道府県等その他協議会が必要と認める者をその構成員として加えることができる。

3　協議会において協議が調つた事項については，協議会の構成員は，その協議の結果を尊重しなければならない。

4　前3項に定めるもののほか，協議会の運営に関し必要な事項は，協議会が定める。

第22条　厚生労働大臣及び内閣総理大臣は，国及び都道府県等が行う監視指導の実施に関する指針（以

下「指針」という。）を定めるものとする。

2　指針は，次に掲げる事項について定めるものとする。
　一　監視指導の実施に関する基本的な方向
　二　重点的に監視指導を実施すべき項目に関する事項
　三　監視指導の実施体制に関する事項
　四　監視指導の実施に当たつての国，都道府県等その他関係機関相互の連携協力の確保に関する事項
　五　その他監視指導の実施に関する重要事項

3　厚生労働大臣及び内閣総理大臣は，指針を定め，又はこれを変更したときは，遅滞なく，これを公表するとともに，都道府県知事等に通知しなければならない。

第24条　都道府県知事等は，指針に基づき，毎年度，翌年度の当該都道府県等が行う監視指導の実施に関する計画（以下「都道府県等食品衛生監視指導計画」という。）を定めなければならない。

2　都道府県等食品衛生監視指導計画は，次に掲げる事項について定めるものとする。
　一　重点的に監視指導を実施すべき項目に関する事項
　二　食品等事業者に対する自主的な衛生管理の実施に係る指導に関する事項
　三　監視指導の実施に当たつての国，他の都道府県等その他関係機関との連携協力の確保に関する事項
　四　その他監視指導の実施のために必要な事項

3　都道府県等食品衛生監視指導計画は，当該都道府県等の区域における食品等事業者の施設の設置の状況，食品衛生上の危害の発生の状況その他の地域の実情を勘案して定められなければならない。

4　都道府県知事等は，都道府県等食品衛生監視指導計画を定め，又はこれを変更したときは，遅滞なく，これを公表するとともに，厚生労働省令・内閣府令で定めるところにより，厚生労働大臣及び内閣総理大臣に報告しなければならない。

5　都道府県知事等は，都道府県等食品衛生監視指導計画の実施の状況について，厚生労働省令・内閣府令で定めるところにより，公表しなければならない。

第9章　営業

第50条　厚生労働大臣は，食品又は添加物の製造又は加工の過程において有毒又は有害な物質が当該食品又は添加物に混入することを防止するための措置に関し必要な基準を定めることができる。

2　営業者（食鳥処理の事業の規制及び食鳥検査に関する法律第6条第1項に規定する食鳥処理業者を除く。）は，前項の規定により基準が定められたときは，

これを遵守しなければならない。

第51条　厚生労働大臣は，営業（器具又は容器包装を製造する営業及び食鳥処理の事業の規制及び食鳥検査に関する法律第2条第5号に規定する食鳥処理の事業（第54条及び第57条第1項において「食鳥処理の事業」という。）を除く。）の施設の衛生的な管理その他公衆衛生上必要な措置（以下この条において「公衆衛生上必要な措置」という。）について，厚生労働省令で，次に掲げる事項に関する基準を定めるものとする。

一　施設の内外の清潔保持，ねずみ及び昆虫の駆除その他一般的な衛生管理に関すること。

二　食品衛生上の危害の発生を防止するために特に重要な工程を管理するための取組（小規模な営業者（器具又は容器包装を製造する営業者及び食鳥処理の事業の規制及び食鳥検査に関する法律第6条第1項に規定する食鳥処理業者を除く。次項において同じ。）その他の政令で定める営業者にあつては，その取り扱う食品の特性に応じた取組）に関すること。

2　営業者は，前項の規定により定められた基準に従い，厚生労働省令で定めるところにより公衆衛生上必要な措置を定め，これを遵守しなければならない。

3　都道府県知事等は，公衆衛生上必要な措置について，第1項の規定により定められた基準に反しない限り，条例で必要な規定を定めることができる。

第52条　厚生労働大臣は，器具又は容器包装を製造する営業の施設の衛生的な管理その他公衆衛生上必要な措置（以下この条において「公衆衛生上必要な措置」という。）について，厚生労働省令で，次に掲げる事項に関する基準を定めるものとする。

一　施設の内外の清潔保持その他一般的な衛生管理に関すること。

二　食品衛生上の危害の発生を防止するために必要な適正に製造を管理するための取組に関すること。

2　器具又は容器包装を製造する営業者は，前項の規定により定められた基準（第18条第3項に規定する政令で定める材質以外の材質の原材料のみが使用された器具又は容器包装を製造する営業者にあつては，前項第一号に掲げる事項に限る。）に従い，公衆衛生上必要な措置を講じなければならない。

3　都道府県知事等は，公衆衛生上必要な措置について，第1項の規定により定められた基準に反しない限り，条例で必要な規定を定めることができる。

第53条　第18条第3項に規定する政令で定める材質の原材料が使用された器具又は容器包装を販売し，又は販売の用に供するために製造し，若しくは輸入

する者は，厚生労働省令で定めるところにより，その取り扱う器具又は容器包装の販売の相手方に対し，当該取り扱う器具又は容器包装が次の各号のいずれかに該当する旨を説明しなければならない。

一　第18条第3項に規定する政令で定める材質の原材料について，同条第1項の規定により定められた規格に適合しているもののみを使用した器具又は容器包装であること。

二　第18条第3項ただし書に規定する加工がされている器具又は容器包装であること。

2　器具又は容器包装の原材料であつて，第18条第3項に規定する政令で定める材質のものを販売し，又は販売の用に供するために製造し，若しくは輸入する者は，当該原材料を使用して器具又は容器包装を製造する者から，当該原材料が同条第1項の規定により定められた規格に適合しているものである旨の確認を求められた場合には，厚生労働省令で定めるところにより，必要な説明をするよう努めなければならない。

第54条　都道府県は，公衆衛生に与える影響が著しい営業（食鳥処理の事業を除く。）であつて，政令で定めるものの施設につき，厚生労働省令で定める基準を参酌して，条例で，公衆衛生の見地から必要な基準を定めなければならない。

第55条　前条に規定する営業を営もうとする者は，厚生労働省令で定めるところにより，都道府県知事の許可を受けなければならない。

第57条　営業（第54条に規定する営業，公衆衛生に与える影響が少ない営業で政令で定めるもの及び食鳥処理の事業を除く。）を営もうとする者は，厚生労働省令で定めるところにより，あらかじめ，その営業所の名称及び所在地その他厚生労働省令で定める事項を都道府県知事に届け出なければならない。

2　前条の規定は，前項の規定による届出をした者について準用する。この場合において，同条第1項中「前条第1項の許可を受けた者」とあるのは「次条第1項の規定による届出をした者」と，「許可営業者」とあるのは「届出営業者」と，同条第2項中「許可営業者」とあるのは「届出営業者」と読み替えるものとする。

第58条　営業者が，次の各号のいずれかに該当する場合であつて，その採取し，製造し，輸入し，加工し，若しくは販売した食品若しくは添加物又はその製造し，輸入し，若しくは販売した器具若しくは容器包装を回収するとき（次条第1項又は第2項の規定による命令を受けて回収するとき，及び食品衛生上の危害が発生するおそれがない場合として厚生労

働省令・内閣府令で定めるときを除く。）は，厚生労働省令・内閣府令で定めるところにより，遅滞なく，回収に着手した旨及び回収の状況を都道府県知事に届け出なければならない。

2　都道府県知事は，前項の規定による届出があつたときは，厚生労働省令・内閣府令で定めるところにより，当該届出に係る事項を厚生労働大臣又は内閣総理大臣に報告しなければならない。

第10章　雑則

第63条　食中毒患者等を診断し，又はその死体を検案した医師は，直ちに最寄りの保健所長にその旨を届け出なければならない。

2　保健所長は，前項の届出を受けたときその他食中毒患者等が発生していると認めるときは，速やかに都道府県知事等に報告するとともに，政令で定めるところにより，調査しなければならない。

3　都道府県知事等は，前項の規定により保健所長より報告を受けた場合であつて，食中毒患者等が厚生労働省令で定める数以上発生し，又は発生するおそれがあると認めるときその他厚生労働省令で定めるときは，直ちに，厚生労働大臣に報告しなければならない。

4　保健所長は，第2項の規定による調査を行つたときは，政令で定めるところにより，都道府県知事等に報告しなければならない。

5　都道府県知事等は，前項の規定による報告を受けたときは，政令で定めるところにより，厚生労働大臣に報告しなければならない。

第64条　都道府県知事等は，原因調査上必要があると認めるときは，食品，添加物，器具又は容器包装に起因し，又は起因すると疑われる疾病で死亡した者の死体を遺族の同意を得て解剖に付することができる。

2　前項の場合において，その死体を解剖しなければ原因が判明せず，その結果公衆衛生に重大な危害を及ぼすおそれがあると認めるときは，遺族の同意を得ないでも，これに通知した上で，その死体を解剖に付することができる。

3　前2項の規定は，刑事訴訟に関する規定による強制の処分を妨げない。

4　第1項又は第2項の規定により死体を解剖する場合においては，礼意を失わないように注意しなければならない。

第65条　厚生労働大臣は，食中毒患者等が厚生労働省令で定める数以上発生し，若しくは発生するおそれがある場合又は食中毒患者等が広域にわたり発生し，若しくは発生するおそれがある場合であつて，

食品衛生上の危害の発生を防止するため緊急を要するときは，都道府県知事等に対し，期限を定めて，食中毒の原因を調査し，調査の結果を報告するように求めることができる。

第66条　前条に規定する場合において，厚生労働大臣は，必要があると認めるときは，協議会を開催し，食中毒の原因調査及びその結果に関する必要な情報を共有し，関係機関等の連携の緊密化を図るとともに，食中毒患者等の広域にわたる発生又はその拡大を防止するために必要な対策について協議を行うよう努めなければならない。

第67条　都道府県等は，食中毒の発生を防止するとともに，地域における食品衛生の向上を図るため，食品等事業者に対し，必要な助言，指導その他の援助を行うように努めるものとする。

2　都道府県等は，食品等事業者の食品衛生の向上に関する自主的な活動を促進するため，社会的信望があり，かつ，食品衛生の向上に熱意と識見を有する者のうちから，食品衛生推進員を委嘱することができる。

3　食品衛生推進員は，飲食店営業の施設の衛生管理の方法その他の食品衛生に関する事項につき，都道府県等の施策に協力して，食品等事業者からの相談に応じ，及びこれらの者に対する助言その他の活動を行う。

第74条　厚生労働大臣は，食品衛生に関する国際的な連携を確保するため，外国の政府機関から，輸出食品安全証明書（輸出する食品の安全性に関する証明書をいう。以下この条及び次条において同じ。）を厚生労働大臣が発行するよう求められている場合であつて，食品を輸出しようとする者から申請があつたときは，厚生労働省令で定めるところにより，輸出食品安全証明書を発行することができる。

2　前項の規定により輸出食品安全証明書の発行を受けようとする者は，実費を勘案して政令で定める額の手数料を国に納付しなければならない。

3　第1項に規定するもののほか，厚生労働大臣は，輸出する食品の安全性の証明のための手続の整備その他外国の政府機関に対する食品衛生に関する情報の提供のために必要な措置を講ずるものとする。

第75条　都道府県知事等は，前条第1項の規定により厚生労働大臣が輸出食品安全証明書を発行する場合を除き，食品を輸出しようとする者から申請があつたときは，厚生労働省令で定めるところにより，輸出食品安全証明書を発行することができる。

2　前項に規定するもののほか，都道府県知事等は，外国の政府機関に対する食品衛生に関する情報の提

供のために必要な措置を講ずることができる。

食育基本法

平成17年6月17日法律第63号

最終改正：平成27年9月11日法律第66号

第1章　総則

（目的）

第1条　この法律は，近年における国民の食生活をめぐる環境の変化に伴い，国民が生涯にわたって健全な心身を培い，豊かな人間性をはぐくむための食育を推進することが緊要な課題となっていることにかんがみ，食育に関し，基本理念を定め，及び国，地方公共団体等の責務を明らかにするとともに，食育に関する施策の基本となる事項を定めることにより，食育に関する施策を総合的かつ計画的に推進し，もって現在及び将来にわたる健康で文化的な国民の生活と豊かで活力ある社会の実現に寄与することを目的とする。

（国民の心身の健康の増進と豊かな人間形成）

第2条　食育は，食に関する適切な判断力を養い，生涯にわたって健全な食生活を実現することにより，国民の心身の健康の増進と豊かな人間形成に資することを旨として，行われなければならない。

（食に関する感謝の念と理解）

第3条　食育の推進に当たっては，国民の食生活が，自然の恩恵の上に成り立っており，また，食に関わる人々の様々な活動に支えられていることについて，感謝の念や理解が深まるよう配慮されなければならない。

（食育推進運動の展開）

第4条　食育を推進するための活動は，国民，民間団体等の自発的意思を尊重し，地域の特性に配慮し，地域住民その他の社会を構成する多様な主体の参加と協力を得るものとするとともに，その連携を図りつつ，あまねく全国において展開されなければならない。

（子どもの食育における保護者，教育関係者等の役割）

第5条　食育は，父母その他の保護者にあっては，家庭が食育において重要な役割を有していることを認識するとともに，子どもの教育，保育等を行う者にあっては，教育，保育等における食育の重要性を十分自覚し，積極的に子どもの食育の推進に関する活動に取り組むこととなるよう，行われなければならない。

（食に関する体験活動と食育推進活動の実践）

第6条　食育は，広く国民が家庭，学校，保育所，地域その他のあらゆる機会とあらゆる場所を利用して，食料の生産から消費等に至るまでの食に関する様々な体験活動を行うとともに，自ら食育の推進のための活動を実践することにより，食に関する理解を深めることを旨として，行われなければならない。

（伝統的な食文化，環境と調和した生産等への配慮及び農山漁村の活性化と食料自給率の向上への貢献）

第7条　食育は，我が国の伝統のある優れた食文化，地域の特性を生かした食生活，環境と調和のとれた食料の生産とその消費等に配意し，我が国の食料の需要及び供給の状況についての国民の理解を深めるとともに，食料の生産者と消費者との交流等を図ることにより，農山漁村の活性化と我が国の食料自給率の向上に資するよう，推進されなければならない。

（食品の安全性の確保等における食育の役割）

第8条　食育は，食品の安全性が確保され安心して消費できることが健全な食生活の基礎であることにかんがみ，食品の安全性をはじめとする食に関する幅広い情報の提供及びこれについての意見交換が，食に関する知識と理解を深め，国民の適切な食生活の実践に資することを旨として，国際的な連携を図りつつ積極的に行われなければならない。

（国の責務）

第9条　国は，第2条から前条までに定める食育に関する基本理念（以下「基本理念」という。）にのっとり，食育の推進に関する施策を総合的かつ計画的に策定し，及び実施する責務を有する。

（地方公共団体の責務）

第10条　地方公共団体は，基本理念にのっとり，食育の推進に関し，国との連携を図りつつ，その地方公共団体の区域の特性を生かした自主的な施策を策定し，及び実施する責務を有する。

（教育関係者等及び農林漁業者等の責務）

第11条　教育並びに保育，介護その他の社会福祉，医療及び保健（以下「教育等」という。）に関する職務に従事する者並びに教育等に関する関係機関及び関係団体（以下「教育関係者等」という。）は，食に関する関心及び理解の増進に果たすべき重要な役割にかんがみ，基本理念にのっとり，あらゆる機会とあらゆる場所を利用して，積極的に食育を推進するよう努めるとともに，他の者の行う食育の推進に関する活動に協力するよう努めるものとする。

2　農林漁業者及び農林漁業に関する団体（以下「農林漁業者等」という。）は，農林漁業に関する体験活動等が食に関する国民の関心及び理解を増進する上で重要な意義を有することにかんがみ，基本理念にのっとり，農林漁業に関する多様な体験の機会を

積極的に提供し，自然の恩恵と食に関わる人々の活動の重要性について，国民の理解が深まるよう努めるとともに，教育関係者等と相互に連携して食育の推進に関する活動を行うよう努めるものとする。

（食品関連事業者等の責務）

第12条　食品の製造，加工，流通，販売又は食事の提供を行う事業者及びその組織する団体（以下「食品関連事業者等」という。）は，基本理念にのっとり，その事業活動に関し，自主的かつ積極的に食育の推進に自ら努めるとともに，国又は地方公共団体が実施する食育の推進に関する施策その他の食育の推進に関する活動に協力するよう努めるものとする。

（国民の責務）

第13条　国民は，家庭，学校，保育所，地域その他の社会のあらゆる分野において，基本理念にのっとり，生涯にわたり健全な食生活の実現に自ら努めるとともに，食育の推進に寄与するよう努めるものとする。

第2章　食育推進基本計画等

（食育推進基本計画）

第16条　食育推進会議は，食育の推進に関する施策の総合的かつ計画的な推進を図るため，食育推進基本計画を作成するものとする。

2　食育推進基本計画は，次に掲げる事項について定めるものとする。

一　食育の推進に関する施策についての基本的な方針

二　食育の推進の目標に関する事項

三　国民等の行う自発的な食育推進活動等の総合的な促進に関する事項

四　前三号に掲げるもののほか，食育の推進に関する施策を総合的かつ計画的に推進するために必要な事項

3　食育推進会議は，第1項の規定により食育推進基本計画を作成したときは，速やかにこれを農林水産大臣に報告し，及び関係行政機関の長に通知するとともに，その要旨を公表しなければならない。

4　前項の規定は，食育推進基本計画の変更について準用する。

（都道府県食育推進計画）

第17条　都道府県は，食育推進基本計画を基本として，当該都道府県の区域内における食育の推進に関する施策についての計画（以下「都道府県食育推進計画」という。）を作成するよう努めなければならない。

2　都道府県（都道府県食育推進会議が置かれている都道府県にあっては，都道府県食育推進会議）は，都道府県食育推進計画を作成し，又は変更したとき

は，速やかに，その要旨を公表しなければならない。

（市町村食育推進計画）

第18条　市町村は，食育推進基本計画（都道府県食育推進計画が作成されているときは，食育推進基本計画及び都道府県食育推進計画）を基本として，当該市町村の区域内における食育の推進に関する施策についての計画（以下「市町村食育推進計画」という。）を作成するよう努めなければならない。

2　市町村（市町村食育推進会議が置かれている市町村にあっては，市町村食育推進会議）は，市町村食育推進計画を作成し，又は変更したときは，速やかに，その要旨を公表しなければならない。

第3章　基本的施策

（家庭における食育の推進）

第19条　国及び地方公共団体は，父母その他の保護者及び子どもの食に対する関心及び理解を深め，健全な食習慣の確立に資するよう，親子で参加する料理教室その他の食事についての望ましい習慣を学びながら食を楽しむ機会の提供，健康美に関する知識の啓発その他の適切な栄養管理に関する知識の普及及び情報の提供，妊産婦に対する栄養指導又は乳幼児をはじめとする子どもを対象とする発達段階に応じた栄養指導その他の家庭における食育の推進を支援するために必要な施策を講ずるものとする。

（学校，保育所等における食育の推進）

第20条　国及び地方公共団体は，学校，保育所等において魅力ある食育の推進に関する活動を効果的に促進することにより子どもの健全な食生活の実現及び健全な心身の成長が図られるよう，学校，保育所等における食育の推進のための指針の作成に関する支援，食育の指導にふさわしい教職員の設置及び指導的立場にある者の食育の推進において果たすべき役割についての意識の啓発その他の食育に関する指導体制の整備，学校，保育所等又は地域の特色を生かした学校給食等の実施，教育の一環として行われる農場等における実習，食品の調理，食品廃棄物の再生利用等様々な体験活動を通じた子どもの食に関する理解の促進，過度の痩（そう）身又は肥満の心身の健康に及ぼす影響等についての知識の啓発その他必要な施策を講ずるものとする。

（地域における食生活の改善のための取組の推進）

第21条　国及び地方公共団体は，地域において，栄養，食習慣，食料の消費等に関する食生活の改善を推進し，生活習慣病を予防して健康を増進するため，健全な食生活に関する指針の策定及び普及啓発，地域における食育の推進に関する専門的知識を有する者の養成及び資質の向上並びにその活用，保健所，市

町村保健センター，医療機関等における食育に関する普及及び啓発活動の推進，医学教育等における食育に関する指導の充実，食品関連事業者等が行う食育の推進のための活動への支援等必要な施策を講ずるものとする。

（食育推進運動の展開）

第22条　国及び地方公共団体は，国民，教育関係者等，農林漁業者等，食品関連事業者等その他の事業者若しくはその組織する団体又は消費生活の安定及び向上等のための活動を行う民間の団体が自発的に行う食育の推進に関する活動が，地域の特性を生かしつつ，相互に緊密な連携協力を図りながらあまねく全国において展開されるようにするとともに，関係者相互間の情報及び意見の交換が促進されるよう，食育の推進に関する普及啓発を図るための行事の実施，重点的かつ効果的に食育の推進に関する活動を推進するための期間の指定その他必要な施策を講ずるものとする。

2　国及び地方公共団体は，食育の推進に当たっては，食生活の改善のための活動その他の食育の推進に関する活動に携わるボランティアが果たしている役割の重要性にかんがみ，これらのボランティアとの連携協力を図りながら，その活動の充実が図られるよう必要な施策を講ずるものとする。

（生産者と消費者との交流の促進，環境と調和のとれた農林漁業の活性化等）

第23条　国及び地方公共団体は，生産者と消費者との間の交流の促進等により，生産者と消費者との信頼関係を構築し，食品の安全性の確保，食料資源の有効な利用の促進及び国民の食に対する理解と関心の増進を図るとともに，環境と調和のとれた農林漁業の活性化に資するため，農林水産物の生産，食品の製造，流通等における体験活動の促進，農林水産物の生産された地域内の学校給食等における利用その他のその地域内における消費の促進，創意工夫を生かした食品廃棄物の発生の抑制及び再生利用等必要な施策を講ずるものとする。

（食文化の継承のための活動への支援等）

第24条　国及び地方公共団体は，伝統的な行事や作法と結びついた食文化，地域の特色ある食文化等我が国の伝統のある優れた食文化の継承を推進するため，これらに関する啓発及び知識の普及その他の必要な施策を講ずるものとする。

（食品の安全性，栄養その他の食生活に関する調査，研究，情報の提供及び国際交流の推進）

第25条　国及び地方公共団体は，すべての世代の国民の適切な食生活の選択に資するよう，国民の食生活に関し，食品の安全性，栄養，食習慣，食料の生産，流通及び消費並びに食品廃棄物の発生及びその再生利用の状況等について調査及び研究を行うとともに，必要な各種の情報の収集，整理及び提供，データベースの整備その他食に関する正確な情報を迅速に提供するために必要な施策を講ずるものとする。

2　国及び地方公共団体は，食育の推進に資するため，海外における食品の安全性，栄養，食習慣等の食生活に関する情報の収集，食育に関する研究者等の国際的交流，食育の推進に関する活動についての情報交換その他国際交流の推進のために必要な施策を講ずるものとする。

第4章　食育推進会議等

（食育推進会議の設置及び所掌事務）

第26条　農林水産省に，食育推進会議を置く。

2　食育推進会議は，次に掲げる事務をつかさどる。

　一　食育推進基本計画を作成し，及びその実施を推進すること。

　二　前号に掲げるもののほか，食育の推進に関する重要事項について審議し，及び食育の推進に関する施策の実施を推進すること。

（組織）

第27条　食育推進会議は，会長及び委員25人以内をもって組織する。

（会長）

第28条　会長は，農林水産大臣をもって充てる。

2　会長は，会務を総理する。

3　会長に事故があるときは，あらかじめその指名する委員がその職務を代理する。

地域保健法

昭和22年9月5日法律第101号

最終改正：平成30年7月25日法律第79号

第1章　総則

（目的）

第1条　この法律は，地域保健対策の推進に関する基本指針，保健所の設置その他地域保健対策の推進に関し基本となる事項を定めることにより，母子保健法（昭和40年法律第141号）その他の地域保健対策に関する法律による対策が地域において総合的に推進されることを確保し，もつて地域住民の健康の保持及び増進に寄与することを目的とする。

第2章　地域保健対策の推進に関する基本指針

第4条　厚生労働大臣は，地域保健対策の円滑な実施及び総合的な推進を図るため，地域保健対策の推進に関する基本的な指針（以下「基本指針」とい

う。）を定めなければならない。

2 基本指針は，次に掲げる事項について定めるものとする。

　一　地域保健対策の推進の基本的な方向

　二　保健所及び市町村保健センターの整備及び運営に関する基本的事項

　三　地域保健対策に係る人材の確保及び資質の向上並びに第21条第1項の人材確保支援計画の策定に関する基本的事項

　四　地域保健に関する調査及び研究に関する基本的事項

　五　社会福祉等の関連施策との連携に関する基本的事項

　六　その他地域保健対策の推進に関する重要事項

3 厚生労働大臣は，基本指針を定め，又はこれを変更したときは，遅滞なく，これを公表しなければならない。

第3章　保健所

第5条　保健所は，都道府県，地方自治法（昭和22年法律第67号）第252条の19第1項の指定都市，同法第252条の22第1項の中核市その他の政令で定める市又は特別区が，これを設置する。

2 都道府県は，前項の規定により保健所を設置する場合においては，保健医療に係る施策と社会福祉に係る施策との有機的な連携を図るため，医療法（昭和23年法律第205号）第30条の4第2項第14号に規定する区域及び介護保険法（平成9年法律第123号）第118条第2項第1号に規定する区域を参酌して，保健所の所管区域を設定しなければならない。

第6条　保健所は，次に掲げる事項につき，企画，調整，指導及びこれらに必要な事業を行う。

　一　地域保健に関する思想の普及及び向上に関する事項

　二　人口動態統計その他地域保健に係る統計に関する事項

　三　栄養の改善及び食品衛生に関する事項

　四　住宅，水道，下水道，廃棄物の処理，清掃その他の環境の衛生に関する事項

　五　医事及び薬事に関する事項

　六　保健師に関する事項

　七　公共医療事業の向上及び増進に関する事項

　八　母性及び乳幼児並びに老人の保健に関する事項

　九　歯科保健に関する事項

　十　精神保健に関する事項

　十一　治療方法が確立していない疾病その他の特殊の疾病により長期に療養を必要とする者の保健に関する事項

　十二　エイズ，結核，性病，伝染病その他の疾病の予防に関する事項

　十三　衛生上の試験及び検査に関する事項

　十四　その他地域住民の健康の保持及び増進に関する事項

第4章　市町村保健センター

第18条　市町村は，市町村保健センターを設置することができる。

2 市町村保健センターは，住民に対し，健康相談，保健指導及び健康診査その他地域保健に関し必要な事業を行うことを目的とする施設とする。

母子保健法

昭和40年8月18日法律第141号

最終改正：令和元年12月6日法律第69号

令和3年4月1日施行

第1章　総則

（目的）

第1条　この法律は，母性並びに乳児及び幼児の健康の保持及び増進を図るため，母子保健に関する原理を明らかにするとともに，母性並びに乳児及び幼児に対する保健指導，健康診査，医療その他の措置を講じ，もつて国民保健の向上に寄与することを目的とする。

（母性の尊重）

第2条　母性は，すべての児童がすこやかに生まれ，かつ，育てられる基盤であることにかんがみ，尊重され，かつ，保護されなければならない。

（乳幼児の健康の保持増進）

第3条　乳児及び幼児は，心身ともに健全な人として成長してゆくために，その健康が保持され，かつ，増進されなければならない。

（母性及び保護者の努力）

第4条　母性は，みずからすすんで，妊娠，出産又は育児についての正しい理解を深め，その健康の保持及び増進に努めなければならない。

2 乳児又は幼児の保護者は，みずからすすんで，育児についての正しい理解を深め，乳児又は幼児の健康の保持及び増進に努めなければならない。

（国及び地方公共団体の責務）

第5条　国及び地方公共団体は，母性並びに乳児及び幼児の健康の保持及び増進に努めなければならない。

2 国及び地方公共団体は，母性並びに乳児及び幼児の健康の保持及び増進に関する施策を講ずるに当つては，当該施策が乳児及び幼児に対する虐待の予

防及び早期発見に資するものであることに留意する
とともに，その施策を通じて，前3条に規定する母
子保健の理念が具現されるように配慮しなければな
らない。

（用語の定義）

第6条　この法律において「妊産婦」とは，妊娠中又
は出産後1年以内の女子をいう。

2　この法律において「乳児」とは，1歳に満たない
者をいう。

3　この法律において「幼児」とは，満1歳から小学
校就学の始期に達するまでの者をいう。

4　この法律において「保護者」とは，親権を行う者，
未成年後見人その他の者で，乳児又は幼児を現に監
護する者をいう。

5　この法律において「新生児」とは，出生後28日を
経過しない乳児をいう。

6　この法律において「未熟児」とは，身体の発育が
未熟のまま出生した乳児であつて，正常児が出生時
に有する諸機能を得るに至るまでのものをいう。

（都道府県児童福祉審議会等の権限）

第7条　児童福祉法（昭和22年法律第164号）第8
条第2項に規定する都道府県児童福祉審議会（同条
第1項ただし書に規定する都道府県にあつては，地
方社会福祉審議会。以下この条において同じ。）及
び同条第4項に規定する市町村児童福祉審議会は，
母子保健に関する事項につき，調査審議するほか，
同条第2項に規定する都道府県児童福祉審議会は都
道府県知事の，同条第4項に規定する市町村児童福
祉審議会は市町村長の諮問にそれぞれ答え，又は関
係行政機関に意見を具申することができる。

（都道府県の援助等）

第8条　都道府県は，この法律の規定により市町村が
行う母子保健に関する事業の実施に関し，市町村相
互間の連絡調整を行い，及び市町村の求めに応じ，
その設置する保健所による技術的事項についての指
導，助言その他当該市町村に対する必要な技術的援
助を行うものとする。

（実施の委託）

第8条の2　市町村は，この法律に基づく母子保健に
関する事業の一部について，病院若しくは診療所又
は医師，助産師その他適当と認められる者に対し，
その実施を委託することができる。

（連携及び調和の確保）

第8条の3　都道府県及び市町村は，この法律に基づ
く母子保健に関する事業の実施に当たつては，学校
保健安全法（昭和33年法律第56号），児童福祉法
その他の法令に基づく母性及び児童の保健及び福祉

に関する事業との連携及び調和の確保に努めなけれ
ばならない。

第2章　母子保健の向上に関する措置

（知識の普及）

第9条　都道府県及び市町村は，母性又は乳児若しく
は幼児の健康の保持及び増進のため，妊娠，出産又
は育児に関し，相談に応じ，個別的又は集団的に，
必要な指導及び助言を行い，並びに地域住民の活動
を支援すること等により，母子保健に関する知識の
普及に努めなければならない。

（保健指導）

第10条　市町村は，妊産婦若しくはその配偶者又は
乳児若しくは幼児の保護者に対して，妊娠，出産又
は育児に関し，必要な保健指導を行い，又は医師，
歯科医師，助産師若しくは保健師について保健指導
を受けることを勧奨しなければならない。

（新生児の訪問指導）

第11条　市町村長は，前条の場合において，当該乳
児が新生児であつて，育児上必要があると認めると
きは，医師，保健師，助産師又はその他の職員をし
て当該新生児の保護者を訪問させ，必要な指導を行
わせるものとする。ただし，当該新生児につき，第
19条の規定による指導が行われるときは，この限
りでない。

2　前項の規定による新生児に対する訪問指導は，当
該新生児が新生児でなくなつた後においても，継続
することができる。

（健康診査）

第12条　市町村は，次に掲げる者に対し，厚生労働
省令の定めるところにより，健康診査を行わなけれ
ばならない。

一　満1歳6か月を超え満2歳に達しない幼児

二　満3歳を超え満4歳に達しない幼児

2　前項の厚生労働省令は，健康増進法（平成14年法
律第103号）第9条第1項に規定する健康診査等指
針（第16条第4項において単に「健康診査等指針」
という。）と調和が保たれたものでなければならない。

第13条　前条の健康診査のほか，市町村は，必要に
応じ，妊産婦又は乳児若しくは幼児に対して，健康
診査を行い，又は健康診査を受けることを勧奨しな
ければならない。

2　厚生労働大臣は，前項の規定による妊婦に対する
健康診査についての望ましい基準を定めるものとす
る。

（栄養の摂取に関する援助）

第14条　市町村は，妊産婦又は乳児若しくは幼児に
対して，栄養の摂取につき必要な援助をするように

努めるものとする。

（妊娠の届出）

第15条　妊娠した者は，厚生労働省令で定める事項につき，速やかに，市町村長に妊娠の届出をするようにしなければならない。

（母子健康手帳）

第16条　市町村は，妊娠の届出をした者に対して，母子健康手帳を交付しなければならない。

2　妊産婦は，医師，歯科医師，助産師又は保健師について，健康診査又は保健指導を受けたときは，その都度，母子健康手帳に必要な事項の記載を受けなければならない。乳児又は幼児の健康診査又は保健指導を受けた当該乳児又は幼児の保護者についても，同様とする。

3　母子健康手帳の様式は，厚生労働省令で定める。

4　前項の厚生労働省令は，健康診査等指針と調和が保たれたものでなければならない。

（妊産婦の訪問指導等）

第17条　第13条第1項の規定による健康診査を行つた市町村の長は，その結果に基づき，当該妊産婦の健康状態に応じ，保健指導を要する者については，医師，助産師，保健師又はその他の職員をして，その妊産婦を訪問させて必要な指導を行わせ，妊娠又は出産に支障を及ぼすおそれがある疾病にかかつている疑いのある者については，医師又は歯科医師の診療を受けることを勧奨するものとする。

2　市町村は，妊産婦が前項の勧奨に基づいて妊娠又は出産に支障を及ぼすおそれがある疾病につき医師又は歯科医師の診療を受けるために必要な援助を与えるように努めなければならない。

（産後ケア事業）

第17条の2　市町村は，出産後1年を経過しない女子及び乳児の心身の状態に応じた保健指導，療養に伴う世話又は育児に関する指導，相談その他の援助（以下この項において「産後ケア」という。）を必要とする出産後1年を経過しない女子及び乳児につき，次の各号のいずれかに掲げる事業（以下この条において「産後ケア事業」という。）を行うよう努めなければならない。

一　病院，診療所，助産所その他厚生労働省令で定める施設であつて，産後ケアを行うもの（次号において「産後ケアセンター」という。）に産後ケアを必要とする出産後1年を経過しない女子及び乳児を短期間入所させ，産後ケアを行う事業

二　産後ケアセンターその他の厚生労働省令で定める施設に産後ケアを必要とする出産後1年を経過しない女子及び乳児を通わせ，産後ケアを行う事業

三　産後ケアを必要とする出産後1年を経過しない女子及び乳児の居宅を訪問し，産後ケアを行う事業

2　市町村は，産後ケア事業を行うに当たつては，産後ケア事業の人員，設備及び運営に関する基準として厚生労働省令で定める基準に従つて行わなければならない。

3　市町村は，産後ケア事業の実施に当たつては，妊娠中から出産後に至る支援を切れ目なく行う観点から，第22条第1項に規定する母子健康包括支援センターその他の関係機関との必要な連絡調整並びにこの法律に基づく母子保健に関する他の事業並びに児童福祉法その他の法令に基づく母性及び乳児の保健及び福祉に関する事業との連携を図ることにより，妊産婦及び乳児に対する支援の一体的な実施その他の措置を講ずるよう努めなければならない。

（低体重児の届出）

第18条　体重が2,500g未満の乳児が出生したときは，その保護者は，速やかに，その旨をその乳児の現在地の市町村に届け出なければならない。

（未熟児の訪問指導）

第19条　市町村長は，その区域内に現在地を有する未熟児について，養育上必要があると認めるときは，医師，保健師，助産師又はその他の職員をして，その未熟児の保護者を訪問させ，必要な指導を行わせるものとする。

2　第11条第2項の規定は，前項の規定による訪問指導に準用する。

（養育医療）

第20条　市町村は，養育のため病院又は診療所に入院することを必要とする未熟児に対し，その養育に必要な医療（以下「養育医療」という。）の給付を行い，又はこれに代えて養育医療に要する費用を支給することができる。

（医療施設の整備）

第20条の2　国及び地方公共団体は，妊産婦並びに乳児及び幼児の心身の特性に応じた高度の医療が適切に提供されるよう，必要な医療施設の整備に努めなければならない。

第3章　母子健康包括支援センター

第22条　市町村は，必要に応じ，母子健康包括支援センターを設置するように努めなければならない。

2　母子健康包括支援センターは，第一号から第四号までに掲げる事業を行い，又はこれらの事業に併せて第五号に掲げる事業を行うことにより，母性並びに乳児及び幼児の健康の保持及び増進に関する包括

的な支援を行うことを目的とする施設とする。

一　母性並びに乳児及び幼児の健康の保持及び増進に関する支援に必要な実情の把握を行うこと。

二　母子保健に関する各種の相談に応ずること。

三　母性並びに乳児及び幼児に対する保健指導を行うこと。

四　母性及び児童の保健医療又は福祉に関する機関との連絡調整その他母性並びに乳児及び幼児の健康の保持及び増進に関し，厚生労働省令で定める支援を行うこと。

五　健康診査，助産その他の母子保健に関する事業を行うこと（前各号に掲げる事業を除く。）。

3　市町村は，母子健康包括支援センターにおいて，第9条の相談，指導及び助言並びに第10条の保健指導を行うに当たつては，児童福祉法第21条の11第1項の情報の収集及び提供，相談並びに助言並びに同条第2項のあつせん，調整及び要請と一体的に行うように努めなければならない。

日本人の食事摂取基準（2020 年版）

年齢等	参照体位（参照身長，参照体重）[1]				エネルギー：推定エネルギー必要量（kcal/日）[6]					
	男性		女性[2]		男性			女性		
	参照身長(cm)	参照体重(kg)	参照身長(cm)	参照体重(kg)	身体活動レベル[3]			身体活動レベル[3]		
					I[7]	II	III	I[7]	II	III
0-5（月）	61.5	6.3	60.1	5.9	—	550	—	—	500	—
6-11（月）	71.6	8.8	70.2	8.1	—	—	—	—	—	—
6-8（月）	69.8	8.4	68.3	7.8	—	650	—	—	600	—
9-11（月）	73.2	9.1	71.9	8.4	—	700	—	—	650	—
1-2（歳）	85.8	11.5	84.6	11.0	—	950	—	—	900	—
3-5（歳）	103.6	16.5	103.2	16.1	—	1,300	—	—	1,250	—
6-7（歳）	119.5	22.2	118.3	21.9	1,350	1,550	1,750	1,250	1,450	1,650
8-9（歳）	130.4	28.0	130.4	27.4	1,600	1,850	2,100	1,500	1,700	1,900
10-11（歳）	142.0	35.6	144.0	36.3	1,950	2,250	2,500	1,850	2,100	2,350
12-14（歳）	160.5	49.0	155.1	47.5	2,300	2,600	2,900	2,150	2,400	2,700
15-17（歳）	170.1	59.7	157.7	51.9	2,500	2,800	3,150	2,050	2,300	2,550
18-29（歳）	171.0	64.5	158.0	50.3	2,300	2,650	3,050	1,700	2,000	2,300
30-49（歳）	171.0	68.1	158.0	53.0	2,300	2,700	3,050	1,750	2,050	2,350
50-64（歳）	169.0	68.0	155.8	53.8	2,200	2,600	2,950	1,650	1,950	2,250
65-74（歳）	165.2	65.0	152.0	52.1	2,050	2,400	2,750	1,550	1,850	2,100
75以上（歳）[4]	160.8	59.6	148.0	48.8	1,800	2,100	—	1,400	1,650	—
妊婦（付加量）[5]										
初期								+50	+50	+50
中期								+250	+250	+250
後期								+450	+450	+450
授乳婦（付加量）								+350	+350	+350

1 0-17 歳は，日本小児内分泌学会・日本成長学会合同標準値委員会による小児の体格評価に用いる身長，体重の標準値をもとに，年齢区分に応じて，当該月齢ならびに年齢階級の中央時点における中央値を引用した。ただし，公表数値が年齢区分と合致しない場合は，同様の方法で算出した値を用いた。18 歳以上は，平成 28 年国民健康・栄養調査における当該の性および年齢階級における身長・体重の中央値を用いた。
2 妊婦，授乳婦を除く。
3 身体活動レベルは，低い，ふつう，高いの 3 つのレベルとして，それぞれ I，II，III で示した。
4 レベル II は自立している者，レベル I は自宅にいてほとんど外出しない者に相当する。レベル I は高齢者施設で自立に近い状態で過ごしている者にも適用できる値である。
5 妊婦個々の体格や妊娠中の体重増加量，胎児の発育状況の評価を行うことが必要である。
6 活用にあたっては，食事摂取状況のアセスメント，体重及び BMI の把握を行い，エネルギーの過不足は，体重の変化又は BMI を用いて評価すること。
7 身体活動レベル I の場合，少ないエネルギー消費量に見合った少ないエネルギー摂取量を維持することになるため，健康の保持・増進の観点からは，身体活動量を増加させる必要がある。

年齢等	たんぱく質（g/日，目標量：%エネルギー）							
	男性				女性			
	推定平均必要量	推奨量	目安量	目標量[1]	推定平均必要量	推奨量	目安量	目標量[1]
0-5（月）	—	—	10	—	—	—	10	—
6-8（月）	—	—	15	—	—	—	15	—
9-11（月）	—	—	25	—	—	—	25	—
1-2（歳）	15	20	—	13-20	15	20	—	13-20
3-5（歳）	20	25	—	13-20	20	25	—	13-20
6-7（歳）	25	35	—	13-20	25	30	—	13-20
8-9（歳）	30	40	—	13-20	30	40	—	13-20
10-11（歳）	40	50	—	13-20	40	50	—	13-20
12-14（歳）	50	60	—	13-20	45	55	—	13-20
15-17（歳）	50	65	—	13-20	45	55	—	13-20
18-29（歳）	50	60	—	13-20	40	50	—	13-20
30-49（歳）	50	60	—	13-20	40	50	—	13-20
50-64（歳）	50	60	—	14-20	40	50	—	14-20
65-74（歳）[2]	50	60	—	15-20	40	50	—	15-20
75以上（歳）[2]	50	60	—	15-20	40	50	—	15-20
妊婦（付加量）								
初期					+0	+0	—	—[3]
中期					+5	+10	—	—[3]
後期					+20	+25	—	—[4]
授乳婦（付加量）					+15	+20	—	—[4]

1 範囲に関してはおおむねの値を示したものであり，弾力的に運用すること。
2 65 歳以上の高齢者について，フレイル予防を目的とした量を定めることは難しいが，身長・体重が参照体位に比べて小さい者や，特に 75 歳以上であって加齢に伴い身体活動量が大きく低下した者など，必要エネルギー摂取量が低い者では，下限が推奨量を下回る場合があり得る。この場合でも，下限は推奨量以上とすることが望ましい。
3 妊婦（初期・中期）の目標量は，13-20%エネルギーとした。
4 妊婦（後期）及び授乳婦の目標量は，15-20%エネルギーとした。

年齢等	脂質：脂質エネルギー比率 (%エネルギー)				飽和脂肪酸[2,3] (%エネルギー)		n-6系脂肪酸 (g/日)		n-3系脂肪酸 (g/日)	
	男性		女性		男性	女性	男性	女性	男性	女性
	目安量	目標量[1]	目安量	目標量[1]	目標量	目標量	目安量	目安量	目安量	目安量
0-5(月)	50	—	50	—	—	—	4	4	0.9	0.9
6-11(月)	40	—	40	—	—	—	4	4	0.8	0.8
1-2(歳)	—	20-30	—	20-30	—	—	4	4	0.7	0.8
3-5(歳)	—	20-30	—	20-30	10 以下	10 以下	6	6	1.1	1.0
6-7(歳)	—	20-30	—	20-30	10 以下	10 以下	8	7	1.5	1.3
8-9(歳)	—	20-30	—	20-30	10 以下	10 以下	8	7	1.5	1.3
10-11(歳)	—	20-30	—	20-30	10 以下	10 以下	10	8	1.6	1.6
12-14(歳)	—	20-30	—	20-30	10 以下	10 以下	11	9	1.9	1.6
15-17(歳)	—	20-30	—	20-30	8 以下	8 以下	13	9	2.1	1.6
18-29(歳)	—	20-30	—	20-30	7 以下	7 以下	11	8	2.0	1.6
30-49(歳)	—	20-30	—	20-30	7 以下	7 以下	10	8	2.0	1.6
50-64(歳)	—	20-30	—	20-30	7 以下	7 以下	10	8	2.2	1.9
65-74(歳)	—	20-30	—	20-30	7 以下	7 以下	9	8	2.2	2.0
75以上(歳)	—	20-30	—	20-30	7 以下	7 以下	8	7	2.1	1.8
妊婦			—	20-30		7 以下		9		1.6
授乳婦			—	20-30		7 以下		10		1.8

1 範囲に関してはおおむねの値を示したものである。
2 飽和脂肪酸と同じく，脂質異常症及び循環器疾患に関与する栄養素としてコレステロールがある。コレステロールに目標量は設定しないが，これは許容される摂取量に上限が存在しないことを保証するものではない。また，脂質異常症の重症化予防の目的からは，200mg/日未満に留めることが望ましい。
3 飽和脂肪酸と同じく，冠動脈疾患に関与する栄養素としてトランス脂肪酸がある。日本人の大多数は，トランス脂肪酸に関する WHO の目標（1 ％エネルギー未満）を下回っており，トランス脂肪酸の摂取による健康への影響は，飽和脂肪酸の摂取によるものと比べて小さいと考えられる。ただし，脂質に偏った食事をしている者では，留意する必要がある。トランス脂肪酸は人体にとって不可欠な栄養素ではなく，健康の保持・増進を図る上で積極的な摂取は勧められないことから，その摂取量は1％エネルギー未満に留めることが望ましく，1 ％エネルギー未満でもできるだけ低く留めることが望ましい。

年齢等	炭水化物 (%エネルギー)		食物繊維 (g/日)	
	男性	女性	男性	女性
	目標量[1,2]	目標量[1,2]	目標量	目標量
0-5(月)	—	—	—	—
6-11(月)	—	—	—	—
1-2(歳)	50-65	50-65	—	—
3-5(歳)	50-65	50-65	8 以上	8 以上
6-7(歳)	50-65	50-65	10 以上	10 以上
8-9(歳)	50-65	50-65	11 以上	11 以上
10-11(歳)	50-65	50-65	13 以上	13 以上
12-14(歳)	50-65	50-65	17 以上	17 以上
15-17(歳)	50-65	50-65	19 以上	18 以上
18-29(歳)	50-65	50-65	21 以上	18 以上
30-49(歳)	50-65	50-65	21 以上	18 以上
50-64(歳)	50-65	50-65	21 以上	18 以上
65-74(歳)	50-65	50-65	20 以上	17 以上
75以上(歳)	50-65	50-65	20 以上	17 以上
妊婦		50-65		18 以上
授乳婦		50-65		18 以上

1 範囲については，おおむねの値を示したものである。
2 アルコールを含む。ただし，アルコールの摂取を勧めるものではない。

年齢等	ビタミン A（μg RAE/日）[1]							
	男性				女性			
	推定平均必要量[2]	推奨量[2]	目安量[3]	耐容上限量[3]	推定平均必要量[2]	推奨量[2]	目安量[3]	耐容上限量[3]
0-5(月)	—	—	300	600	—	—	300	600
6-11(月)	—	—	400	600	—	—	400	600
1-2(歳)	300	400	—	600	250	350	—	600
3-5(歳)	350	450	—	700	350	500	—	850
6-7(歳)	300	400	—	950	300	400	—	1,200
8-9(歳)	350	500	—	1,200	350	500	—	1,500
10-11(歳)	450	600	—	1,500	400	600	—	1,900
12-14(歳)	550	800	—	2,100	500	700	—	2,500
15-17(歳)	650	900	—	2,500	500	650	—	2,800
18-29(歳)	600	850	—	2,700	450	650	—	2,700
30-49(歳)	650	900	—	2,700	500	700	—	2,700
50-64(歳)	650	900	—	2,700	500	700	—	2,700
65-74(歳)	600	850	—	2,700	500	700	—	2,700
75以上(歳)	550	800	—	2,700	450	650	—	2,700
妊婦（付加量）								
初期					+ 0	+ 0	—	—
中期					+ 0	+ 0	—	—
後期					+60	+80	—	—
授乳婦（付加量）					+300	+450	—	—

1 レチノール活性当量（μg RAE）＝レチノール（μg）＋ β-カロテン（μg）+ 1/12+ α-カロテン（μg）× 1/24 + β-クリプトキサンチン（μg）× 1/24 +その他のプロビタミン A カロテノイド（μg）× 1/24
2 プロビタミン A カロテノイドを含む。
3 プロビタミン A カロテノイドを含まない。

年齢等	ビタミンD（μg/日）[1]				ビタミンE（mg/日）[2]				ビタミンK（μg/日）	
	男性		女性		男性		女性		男性	女性
	目安量	耐容上限量	目安量	耐容上限量	目安量	耐容上限量	目安量	耐容上限量	目安量	目安量
0-5（月）	5.0	25	5.0	25	3.0	—	3.0	—	4	4
6-11（月）	5.0	25	5.0	25	4.0	—	4.0	—	7	7
1-2（歳）	3.0	20	3.5	20	3.0	150	3.0	150	50	60
3-5（歳）	3.5	30	4.0	30	4.0	200	4.0	200	60	70
6-7（歳）	4.5	30	5.0	30	5.0	300	5.0	300	80	90
8-9（歳）	5.0	40	6.0	40	5.0	350	5.0	350	90	110
10-11（歳）	6.5	60	8.0	60	5.5	450	5.5	450	110	140
12-14（歳）	8.0	80	9.5	80	6.5	650	6.0	600	140	170
15-17（歳）	9.0	90	8.5	90	7.0	750	5.5	650	160	150
18-29（歳）	8.5	100	8.5	100	6.0	850	5.0	650	150	150
30-49（歳）	8.5	100	8.5	100	6.0	900	5.5	700	150	150
50-64（歳）	8.5	100	8.5	100	7.0	850	6.0	700	150	150
65-74（歳）	8.5	100	8.5	100	7.0	850	6.5	650	150	150
75以上（歳）	8.5	100	8.5	100	6.5	750	6.5	650	150	150
妊婦			8.5				6.5			150
授乳婦			8.5				7.0			150

1 日照により皮膚でビタミンDが産生されることを踏まえ、フレイル予防を図る者はもとより、全年齢区分を通じて、日常生活において可能な範囲内での適度な日照を心がけるとともに、ビタミンDの摂取については、日照時間を考慮に入れることが重要である。
2 α-トコフェロールについて算定した。α-トコフェロール以外のビタミンEは含んでいない。

年齢等	ビタミンB₁（mg/日）[1,2,3]						ビタミンB₂（mg/日）[1,4]					
	男性			女性			男性			女性		
	推定平均必要量[3]	推奨量	目安量	推定平均必要量[3]	推奨量	目安量	推定平均必要量[4]	推奨量	目安量	推定平均必要量[4]	推奨量	目安量
0-5（月）	—	—	0.1	—	—	0.1	—	—	0.3	—	—	0.3
6-11（月）	—	—	0.2	—	—	0.2	—	—	0.4	—	—	0.4
1-2（歳）	0.4	0.5	—	0.4	0.5	—	0.5	0.6	—	0.5	0.5	—
3-5（歳）	0.6	0.7	—	0.6	0.7	—	0.7	0.8	—	0.6	0.8	—
6-7（歳）	0.7	0.8	—	0.7	0.8	—	0.8	0.9	—	0.7	0.9	—
8-9（歳）	0.8	1.0	—	0.8	0.9	—	0.9	1.1	—	0.9	1.0	—
10-11（歳）	1.0	1.2	—	0.9	1.1	—	1.1	1.4	—	1.0	1.3	—
12-14（歳）	1.2	1.4	—	1.1	1.3	—	1.3	1.6	—	1.2	1.4	—
15-17（歳）	1.3	1.5	—	1.0	1.2	—	1.4	1.7	—	1.2	1.4	—
18-29（歳）	1.2	1.4	—	0.9	1.1	—	1.3	1.6	—	1.0	1.2	—
30-49（歳）	1.2	1.4	—	0.9	1.1	—	1.3	1.6	—	1.0	1.2	—
50-64（歳）	1.1	1.3	—	0.9	1.1	—	1.2	1.5	—	1.0	1.2	—
65-74（歳）	1.1	1.3	—	0.9	1.1	—	1.2	1.5	—	1.0	1.2	—
75以上（歳）	1.0	1.2	—	0.8	0.9	—	1.1	1.3	—	0.9	1.0	—
妊婦（付加量）				+0.2	+0.2	—				+0.2	+0.3	—
授乳婦（付加量）				+0.2	+0.2	—				+0.5	+0.6	—

1 身体活動レベルⅡの推定エネルギー必要量を用いて算定した。
2 チアミン塩化物塩酸塩の重量として示した。
3 特記事項：推定平均必要量は、ビタミンB₁の欠乏症である脚気を予防するに足る最小必要量からではなく、尿中にビタミンB1の排泄量が増大し始める摂取量（体内飽和量）から算定した。
4 特記事項：推定平均必要量は、ビタミンB₂の欠乏症である口唇炎、口角炎、舌炎などの皮膚炎を予防するに足る最小摂取量から求めた値でなく、尿中にビタミンB₂の排泄量が増大し始める摂取量（体内飽和量）から算定した。

年齢等	ナイアシン（mgNE/日）[1]								ビタミンB₆（mg/日）[4]							
	男性				女性				男性				女性			
	推定平均必要量	推奨量	目安量	耐容上限量[2]	推定平均必要量	推奨量	目安量	耐容上限量[2]	推定平均必要量	推奨量	目安量	耐容上限量[5]	推定平均必要量	推奨量	目安量	耐容上限量[5]
0-5（月）[3]	—	—	2	—	—	—	2	—	—	—	0.2	—	—	—	0.2	—
6-11（月）	—	—	3	—	—	—	3	—	—	—	0.3	—	—	—	0.3	—
1-2（歳）	5	6	—	60(15)	4	5	—	60(15)	0.4	0.5	—	10	0.4	0.5	—	10
3-5（歳）	6	8	—	80(20)	6	7	—	80(20)	0.5	0.6	—	15	0.5	0.6	—	15
6-7（歳）	7	9	—	100(30)	7	8	—	100(30)	0.7	0.8	—	20	0.6	0.7	—	20
8-9（歳）	9	11	—	150(35)	8	10	—	150(35)	0.8	0.9	—	25	0.8	0.9	—	25
10-11（歳）	11	13	—	200(45)	10	10	—	150(45)	1.0	1.1	—	30	1.0	1.1	—	30
12-14（歳）	12	15	—	250(60)	12	14	—	250(60)	1.2	1.4	—	40	1.1	1.3	—	40
15-17（歳）	14	17	—	300(70)	11	13	—	250(65)	1.2	1.5	—	50	1.1	1.3	—	45
18-29（歳）	13	15	—	300(80)	9	11	—	250(65)	1.1	1.4	—	55	1.0	1.1	—	45
30-49（歳）	13	15	—	350(85)	10	12	—	250(65)	1.1	1.4	—	60	1.0	1.1	—	45
50-64（歳）	12	14	—	350(85)	9	11	—	250(65)	1.1	1.4	—	55	1.0	1.1	—	45
65-74（歳）	12	14	—	330(80)	9	11	—	250(65)	1.1	1.4	—	50	1.0	1.1	—	40
75以上（歳）	11	13	—	300(75)	9	10	—	250(60)	1.1	1.4	—	50	1.0	1.1	—	40
妊婦（付加量）					+0	+0	—						+0.2	+0.2	—	
授乳婦（付加量）					+3	+3	—						+0.3	+0.3	—	

NE＝ナイアシン当量＝ナイアシン＋1/60トリプトファン
1 身体活動レベルⅡの推定エネルギー必要量を用いて算定した。
2 ニコチンアミドのmg量、（）内はニコチン酸のmg量、参照体重を用いて算定した。
3 単位はmg/日。
4 たんぱく質食事摂取基準の推奨量を用いて算定した（妊婦・授乳婦の付加量は除く）。
5 食事性ビタミンB₆の量ではなく、ピリドキシンとしての量である。

年齢等	ビタミンB12（μg/日）						葉酸（μg/日）							
	男性			女性			男性				女性			
	推定平均必要量	推奨量	目安量	推定平均必要量	推奨量	目安量	推定平均必要量	推奨量	目安量	耐容上限量[2]	推定平均必要量	推奨量	目安量	耐容上限量[2]
0-5（月）	—	—	0.4	—	—	0.4	—	—	40	—	—	—	40	—
6-11（月）	—	—	0.5	—	—	0.5	—	—	60	—	—	—	60	—
1-2（歳）	0.8	0.9	—	0.8	0.9	—	80	90	—	200	90	90	—	200
3-5（歳）	0.9	1.1	—	0.9	1.1	—	90	110	—	300	90	110	—	300
6-7（歳）	1.1	1.3	—	1.1	1.3	—	110	140	—	400	110	140	—	400
8-9（歳）	1.3	1.6	—	1.3	1.6	—	130	160	—	500	130	160	—	500
10-11（歳）	1.6	1.9	—	1.6	1.9	—	160	190	—	700	160	190	—	700
12-14（歳）	2.0	2.4	—	2.0	2.4	—	200	240	—	900	200	240	—	900
15-17（歳）	2.0	2.4	—	2.0	2.4	—	220	240	—	900	200	240	—	900
18-29（歳）	2.0	2.4	—	2.0	2.4	—	200	240	—	900	200	240	—	900
30-49（歳）	2.0	2.4	—	2.0	2.4	—	200	240	—	1,000	200	240	—	1,000
50-64（歳）	2.0	2.4	—	2.0	2.4	—	200	240	—	1,000	200	240	—	1,000
65-74（歳）	2.0	2.4	—	2.0	2.4	—	200	240	—	900	200	240	—	900
75以上（歳）	2.0	2.4	—	2.0	2.4	—	200	240	—	900	200	240	—	900
妊婦（付加量）[3,4]				+0.3	+0.4	—					+200	+240	—	—
授乳婦（付加量）				+0.7	+0.8	—					+80	+100	—	—

1　シアノコバラミンの重量として示した。
2　サプリメントや強化食品に含まれる葉酸（プテロイルモノグルタミン酸）の量である。
3　妊娠を計画している女性，妊娠の可能性がある女性及び妊娠初期の妊婦は，神経管閉鎖障害のリスクの低減のために，付加的に400μg/日の葉酸（プテロイルモノグルタミン酸）の摂取が望まれる。
4　付加量は中期及び後期にのみ設定した。

年齢等	パントテン酸（mg/日）		ビオチン（μg/日）		ビタミンC（mg/日）					
	男性	女性	男性	女性	男性			女性		
	目安量	目安量	目安量	目安量	推定平均必要量[2]	推奨量	目安量	推定平均必要量[2]	推奨量	目安量
0-5（月）	4	4	4	4	—	—	40	—	—	40
6-11（月）	5	5	5	5	—	—	40	—	—	40
1-2（歳）	3	4	20	20	35	40	—	35	40	—
3-5（歳）	4	4	20	20	40	50	—	40	50	—
6-7（歳）	5	5	30	30	50	60	—	50	60	—
8-9（歳）	6	5	30	30	60	70	—	60	70	—
10-11（歳）	6	6	40	40	70	85	—	70	85	—
12-14（歳）	7	6	50	50	85	100	—	85	100	—
15-17（歳）	7	6	50	50	85	100	—	85	100	—
18-29（歳）	5	5	50	50	85	100	—	85	100	—
30-49（歳）	5	5	50	50	85	100	—	85	100	—
50-64（歳）	6	5	50	50	85	100	—	85	100	—
65-70（歳）	6	5	50	50	80	100	—	80	100	—
75以上（歳）	6	5	50	50	80	100	—	80	100	—
妊婦（付加量）		5		50				+10[3]	+10[3]	—
授乳婦（付加量）		6		50				+40[3]	+45[3]	—

1　L-アスコルビン酸の重量で示した。
2　特記事項：推定平均必要量は，壊血病の回避ではなく，心臓血管系の疾病予防効果ならびに抗酸化作用効果から算定した。
3　妊婦及び授乳婦の推定平均必要量及び推奨量には，それぞれ付加量を設定した。

年齢等	ナトリウム（mg/日）［（ ）は食塩相当量（g/日）］[1]						カリウム（mg/日）			
	男性			女性			男性		女性	
	推定平均必要量	目安量	目標量	推定平均必要量	目安量	目標量	目安量	目標量	目安量	目標量
0-5（月）	—	100（0.3）	—	—	100（0.3）	—	400	—	400	—
6-11（月）	—	600（1.5）	—	—	600（1.5）	—	700	—	700	—
1-2（歳）	—	—	（3.0未満）	—	—	（3.0未満）	900	—	900	—
3-5（歳）	—	—	（3.5未満）	—	—	（3.5未満）	1,000	1,400以上	1,000	1,400以上
6-7（歳）	—	—	（4.5未満）	—	—	（4.5未満）	1,300	1,800以上	1,200	1,800以上
8-9（歳）	—	—	（5.0未満）	—	—	（5.0未満）	1,500	2,000以上	1,500	2,000以上
10-11（歳）	—	—	（6.0未満）	—	—	（6.0未満）	1,800	2,200以上	1,800	2,000以上
12-14（歳）	—	—	（7.0未満）	—	—	（6.5未満）	2,300	2,400以上	2,200	2,400以上
15-17（歳）	—	—	（7.5未満）	—	—	（6.5未満）	2,700	3,000以上	2,100	2,600以上
18-29（歳）	600（1.5）	—	（7.5未満）	600（1.5）	—	（6.5未満）	2,500	3,000以上	2,000	2,600以上
30-49（歳）	600（1.5）	—	（7.5未満）	600（1.5）	—	（6.5未満）	2,500	3,000以上	2,000	2,600以上
50-64（歳）	600（1.5）	—	（7.5未満）	600（1.5）	—	（6.5未満）	2,500	3,000以上	2,000	2,600以上
65-74（歳）	600（1.5）	—	（7.5未満）	600（1.5）	—	（6.5未満）	2,500	3,000以上	2,000	2,600以上
75以上（歳）	600（1.5）	—	（7.5未満）	600（1.5）	—	（6.5未満）	2,500	3,000以上	2,000	2,600以上
妊婦				600（1.5）	—	（6.5未満）			2,000	2,600以上
授乳婦				600（1.5）	—	（6.5未満）			2,200	2,600以上

1　高血圧及び慢性腎臓病（CKD）の重症化予防のための食塩相当量の量は男女とも 6.0g/日未満とする。

年齢等	カルシウム (mg/日)								マグネシウム (mg/日)							
	男性				女性				男性				女性			
	推定平均必要量	推奨量	目安量	耐容上限量	推定平均必要量	推奨量	目安量	耐容上限量	推定平均必要量	推奨量	目安量	耐容上限量¹	推定平均必要量	推奨量	目安量	耐容上限量¹
0-5(月)	—	—	200	—	—	—	200	—	—	—	20	—	—	—	20	—
6-11(月)	—	—	250	—	—	—	250	—	—	—	60	—	—	—	60	—
1-2(歳)	350	450	—	—	350	400	—	—	60	70	—	—	60	70	—	—
3-5(歳)	500	600	—	—	450	550	—	—	80	100	—	—	80	100	—	—
6-7(歳)	500	600	—	—	450	550	—	—	110	130	—	—	110	130	—	—
8-9(歳)	550	650	—	—	600	750	—	—	140	170	—	—	140	160	—	—
10-11(歳)	600	700	—	—	600	750	—	—	180	210	—	—	180	220	—	—
12-14(歳)	850	1,000	—	—	700	800	—	—	250	290	—	—	240	290	—	—
15-17(歳)	650	800	—	—	550	650	—	—	300	360	—	—	260	310	—	—
18-29(歳)	650	800	—	2,500	550	650	—	2,500	280	340	—	—	230	270	—	—
30-49(歳)	600	750	—	2,500	550	650	—	2,500	310	370	—	—	240	290	—	—
50-64(歳)	600	750	—	2,500	550	650	—	2,500	310	370	—	—	240	290	—	—
65-74(歳)	600	750	—	2,500	550	650	—	2,500	290	350	—	—	230	260	—	—
75以上(歳)	600	700	—	2,500	500	600	—	2,500	270	320	—	—	220	260	—	—
妊婦(付加量)					+0	+0	—	—					+30	+40	—	—
授乳婦(付加量)					+0	+0	—	—					+0	+0	—	—

1 通常の食品以外からの摂取量の耐容上限量は成人の場合350mg/日，小児では5mg/kg体重/日とする。それ以外の通常の食品からの摂取の場合，耐容上限量は設定しない。

年齢等	リン (mg/日)				鉄 (mg/日)								
	男性		女性		男性				女性				
									月経なし		月経あり			
	目安量	耐容上限量	目安量	耐容上限量	推定平均必要量	推奨量	目安量	耐容上限量	推定平均必要量	推奨量	推定平均必要量	推奨量	目安量	耐容上限量
0-5(月)	120	—	120	—	—	—	0.5	—	—	—	—	—	0.5	—
6-11(月)	260	—	260	—	3.5	5.0	—	—	3.5	4.5	—	—	—	—
1-2(歳)	500	—	500	—	3.0	4.5	—	25	3.0	4.5	—	—	—	20
3-5(歳)	700	—	700	—	4.0	5.5	—	25	4.0	5.5	—	—	—	25
6-7(歳)	900	—	800	—	5.0	5.5	—	30	4.5	5.5	—	—	—	30
8-9(歳)	1,000	—	1,000	—	6.0	7.0	—	35	6.0	7.5	—	—	—	35
10-11(歳)	1,100	—	1,000	—	7.0	10.0	—	35	7.0	8.5	10.0	12.0	—	35
12-14(歳)	1,200	—	1,000	—	8.0	10.0	—	40	7.0	8.5	10.0	12.0	—	40
15-17(歳)	1,200	—	900	—	8.0	7.5	—	50	5.5	7.0	8.5	10.5	—	40
18-29(歳)	1,000	3,000	800	3,000	6.5	7.5	—	50	5.5	6.5	8.5	10.5	—	40
30-49(歳)	1,000	3,000	800	3,000	6.5	7.5	—	50	5.5	6.5	9.0	10.5	—	40
50-64(歳)	1,000	3,000	800	3,000	6.5	7.5	—	50	5.5	6.5	9.0	11.0	—	40
65-74(歳)	1,000	3,000	800	3,000	6.0	7.5	—	50	5.0	6.0	—	—	—	40
75以上(歳)	1,000	3,000	800	3,000	6.0	7.0	—	50	5.0	6.0	—	—	—	40
妊婦(初期)			800	—					+2.0¹	+2.5¹	—	—	—	—
妊婦(中・後期)			800	—					+8.0¹	+9.5¹	—	—	—	—
授乳婦			800	—					+2.0¹	+2.5¹	—	—	—	—

1 月経がない妊婦及び授乳婦の推定平均必要量及び推奨量にはそれぞれ付加量を設定した。

年齢等	亜鉛 (mg/日)								銅 (mg/日)								マンガン (mg/日)			
	男性				女性				男性				女性				男性		女性	
	推定平均必要量	推奨量	目安量	耐容上限量	推定平均必要量	推奨量	目安量	耐容上限量	推定平均必要量	推奨量	目安量	耐容上限量	推定平均必要量	推奨量	目安量	耐容上限量	目安量	耐容上限量	目安量	耐容上限量
0-5(月)	—	—	2	—	—	—	2	—	—	—	0.3	—	—	—	0.3	—	0.01	—	0.01	—
6-11(月)	—	—	3	—	—	—	3	—	—	—	0.3	—	—	—	0.3	—	0.5	—	0.5	—
1-2(歳)	3	3	—	—	2	3	—	—	0.3	0.3	—	—	0.2	0.3	—	—	1.5	—	1.5	—
3-5(歳)	3	4	—	—	3	3	—	—	0.3	0.4	—	—	0.3	0.3	—	—	1.5	—	1.5	—
6-7(歳)	4	5	—	—	3	4	—	—	0.4	0.4	—	—	0.4	0.4	—	—	2.0	—	2.0	—
8-9(歳)	5	6	—	—	5	5	—	—	0.4	0.5	—	—	0.4	0.5	—	—	2.5	—	2.5	—
10-11(歳)	6	7	—	—	7	6	—	—	0.5	0.6	—	—	0.5	0.6	—	—	3.0	—	3.0	—
12-14(歳)	9	10	—	—	7	8	—	—	0.7	0.8	—	—	0.6	0.8	—	—	4.0	—	4.0	—
15-17(歳)	10	12	—	—	7	8	—	—	0.8	0.9	—	—	0.6	0.7	—	—	4.5	—	3.5	—
18-29(歳)	9	11	—	40	7	8	—	35	0.7	0.9	—	7	0.6	0.7	—	7	4.0	11	3.5	11
30-49(歳)	9	11	—	45	7	8	—	35	0.7	0.9	—	7	0.6	0.7	—	7	4.0	11	3.5	11
50-64(歳)	9	11	—	45	7	8	—	35	0.7	0.9	—	7	0.6	0.7	—	7	4.0	11	3.5	11
65-70(歳)	9	11	—	40	7	8	—	35	0.7	0.9	—	7	0.6	0.7	—	7	4.0	11	3.5	11
75以上(歳)	9	10	—	40	6	8	—	30	0.7	0.8	—	7	0.6	0.7	—	7	4.0	11	3.5	11
妊婦					+1¹	+2¹	—	—					+0.1¹	+0.1¹	—	—			3.5	
授乳婦					+3¹	+4¹	—	—					+0.5¹	+0.6¹	—	—			3.5	

1 妊婦及び授乳婦の推定平均必要量及び推奨量にはそれぞれ付加量を設定した。

年齢等	ヨウ素（μg/日）								セレン（μg/日）							
	男性				女性				男性				女性			
	推定平均必要量	推奨量	目安量	耐容上限量	推定平均必要量	推奨量	目安量	耐容上限量	推定平均必要量³	推奨量	目安量	耐容上限量	推定平均必要量³	推奨量	目安量	耐容上限量¹
0-5（月）	—	—	100	250	—	—	100	250	—	—	15	—	—	—	15	—
6-11（月）	—	—	130	250	—	—	130	250	—	—	15	—	—	—	15	—
1-2（歳）	35	50	—	300	35	50	—	300	10	10	—	100	10	10	—	100
3-5（歳）	45	60	—	400	45	60	—	400	10	15	—	100	10	10	—	100
6-7（歳）	55	75	—	550	55	75	—	550	15	15	—	150	15	15	—	150
8-9（歳）	65	90	—	700	65	90	—	700	15	20	—	200	15	20	—	200
10-11（歳）	80	110	—	900	80	110	—	900	20	25	—	250	20	25	—	250
12-14（歳）	95	140	—	2,000	95	140	—	2,000	25	30	—	350	25	30	—	300
15-17（歳）	100	140	—	3,000	100	140	—	3,000	30	35	—	400	20	25	—	350
18-29（歳）	95	130	—	3,000	95	130	—	3,000	25	30	—	450	20	25	—	350
30-49（歳）	95	130	—	3,000	95	130	—	3,000	25	30	—	450	20	25	—	350
50-64（歳）	95	130	—	3,000	95	130	—	3,000	25	30	—	450	20	25	—	350
65-70（歳）	95	130	—	3,000	95	130	—	3,000	25	30	—	450	20	25	—	350
75以上（歳）	95	130	—	3,000	95	130	—	3,000	25	30	—	400	20	25	—	350
妊婦（付加量）					+75	+110	—	2,000					+5	+5	—	—
授乳婦（付加量）					+100	+140	—	2,000					+15	+20	—	—

1　妊婦及び授乳婦の耐容上限量は，2,000μg/日とした。

年齢等	クロム（μg/日）				モリブデン（μg/日）							
	男性		女性		男性				女性			
	目安量	耐容上限量	目安量	耐容上限量	推定平均必要量	推奨量	目安量	耐容上限量	推定平均必要量	推奨量	目安量	耐容上限量
0-5（月）	0.8	—	0.8	—	—	—	2	—	—	—	2	—
6-11（月）	1.0	—	1.0	—	—	—	5	—	—	—	5	—
1-2（歳）	—	—	—	—	10	10	—	—	10	10	—	—
3-5（歳）	—	—	—	—	10	10	—	—	10	10	—	—
6-7（歳）	—	—	—	—	10	15	—	—	10	15	—	—
8-9（歳）	—	—	—	—	15	20	—	—	15	15	—	—
10-11（歳）	—	—	—	—	15	20	—	—	15	20	—	—
12-14（歳）	—	—	—	—	20	25	—	—	20	25	—	—
15-17（歳）	—	—	—	—	25	30	—	—	20	25	—	—
18-29（歳）	10	500	10	500	20	30	—	600	20	25	—	500
30-49（歳）	10	500	10	500	25	30	—	600	20	25	—	500
50-64（歳）	10	500	10	500	25	30	—	600	20	25	—	500
65-74（歳）	10	500	10	500	20	30	—	600	20	25	—	500
75以上（歳）	10	500	10	500	20	25	—	600	20	25	—	500
妊婦			10	—					+0¹	+0¹	—	—
授乳婦			10	—					+3¹	+3¹	—	—

1　妊婦及び授乳婦の推定平均必要量及び推奨量には，それぞれ付加量を設定した。

索　引

執筆者一覧

**吉田　　勉　東京都立短期大学名誉教授

　長澤　伸江　十文字学園女子大学名誉教授（1）

*栗原　伸公　神戸女子大学大学院家政学研究科教授（2.1，3.7，4.1-4，資料）

　古関美奈子　山梨学院大学健康栄養学部管理栄養学科教授（2.3，4.3.4）

　今本　美幸　ノートルダム清心女子大学人間生活学部食品栄養学科准教授（2.5-6，6.2）

　橋本　弘子　大阪成蹊短期大学栄養学科准教授（3.1-2，3.6）

　瀬川悠紀子　大阪成蹊短期大学調理・製菓学科専任講師（3.3，3.5-6）

　丸山　紗季　神戸女子大学・大阪成蹊短期大学非常勤講師（3.7，資料）

*大瀬良知子　東洋大学食環境科学部健康栄養学科准教授（4.1-5）

　高橋　東生　東洋大学食環境科学部健康栄養学科教授（5）

　逸見眞理子　ノートルダム清心女子大学名誉教授（6.1）

　横山　友里　東京都健康長寿医療センター研究員（6.3）

（執筆順，＊＊監修者，＊編者）

食物と栄養学基礎シリーズ 11　新公衆栄養学

2021年9月1日　第一版第一刷発行　　◎検印省略

監修者　吉田　勉

編著者　栗原伸公
　　　　大瀬良知子

発行所　株式会社 学文社

発行者　田中千津子

郵便番号　　　　153-0064
東京都目黒区下目黒3-6-1
電　話　03(3715)1501(代)
https://www.gakubunsha.com

ISBN 978-4-7620-3096-3

食物と栄養学基礎シリーズ 全12巻

吉田 勉（東京都立短期大学名誉教授）監修

管理栄養士国家試験出題基準（ガイドライン）で求められる範囲を網羅
しつつ、実際に専門職に携わるにあたり重要な知識や新知見を随所に取
り入れ、実践に役立つ最新の内容。専門分野を目指す方々や現職の方々
はもちろん、広く一般にも興味をひけるよう、平易なことばで解説し、
図表、用語解説やコラムなども豊富に盛り込んでいます。　各B5判／並製